食物本草效用与养生

于俊生　于惠青　编著

中国健康传媒集团
中国医药科技出版社

内 容 提 要

本书拈取常用食物本草百余味，通过大量的古今医籍、药典、史书、诗词文化、现代营养学等视角观察，以药话的文体形式，将每一味本草的形态特点、功效应用、营养效用、文化典故以及个人的临床实践和认知，融合在每一个章节中，既彰显了这些食物在防病治病、养生保健中的重要作用，也体现了中医药文化之美。书中还记述了中医对健康和疾病的认识，对食物的四气五味、颜色、归经、四季养生以及膏方调理也做了阐述。本书可供中医临床工作者、养生保健爱好者及中医药文化研究者参考使用。

图书在版编目（CIP）数据

食物本草致用与养生 / 于俊生，于惠青编著.

北京：中国医药科技出版社，2025.1. -- ISBN 978-7 -5214-5135-1

Ⅰ. R281.5；R212

中国国家版本馆CIP数据核字第2024VB6728号

美术编辑　陈君杞

版式设计　友全图文

出版　**中国健康传媒集团** | 中国医药科技出版社

地址　北京市海淀区文慧园北路甲 22 号

邮编　100082

电话　发行：010-62227427　邮购：010-62236938

网址　www.cmstp.com

规格　710×1000 mm $^1/_{16}$

印张　13 $^3/_4$

字数　255 千字

版次　2025 年 1 月第 1 版

印次　2025 年 1 月第 1 次印刷

印刷　河北环京美印刷有限公司

经销　全国各地新华书店

书号　ISBN 978-7-5214-5135-1

定价　**45.00 元**

获取新书信息、投稿、为图书纠错，请扫码联系我们。

前　言

药食同源，用食物养生治病自古至今备受人们关注。据《周礼》记载，周朝有"疾医"一职，职责是"掌管万民之疾病"。《周礼·天官·疾医》指出："以五味、五谷、五药，养其病。"《素问·五常政大论》说："谷肉果菜，食养尽之。"孙思邈在《备急千金要方·卷二十六·食治》中强调："安身之本必资于食，救疾之速必凭于药。不知食宜者，不足于存生也。不明药忌者，不能以除病也……是故食能排邪而安脏腑，悦神爽志以资血气，若能用食平疴，释情遣疾者，可谓良工。"我崇尚岐黄仲景之学，从事中医临床四十余年，对食物养生治病多有探究，学验有得，乃撰著《食物本草致用与养生》。

《周易》曰："备物致用。"本书拈取常用食物本草百余味，阐明药性以彰效用。全书分为三部分，上篇为基础篇，一是从生命本源、藏象原理、体质类型、疾病缘由等，阐述中医对健康和疾病的认识；二是阐述食物的四气五味、颜色和归经等。中篇为食物本草篇，取常用食物（药性突出）和中华人民共和国国家卫生健康委员会公布的既是食品又是药品的中药，共百余味，按照谷、蔬、果、畜等先后排序，从大量的古今医籍、药典、史书、诗词文化、现代营养学等多个视点，以药话的文体形式，将每一味本草的形态特点、功效应用、营养效用、文化典故，以及个人的临床实践和认知，融合其中，既彰显了这些食物在防病治病、养生保健中的重要作用，也体现了中医药文化之美。下篇为四季养生和膏方调理。

本书不仅具有学术性、知识性，而且具有实用性、趣味性，可供中医临床工作者、养生保健爱好者及中医药文化研究者参考使用。

于俊生

2024 年 1 月

目 录

下篇 养生篇

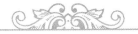

上篇　基础篇

第一章　中医对健康和疾病的认识

一、生命本源

人这一生，中间要经过生、长、壮、老、死的过程。我们常说"人活一口气"，人体生命的全过程，就是"气"生成运化的过程。人体有了"气"，才有了生命，有了"气"，才能化生精、血、津液，才有"神"，有思维。《管子·枢言》很早就提出："有气则生，无气则死，生者以其气。"

（一）"气"是生命的本源

"气"一直是中医学的一个重要概念。人生存于自然界中，人的生长、发育和各种生命活动都需要与周围环境进行物质和能量的交换，比如从自然界中通过呼吸吸取氧气，通过饮食吸收水谷之气等。这些自然之气被摄入人体，经过代谢能够发挥各种生理功能，维持人的生命活动。

肾精之气来源于先天，是与生俱来的，这种气和精有密切的关系。先天之精气是构成人体的原始物质，为生命的基础。后天之精气主要来源于自然界的清气和水谷，化生于肺和脾胃，灌溉五脏六腑。而且后天之气不断地充养先天之气，只有这样，生命才能生生不息。

血就是血液，运行于脉中，循脉运行于全身，具有营养和滋润作用。营血津液均是饮食物经过脾胃消化吸收而化生的，所以说脾胃为气血生化之源。从生化过程来说，饮食物经过脾胃的消化吸收，化生为营气和津液等，上输心肺，通过心肺的气化作用转化为血，再注之于脉而运行全身。

（二）人身有"三宝"

平常我们说某一个人"精、气、神"很足，就表明他很健康。反过来说，如果这个人身患疾病，虽然有气，但没有"神"了，那说明他的生命正在衰竭，奄奄一息，生命走到了尽头。因此，中医学把精、气、神称为人身"三宝"。

1.精

前面我们谈到了"气"，关于"精"，《管子·内业》说："精也者，气之精者也。"这就是说，精是气中的精粹部分，所以精又称为精气。肾藏精，人生、长、壮、老、死的生命过程，就是精气由少到盛，由盛到衰的发展变化过程。

2.神

关于"神"，我们在日常生活用语中常常用它来形容描绘，如此人双目"炯炯有神"，此人"神采奕奕"等，一旦失神，则形容为"神气败坏""精神涣散"等。中医在临床上也很重视病人是否"有神""失神""假神"等。

（1）神的物质基础是形体：神不是孤立的，而是与人体结合在一起而形成的，神的物质基础就是形体。神作为人体生命活动的外在表现，若人体生命运动正常，精气血充足，外在表现就显得"有神"。而病人气血不足，精亏血少，就有"失神"的征象，如精神衰颓、面色晦暗、表情呆滞、目无神采等。

（2）神还指人体的精神意识思维活动：中医认为，神气充足则思维清晰，行动敏捷，语言表达流畅。反之，如神气涣散，则思维混乱，行为颠倒，说话词不达意，严重者还会神志不清。

（3）形神学说：中医把形与神结合的学说称为"形神学说"。中医学在日常养生防病、延年益寿过程中也很重视形神统一的观点，叫作"形神共养"。所说的"动养形，静养神"，就是其中的一种养生理念。

（三）经络运行气血

1.经络的概念

经络是经脉和络脉的总称。经脉是主干，好似路径，络脉是分支，好似网络。

2.经脉的分类

正经有十二条，即手、足三阴经和手、足三阳经，合称十二经脉，是运行气血的主要通道。奇经有八条，即督、任、冲、带、阴跷、阳跷、阴维、阳维，合称奇经八脉，有统率、联络和调节十二经脉的作用。

3.经络的生理功能

经络的生理功能主要表现在沟通人体的表里上下、联系脏腑器官、通行气血、濡养脏腑组织、感觉传导和调节人体各部分的功能等方面。而在病理情况下，人体生病时，经络则会成为传递病邪和反映病变的途径。

4.经络在临床中的运用

比如我们经常见到的头痛病，有前额痛的，有痛在两侧的，有颠顶痛的，还有痛在后头部及项部的。从经络循行的路线图去看，前额痛的多为阳明经病变引起，两侧痛的多为少阳经病变引起，后头及项部痛的，多与太阳经有关，颠顶痛的多与厥阴经有关。药物与食物的治疗也是通过经络的传导传输，才使药到病所，发挥作用。古代医家在长期临床实践的基础上，根据某些药物或食物对某一条脏腑经络或某几条脏腑经络所具有的特殊选择性作用，来选药配方，调理疾病，这就是药物的归经理论。

二、藏象原理

藏，是指藏于体内的内脏。象，是指表现于外的生理病理现象。中医学就是通过人体外在的表现来认识体内脏腑生理功能和病理变化的。

（一）脏腑名称

脏腑是内脏的总称，按照生理功能特点，分为五脏、六腑和奇恒之腑。并且以五脏为中心，一脏一腑，一阴一阳为表里，由经络相互络属。

1.五脏

脏有五脏，即肝、心、脾、肺、肾，它们的共同特点是能贮藏人体生命活动所必需的各种精微物质，如精、气、血、津液等。

2.六腑

腑有六腑，包括胃、大肠、小肠、胆、三焦、膀胱，它们的共同生理特点是主管饮食物的受纳、传导、变化和排泄糟粕。

3.奇恒之腑

除了五脏六腑之外，还有似脏非脏、似腑非腑的脏器，中医称它为"奇恒之府"，指的是脑、髓、骨、脉、胆、女子胞（子宫）。

中医学所说的脏腑不单纯是一个解剖学的概念，更重要的则是概括了人体某一系统的生理和病理学概念。心、肺、脾、肝、肾等脏腑名称，虽然说与现代人体解剖学的脏器名称相同，但在生理或病理的含义中，却不完全相同。脏腑与皮、脉、筋、肌、骨等组织及口、舌、鼻、耳、目等器官也都有密切的联系，这些器官和组织分别属于五脏，所以这些器官和组织发生疾病时也常从相应脏腑入手进行治疗。例如"舌为心之苗"，即舌从属于心，某些舌体的病态常从心治；又如"肾主骨"，骨软无力常以补肾之法来调治。

（二）肝、心、脾、肺、肾的生理功能和病理表现

1.肝

肝的功能主要表现在调节精神情志，促进消化吸收以及维持气血、津液的运行几个方面。肝与胆互为表里。

（1）调节精神情志：肝主疏泄，肝的功能正常，人体就能较好地协调自身的精神、情志活动，表现为精神愉快、心情舒畅、理智灵敏。如果由于情志所伤，肝的疏泄不及，则表现为精神抑郁、多愁善虑、沉闷欲哭、嗳气太息、胸胁胀闷等。如果肝郁化火，肝火太旺，常常表现为兴奋状态，如烦躁易怒、头晕胀痛、失眠多梦等。

（2）促进消化吸收：在正常情况下，肝的疏泄功能有助于脾胃的升降和胆汁的分泌，以保持正常的消化、吸收功能。一旦生气上火，肝失疏泄，就会影响到脾胃，从而出现消化功能异常的症状，如食欲不振、消化不良、嗳气泛酸，或腹胀、腹泻等，这就是人们通常说的"肝胃不和"或"肝脾不调"。

（3）维持气血、津液的运行：气血、津液的运行依赖于肝气的条达。在病理情况下，肝气郁结，可出现胸胁、乳房或少腹胀痛。气是血液运行的动力，肝气郁结，血的运行就发生障碍，造成气滞血瘀，表现为胸胁刺痛，甚至有肿块，女子还可出现经行不畅、痛经和经闭等。现在女性多发乳腺增生、乳腺癌、子宫肌瘤等，就往往和情志不畅，肝气郁结有关系。

（4）肝主筋，筋的活动有赖于肝血的滋养。肝血不足，筋失濡养可导致一系列症状。比如，高烧的病人，热邪炽盛，灼伤了肝的阴血，往往会出现四肢抽搐、牙关紧闭、角弓反张等。

（5）肝开窍于目，眼睛的视觉功能主要依赖肝之阴血的濡养。肝血不足可出现视物模糊、夜盲，肝阴亏损，两眼就会干涩、视力减退，肝火上炎，则目赤肿痛。

（6）肝病常见症状：眩晕，眼花，耳鸣，颠顶、乳房、两胁、少腹疼痛及阴囊肿痛，关节屈伸不利，筋挛拘急，抽搐，四肢麻木，急躁易怒。

2.心

心脏起着主宰生命活动的作用。心的生理功能主要有两方面：一是心主血脉，二是心主神明。心与小肠互为表里。

（1）心主血脉：全身的血液都在脉中运行，依赖于心脏的搏动。血液输送到全身，发挥其濡养的作用。心脏的正常搏动，主要依赖于心气。心气旺盛，才能维持血液在脉内正常的运行，周流不息，营养全身。心气不足，可引起心血管系统的诸多病变，表现为胸闷、胸痛、心悸、气短等。临床上常见的冠心病、心绞痛、心肌梗死，主要是由于心气不足，心血瘀阻造成的。

（2）心主神志：神有广义和狭义之分。广义之神，是指整个人体生命活动的外在表现。狭义之神，是指心所主的神志，即人的精神、意识、思维活动。心主神明的生理功能正常，则神志清晰，思维敏捷，精力充沛。如心有病变，影响到神志活动，则可出现精神意识思维方面的异常表现，可见失眠、多梦、神志不宁、甚则谵语狂乱，或见反应迟钝、健忘、精神萎靡，甚则昏迷等。

（3）心主舌：舌的功能是主司味觉，表达语言，而味觉的功能正常和语言的正确表达，则有赖于心主血脉和心主神志功能的正常。如心的功能正常，则舌质红润，舌体柔软，语言清晰，味觉灵敏。如果心主神志的功能异常，可见舌强语謇，或失语等。

（4）心病常见症状：心悸怔忡，心烦，失眠，多梦，健忘，喜笑不休，谵语，发狂，心前区憋闷疼痛，面唇爪甲紫暗，面色苍白无华。

3.脾

人出生后其生命活动的维持和气血津液的化生，都有赖于脾胃运化的水谷精微，脾与胃互为表里，故称脾胃为"气血生化之源""后天之本"。

（1）脾主消化吸收：胃主受纳，脾主运化。对于脾与胃的关系，可以打这样一个比喻：胃是一个粮仓，而脾呢，就是一家物流运输公司，主要任务是将仓库里的东西，合理地、适当地、有条不紊地输送到需要的地方。因此，如果脾胃虚弱，饮食物的储存运输不利，吸收运化功能发生障碍，气血化生无源，就可表现为神疲乏力、头晕目眩、食欲减退、腹胀、泄泻等，脾阳、脾气不足，运输受阻，饮食物就会变生痰饮水湿，水液停聚，则形成水肿。

（2）脾主升清：脾主升提，以维持机体内脏的正常位置。如果脾气不能升清而下陷，内脏就会下垂，如胃下垂、肾下垂、子宫下垂以及脱肛等。

（3）脾主统血：脾主统血是指脾能统摄、控制血液，使之正常地循行于脉内，而不溢出于脉外。如脾气虚弱失去统血的功能，则血不循经而溢于脉外，可出现某些出血症，如便血、子宫出血、皮下出血、紫癜等，并伴有一些脾气虚的症状。

（4）脾主肌肉：人体有赖于脾所运化的水谷精微的营养，才能使肌肉丰满发达，四肢活动有力。因此脾的运化功能健全与否，往往直接关系到肌肉的壮实与瘦削以及四肢功能活动正常与否。若脾虚不健，肌肉失其营养则逐渐消瘦或痿软松弛，四肢则痿废不用。

（5）脾病常见症状：腹满胀痛或脘腹疼痛，食少，便溏，黄疸，身重乏力，脱肛及内脏下垂，便血，崩漏，紫癜。

4.肺

肺居胸腔，在诸脏腑中，其位最高，故称"华盖"。肺叶娇嫩，不耐寒热，容易被外邪侵犯。肺与大肠互为表里。

（1）肺主呼吸之气：肺是人体内外气体交换的主要场所，人体通过肺从自然界吸入清气，呼出体内的浊气，从而保证人体新陈代谢的正常进行。若肺受邪而功能异常，可出现咳嗽、气喘、呼吸不利等。肺有节律的一呼一吸，对全身之气的升降出入运动具有重要调节作用。因此，肺主一身之气的功能异常，表现为气短、声低、乏力等。

（2）肺疏通和调节人体内的水液代谢：该功能主要体现在两个方面，一是肺调节汗液的排泄，二是肺可将体内的水液不断地向下输送，经肾和膀胱的气化作用，生成尿液而排出体外。所以说"肺主行水""肺为水之上源"。肺通调水道的功能异常，则水的输布、排泄障碍，出现小便不利、水肿和痰饮等。

（3）肺主皮毛：皮毛包括皮肤、汗腺、毫毛等组织，是一身之表，是抵御外邪侵袭的屏障。肺能输布津液、宣发卫气于皮毛，使皮肤润泽，肌腠致密，抵御外邪的能力增强。如果肺气虚则体表不固，常自汗出，抵抗力下降则容易感冒。

（4）肺开窍于鼻：鼻是肺的门户，为气体出入的通道，具有通气和主嗅觉的功能，均有赖于肺气的作用来维持。肺气的功能调和，鼻的通气功能就会正常，嗅觉灵敏。肺的某些病变，常可影响及鼻，使之产生多种病理表现，如鼻塞流涕，不闻香臭或鼻衄等。

（5）肺病常见症状：咳嗽，哮喘，胸闷疼痛，咳痰，咯血，声哑失音，鼻衄，气短，自汗。

5.肾

肾所藏之精包括"先天之精"和"后天之精"。先天之精禀受于父母，与生俱来，有赖于后天之精的不断充实壮大，后天之精来源于水谷精微，由脾胃化生，转输五脏六腑，成为脏腑之精。肾与膀胱互为表里。

（1）肾藏精：肾所藏之精化生为肾气，肾气的充盈与否与人体的生、长、壮、老、死的生命过程密切相关。例如，人在七八岁时，由于肾气的逐渐充盛，所以有"齿更发长"的变化，发育到青春期，肾气充盛，产生了一种叫作"天癸"的物质，于是男子就能产生精子，女子开始排卵，出现月经，性功能也逐渐成熟而有生殖能力，待到老年，肾气渐衰，性功能和生殖能力随之逐渐减退而消失。

（2）肾具有主持全身水液代谢、维持体内水液平衡的作用：肾主水，肾与膀胱相表里，尿的排泄与肾脏的功能直接相关。肾的功能正常，膀胱的开阖有度，尿液排泄也就正常。如果肾主水的功能失调，开阖失度，就会引起水液代谢紊乱。如果是阖多开少，尿少、水肿，开多阖少，就会发生尿多、尿频的情况。

（3）肾主纳气：肾主纳气是指肾有摄纳肺所吸入的清气，从而保证体内外气体正常交换的作用。只有这样才能保持一定的呼吸深度。故肾的纳气功能正常，则呼吸均匀和调。如肾虚不能纳气，可出现呼多吸少，吸气困难，动则喘甚等症，称为"肾不纳气"。

（4）肾主骨生髓，其华在发：肾精充足，则骨髓充盈，骨骼得到骨髓的充分滋养，则坚固有力。发的营养虽源于血，但其生机却根源于肾。因为肾精旺盛，则毛发多而润泽。凡久病而见头发稀疏、枯槁、脱落，或未老先衰、头发早脱、头发早白者，多属肾精不足和血虚。

（5）肾开窍于耳：耳的听觉功能依赖于肾精的充养。肾精充足，则听觉灵敏，肾精不足，则出现耳鸣、听力减退等。

（6）肾病常见症状：阳痿，遗精，滑精，早泄，尿频，遗尿，腰冷酸痛，下肢痿软，气喘，耳鸣耳聋，眩晕，骨蒸潮热，失眠健忘，小便不利，尿闭，水肿。

三、体质类型

体质是决定健康与否的重要因素。体质秉承于先天，得养于后天。先天禀赋包括种族、家族遗传、婚育，以及养胎、护胎、胎教等。先天禀赋决定着群体或个体体质的相对稳定性和个体体质的特异性。后天各种因素如饮食营养、生活起居、精神情志，以及自然社会环境因素、疾病损害、药物治疗等，对体质的形成、发展和变化具有重要影响。

中医在判定患者体质类型的时候一般会根据几方面的因素，如症状表现、地域、职业特点，还有患者饮食结构上的一些特点。通常将体质分为平和质、气虚质、阳虚质、阴虚质、痰湿质、湿热质、血瘀质、气郁质、特禀质9种类型。

（一）平和质

平和质是正常的体质。饮食正常、睡眠好、二便通畅、性格开朗、社会和自然适应能力强。

平和质日常养生应采取中庸之道，吃得不要过饱，也不能过饥。多吃五谷杂粮、蔬菜瓜果，少食过于油腻及辛辣之物。

（二）气虚质

表现为肌肉松软，语音低怯，精神不振，易出汗，易疲劳，易感冒。这种人从性格上来说，一般性格内向，情绪不够稳定。

气虚质的人，可以吃一些食物如黄豆、白扁豆、鸡肉、香菇、大枣、桂圆、蜂蜜等。平时尽量避免吃一些具有耗气作用的食物，如槟榔、空心菜、生萝卜等。

（三）阳虚质

表现为肌肉不健壮，常常感到手脚发凉，衣服比别人穿得多，夏天不喜欢吹空调。喜欢安静，性格多沉静、内向。

阳虚质的人，平时可多食牛肉、羊肉等温阳之品。少食梨、西瓜、荸荠等生冷寒凉食物，少饮绿茶。

（四）阴虚质

表现为体形多瘦长，不耐暑热，手脚心发热，常感到眼睛干涩，口干咽燥，皮肤干燥，经常大便干结，容易失眠。

阴虚质的人，应多食瘦猪肉、鸭肉、绿豆、冬瓜等甘凉滋润之品。少食羊肉、韭菜、辣椒、葵花籽等性温燥烈之品。

（五）痰湿质

表现为体形肥胖，腹部肥满而松软，容易出汗，且汗多黏腻，经常感觉脸上有一层油，眼睛浮肿，容易困倦。

痰湿质的人，饮食宜清淡，少食肥肉及甜、黏、油腻的食物。可多食葱、蒜、海藻、海带、冬瓜、萝卜等食物。

（六）湿热质

表现为面部和鼻尖多油光发亮，脸上容易生粉刺，皮肤容易瘙痒，常感到口苦、口臭。男性易阴囊潮湿，女性易带下量多，甚则有黄带、味臭。脾气较急躁。

湿热质的人，饮食以清淡为主，可多食赤小豆、绿豆、芹菜、黄瓜、藕等甘寒的食物。

（七）血瘀质

表现为平素面色晦暗，皮肤偏暗或色素沉着，容易出现瘀斑，皮肤常干燥、粗糙，常出现身体疼痛，女性多见痛经、闭经，或月经颜色紫黑有块。容易健忘，性情急躁。

血瘀质的人，可多食黑豆、海带、紫菜、萝卜、金橘、橙、柚、桃、山楂、玫瑰花，少食肥猪肉等。

（八）气郁质

表现为体形偏瘦，常感到闷闷不乐、情绪低沉，常有胸胁胀闷，经常无缘无故地叹气，或咽喉间有异物感，或乳房胀痛。容易失眠，对精神刺激适应能力差。

气郁质的人，可多食黄花菜、海带、玫瑰花、山楂等具有行气、解郁、消食、醒神作用的食物。

（九）特禀质

这是一类体质特殊的人群，是由于先天禀赋不足和遗传等因素造成的一种特殊体质。包括先天性、遗传性的生理缺陷与疾病，过敏反应等。

饮食宜清淡、均衡，粗细搭配适当，荤素搭配合理。通常容易发生过敏反应的食物也要尽量避免，比如蚕豆、牛肉、鹅肉、虾、蟹、酒、辣椒、浓茶、咖啡等辛辣之品、腥膻发物及含致敏物质的食物。

四、疾病缘由

人体得病是有原因的，致病因素导致人体内原来维持的相对动态平衡被破坏，不能保持正常的生理活动，而机体内部又不能自行调节恢复正常。这样，人体就会发生疾病。

致病因素是多种多样的，如气候的异常、传染病或流行病的传染、精神刺激、饮食失常、房劳失节、外伤等。

（一）外感病因

六淫和疬气，均属外感病邪。外因，是指因为季节变化而产生的风、寒、暑、湿、燥、火六种外界因素，若人体正气不利，就会被这些外界因素侵袭而生病，中医称之为感受"六淫"之邪。比如，春天感受了风寒邪气，而发生感冒、咳嗽，在盛夏季节感受暑邪而发生"中暑"等。

疬气，又称疫气，是各种具有强烈传染性病邪的统称。

（二）内伤病因

内伤病因包括内伤情志、饮食劳倦等病因。

1.情志失调

情志指喜、怒、忧、思、悲、恐、惊七情，是人体精神情绪的七种状态。一般的情志变化不会使人致病，而突然的、强烈的或长期持久的情志刺激，超过了人体正常的承受能力，会使人体气机紊乱，脏腑的阴阳气血失调，导致疾病的发生。

比如，在平常生活中，你若遇到不愉快的事情，就会发脾气，怒就会伤肝，过于愤怒可使肝气的疏泄功能失常，横逆上冲，就会发生"气昏过去"的情况。《素问·生气通天论》说："大怒则形气绝，而血菀于上，使人薄厥。"平时生活中高血压或心脏病病人常常因情绪过急而致中风或心脏病发作。遇到顺心高兴的事是为喜，但也不能过度，喜伤心，过喜则心气涣散，神不守舍，精神不集中，甚则失神狂乱。

2.饮食失宜

正常饮食是人体维持生命活动之气血阴阳的主要来源之一。饮食失宜，如饥饱失常，饮食无时，饮食偏嗜以及饮食不洁等，常是导致许多疾病的原因。清代名医尤乘所撰《寿世青编》载《孙真人卫生歌》谓："太饱伤神饥伤胃，太渴伤血并伤气，饥餐渴饮勿太过，免致脾膨伤心肺。"

3.劳逸失度

劳逸失度包括过劳和过逸。过劳包括劳力过度、劳神过度、房劳过度。过逸是指过度安逸。

（三）邪正斗争

中医学把各种致病因素统称为"邪气"，把人体正常的机体活动如脏腑、经络、气血等功能及人体具有的抗病能力和康复能力，称为"正气"。疾病的发生和变化，就是人体在一定条件下邪气与正气相互斗争的具体反映。

正气不足是疾病产生的内在因素。人体五脏六腑功能正常，气血充盈，正气旺盛，抗病能力就强，病邪就难以侵入人体，疾病也就无从发生。但是，当人体正气相对虚弱时，它的抗病邪的能力就会低下，而邪气就会乘虚而入，使人体的阴阳气血失调，脏腑功能失常，那么疾病就会发生。

邪正斗争的胜负决定着人体是否发病、病程的发展和转归。这提示我们不管在日常生活中，还是在患病时，都要注意增强体质，扶助正气，使人体在与病邪作抗争时有足够的抵御能力和自我恢复能力。

第二章 食疗的相关知识

食疗是指利用食物的性能、功效来影响机体各方面的功能，祛除致病邪气，促进健康，治疗疾病的一种方法。

一、食物的四气与五味

中药有四气五味，四气是指寒、热、温、凉，五味是指酸、苦、甘、辛、咸。药食同源，我们所吃的食物也和中药一样，具有寒热温凉之性和酸苦甘辛咸五味。

（一）四气

《神农本草经》指出："疗寒以热药，疗热以寒药。"热性、温性的药食适合寒性体质的吃，寒性、凉性的药食有清热泻火的作用，适合体内有热的人吃。食疗就是运用食物所具有的四性来纠正疾病状态下人体的寒热失衡情况。比如西瓜、香蕉、猕猴桃等瓜果是寒性的；芹菜、黄瓜、丝瓜等蔬菜属于凉性；山楂、栗子、开心果、核桃等干果属于温性；肉桂、干姜、红辣椒等属于热性。

当然，还有些药食是平性的，既不过热，也不过寒，比如莲子、山药、枸杞之类，基本上适合所有人食用。

（二）五味

味，就是我们通常说的味道，也就是分布在舌头上的味蕾对食物的感觉。一般来说有酸、苦、甘、辛、咸五种味道。在这五味之外还有淡味和涩味，习惯上把淡味附于甘，把涩味附于酸。以常见三百多种食物为统计数据，甘味食物最多，咸味与酸味次之，辛味更次之，苦味最少。

选对了性味，通过食物的偏性就能纠正身体的偏性，治病养生。

1.辛味

辛味能宣散，能行气，通血脉。例如，患风寒感冒，怕冷发热，鼻塞流涕，头痛身痛的人，选用辛辣的葱白和生姜煮汤，趁热喝下，再盖上被子出一身汗，人就舒服多了，汗出热退，感冒病愈。这就是利用了辛味食物宣散风寒的作用来祛除病邪的。

如果你喝了冷饮或胃受凉，出现了胃痛、胃胀，就可以吃点桂皮、小茴香、高良姜之类的食物，以辛温散寒，行气止痛。

2.甘味

甘甜之味能补虚，能调和，能舒缓。甘味有强壮的作用，体虚的患者宜用甘味来调补，如用红枣、山药等治疗贫血、体弱。针对五脏的阴虚，还可以辨证选用药食两用之品，如养肺阴的沙参、麦冬；养心阴的太子参、百合；滋肝阴的枸杞子、女贞子和白芍；养脾阴的玉竹、山药；补肾阴的地黄等。

3.酸味

酸味能收敛，能固涩，能止汗。凡久泻、久咳、久喘、多汗、盗汗、遗精、多尿、蛋白尿等，宜用酸味食物或药物，如乌梅、白果、山萸肉、金樱子等，这些都有收敛的作用。患了肾炎，尿蛋白偏高，选用白果、山药、芡实煮粥服食，可使尿蛋白减少，甚至消失，这就是发挥了上述药物健脾、收涩的作用。

酸入肝，酸味能增进食欲，健脾开胃，增强肝脏功能。我们可以用酸味之食物来治疗肝胆系统的疾病。

4.苦味

苦味能泻火，能燥湿。对于内有实火、湿热之人，多食有益。苦瓜味苦性寒，用苦瓜炒菜，佐餐食用，取其清热之力，达到泻火、明目、解毒的效果，适合热病烦渴、目赤肿痛、疮疡疖肿者服食。

5.咸味

咸味能够软坚散结，泻下通便。具有咸味的食物多为海产品及某些肉类。如海蜇味咸，有清热、化痰、消积、润肠的作用，痰热咳嗽、痰核、痞积胀满、大便燥结者，食之为宜。

咸入肾，咸味食物如鱼、虾、蟹，尚有补肾、养血的作用。用甲鱼、昆布、海藻等咸味之品治疗肝肾不足引起的消耗性疾患，可取得一定的疗效。

应该说，食物所具有的五味自然特性，是指导我们通过食物来养生保健的重要理论依据。只有五味调和，脏腑得宜，身体才能健康，如果五味偏嗜，往往会导致五脏的功能受损，甚至引起疾病，这需要我们引起重视。《素问·五脏生成》说："多食咸，则脉凝涩而变色；多食苦，则皮槁而毛拔；多食辛，则筋急而爪枯；多食酸，则肉胝胸而唇揭；多食甘，则骨痛而发落，此五味之所伤也。"

二、食物的颜色

神奇的大自然赋予了谷物瓜果蔬菜各种不同的颜色，这些颜色从根本上讲，和它们的四气五味是对应的，功能也各有不同。

（一）五色入五脏

按照中医五行理论去推论，青绿色的食物和木相对应，入肝经。红色的食物与火相对应，入心经。黄色的食物和土相对应，入脾经。白色的食物和金相对应，入肺经。黑色的食物和水相对应，入肾经。

以上这些推论虽显得有些机械，但还是可以给我们生活中选择饮食调养提供一定的参考价值。比如，黑色和我们人体的肾脏相联系，黑大豆、黑木耳、黑芝麻等黑颜色的食物，从历代本草学的记载中的确是多入肾经，具有补肾填精、延年益寿的作用。白色入肺，所以百合、银耳、莲藕、白果等可以滋养肺阴。黄色的食物多有补益脾胃的功能，像小麦、小米、玉米、桂圆等，就有补脾益胃、长养气血的功能。

（二）食品的颜色与营养的关系

从现代营养学的研究成果来看，食品的颜色与营养的关系极为密切，食品随着它本身的天然色素由浅到深，其营养价值愈为丰富，结构愈为合理。对于健康人群来说，不必拘于颜色之说，因为不同的颜色营养上含有的成分不同，各种颜色的食物混着吃更能保证我们能吃到全面的营养元素。而对于脏腑功能失调者来说，选择相对应颜色的食物来调理身体，还是有一定实际意义的。

三、食物的归经

药食同源，食物和药物对机体的作用具有一定的选择性，这就是归经。某种食物主要对某条脏腑经络或几条脏腑经络发生明显的作用，而对其他脏腑经络则作用较小，或没有作用。

（一）病变脏腑不同，症状表现也不一样

归经是以脏腑、经络理论为基础，以所治的具体病症为依据。经络能沟通人体内外表里，在病变时，体表的疾病可以影响到内脏，内脏的病变也可以反映到体表。因此人体各部分发生病变时所出现的证候，可以通过经络而获得系统的认识。如肺经病变，每见喘咳等；肝经病变，每见胁痛、抽搐等；心经病变，每见心悸、怔忡等。将食物的功效和脏腑、经络密切结合起来，可以说明某食物对某些脏腑、经络的病变起着主要治疗作用。

（二）寒凉清热食物

热者寒之，因此具有清热泻火作用的食物一般都是寒性和凉性的食物。同为寒凉清热之品，但由于其各自的归经不同，所具有的功能和效用也不一样，

或清肺热，或除肝热，或泻心火。

如梨、柿子入肺经而偏于清肺热，香蕉入大肠经而偏于清大肠热，芹菜入肝经善于清肝火，莲子心入心经而清心火，猕猴桃入肾经则偏于清肾虚膀胱热等，这些都是由于归经不同。

（三）补益强壮食物

补益强壮的食物很多，但由于归经不同，食补食养的功效也有不少差异。

1.补肺

年老体弱或是患慢性疾病的患者当有肺虚咳喘之时，可常吃些百合、银耳、白果，甚至冬虫夏草、蛤蚧之类的补品，因为这类食物皆入肺经，能直接养肺、润肺、补肺。

2.健脾

当有脾胃虚弱，食欲减退，大便稀溏之时，选用归脾、胃经的山药、扁豆、薏苡仁、粳米等健脾养胃之品，则饮食增加，泄泻可止。

3.养肝

当有肝阴不足，头晕目眩之时，可选用入肝经的枸杞子、桑椹子、菊花等养肝明目。

4.强肾

栗子、核桃仁、黑大豆、海参等皆入肾经，均能补肾强腰膝，肾虚腰痛、腿脚无力者食之最宜。

不少食物的归经并不是单一的，有的食物可同时对二经或三经发挥作用。在疾病比较复杂的情况下，病变累及多个脏腑，这时也可以归经为依据，精选作用于多个病变脏腑的食物。如百合，既入肺经，也入心经，对心肺阴虚、咳嗽口干、心烦失眠者有效。山药，性味甘平，归肺、脾、肾三经，用于治疗脾胃虚弱、肺虚久咳、大便泄泻、小便频数、遗精带下、神疲乏力、食少纳呆等，故对身体劳损者更为适宜。张仲景的《金匮要略》中有一首治疗"诸虚劳不足"的名方叫薯蓣丸，重用薯蓣，薯蓣就是山药。

四、《黄帝内经》的食疗要义

《黄帝内经》（下称《内经》）是集医学、养生、天文等于一身的综合性典籍，它与《伏羲八卦》《神农本草经》并列为"上古三坟"。中国医学史上的重大学术成就的取得以及众多杰出医家的出现，无不与《内经》的影响有着密切的联系，其被历代医家奉为"医家之宗"。它从饮食、起居、劳逸、寒温、七情、四时气候、昼夜明晦、日月星辰、地理环境、水土风雨等各个方面，确立了疾病的诊治之法，是一部统领中国古代医学和养生学的集大成之作。

《内经》虽然不是食疗学专著，但它继承了远古以来食物疗法的知识和经验，加以整理总结，提出了一套有关食疗学的理论和方法，对中国的食疗实践产生了深远的影响，并且具有非常现实的指导意义。《内经》中的食疗理论可概括为以下几个方面。

（一）和于阴阳，调于四时

《内经》认为，人与自然是一个息息相通的整体，共同受阴阳五行法则制约，并遵循同样的运动变化规律。《素问·六节藏象论》说："天食人以五气，地食人以五味。五气入鼻，藏于心肺，上使五色修明，音声能彰。五味入口，藏于肠胃，味有所藏，以养五气，气和而生，津液相成，神乃自生。"可见，自然界的五气、五味是人们赖以生存的物质基础，对人体生命活动有重要影响。

《素问·四气调神大论》指出"春夏养阳，秋冬养阴"，这就是说养生食疗，要顺应自然阴阳变化而选择合适性味的药物或食物，春夏顺应生长之气以养阳，秋冬顺应收藏之气以养阴。四季食养的原则为"用热远热，用寒远寒"。即当气候寒凉时，避免寒凉食物，当气候温热季节，避免服用温热饮食。

（二）膳食合理，均衡全面

人是复杂的有机体，需要所有营养素。如果患病，除了药物治疗外，也要进行食物调养。正如《素问·脏气法时论》所说："毒药攻邪，五谷为养，五果为助，五畜为益，五菜为充，气味合而服之，以补益精气。"《素问·五常政大论》所说："谷肉果菜食养尽之。"这里，五谷、五果、五畜、五菜配合调养，即是将五味调和在一起，全面膳食，荤素搭配，饮食多样化，不偏食、不挑食，以满足机体所需的各种营养素。

（三）谨和五味，以养五脏

1.五味所喜

《内经》认为，五味之所以能入五脏，对五脏发挥调养和治疗作用，是与五脏自身的欲、苦、宜特性分不开的。正如《素问·六节藏象论》所说："嗜欲不同，各有所通。"《灵枢·五味》所说："五味各走其所喜。"五脏各有嗜欲，五味也各有所通而入五脏，以滋养补益五脏。对于五味与五脏的亲和关系，《素问·宣明五气篇》指出："五味所入：酸入肝，辛入肺，苦入心，咸入肾，甘入脾。"

《内经》不仅将食物多种多样的味用五行进行归类，而且将食物五味划分阴阳属性，如《素问·至真要大论》提出："辛甘发散为阳，酸苦涌泄为阴，咸味涌泄为阴，淡味渗泄为阳。"在这里，以阴阳不同属性将五味之功效分为阴阳两类，辛甘淡属阳，酸苦咸属阴。

2.五味偏嗜

饮食五味尽管对机体五脏有不同的补益作用，但饮食五味过度或偏嗜也会引起相应脏腑功能失常产生病理变化。

（1）"味过于酸，肝气以津，脾气乃绝"。（《素问·生气通天论》下同）酸味本来入肝，但如果过食酸味，就可能导致肝气过旺，木旺则克伐脾土，导致脾胃之气受损，可出现厌食、泛酸、腹泻、消瘦等。最常见的是平素有胃病的人，特别是消化性溃疡患者，如果食用山楂、乌梅等酸性食物，会胃痛加重，烧心泛酸。再就是平素情志抑郁者，也不适合多吃酸性食物，因酸主收敛，可影响肝气的调达舒畅。

（2）"味过于咸，大骨气劳，短肌，心气抑"。咸味本来入肾，具有咸味的食物有补肾填精的作用。但过食咸味，就会伤肾，肾主骨，肾伤则大的骨骼劳伤，出现肌肉无力、萎缩，心慌胸闷等。从西医学的角度来分析，食盐过多，可加重高血压、冠心病、肾炎等患者脏器的损害，加速人体器官、组织的老化，损折寿命。

（3）"味过于苦，心气喘满，色黑，肾气不衡"。若患口腔溃疡，通常服用黄连、苦瓜等，口腔溃疡就会减轻，这是因为黄连、苦瓜等皆苦寒之品，可清心火，对于心火旺盛的人来说合适。但若过食苦寒之品，就会伤及阳气，特别是对于那些平素阳气不足的人来说，等于是雪上加霜。伤及心阳，则心悸、气短，甚则喘满憋闷。若波及肾阳，则会表现为腰膝酸软，夜尿频数，面色黧黑等。

（4）"味过于甘，脾气不濡，胃气乃厚"。甘甜之味是一种令人愉悦的味道，多数人都喜欢食用。中医认为，具有甘味的食物对人体多有补益长养作用，可补气滋阴养血。但如果过食甘甜之品，则容易滞碍脾胃之气，令脾胃的运化功能障碍。"甘能令人中满"，过于食用甘甜的食物，首先感到的是脘腹胀满，不欲饮食。若长期过食甘味，就会导致脾胃的运化呆滞，饮食积滞，变生痰饮水湿，形成代谢综合征等。《内经》中记述了"脾瘅"病，口中有甜味，其发病原因在于"此肥美之所发也，此人必数食甘美而多肥也，肥者令人内热，甘者令人中满，故其气上溢，转为消渴"。（《素问·奇病论》）这种"脾瘅""消渴"就是我们常说的糖尿病，恣食肥美甘腻之品，是形成糖尿病高发病率的重要原因。

（5）"味过于辛，筋脉拘弛，精神乃央"。辛味食物或药物如肉桂、生姜、附子、川椒、白酒等，多为温热之性，辛辣之品性情多峻烈刚悍。因其多具有发散、温通、温补之作用，每多食就会助热、煎熬阴津，阴血亏虚，筋脉失养则可表现为筋脉拘急痉挛或筋脉败坏而弛缓不收等。

（四）饮食有节，尽终天年

饮食有节是指每天进食宜定时、定量，不偏食，不挑食。饮食定量，主要强调饮食要有限度，保持不饱不饥，尤其是不暴饮暴食。否则会使肠胃功能紊乱，导致疾病的产生。如《素问·痹论》所说："饮食自倍，肠胃乃伤。"长期吃得太多太好，会极大地增加消化系统的负担，引起消化不良。《备急千金要方·养性序》更明确指出饮食过量的害处："不欲极饥而食，食不可过饱；不欲极渴而饮，饮不可过多。饱食过多，则结积聚，饮渴过多，则成痰澼。"

长期饱食会导致大脑早衰。现代医学认为，饱食能诱发人脑内一种叫作纤维芽细胞生长因子的物质，这种因子被证实是促使脑动脉硬化的元凶。脑动脉硬化后，供给大脑的氧气和营养物质就会减少，使人记忆力下降，甚至会发生脑组织萎缩，引起阿尔茨海默病。有学者还发现一个惊人的事实：约20%的阿尔茨海默病患者在他们青壮年时期皆是饱食的"美食家"。

《素问·生气通天论》还指出："膏粱之变，足生大疔。"认为食物过分精细油腻不利于健康，且容易产生疔疮等病变。《素问·通评虚实论》记载消渴、卒中、偏枯、痿厥、气急喘逆等是肥胖富贵人多患之疾病，而且将其归纳为"膏粱之疾"，提示其易患之病与过食肥甘厚味密切相关，也揭示了不良饮食习惯对人体健康的危害。这在西医学看来，过剩的热量会引起体内脂肪沉积，血液中的甘油三酯和低密度脂蛋白增高，易引起动脉硬化，引发高血压、脂肪肝、糖尿病等"富贵病"。

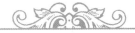

中篇 食物本草篇

一、小麦

以色列著名作家尤瓦尔·赫拉利所著的《人类简史》记述人类在漫长的历史长河中，从采集走向农业，小麦是人类最早驯化的植物之一，是地球上最成功的植物，为人类的生存和繁衍起到了巨大的作用。

在日常生活中，小麦是人们吃饭离不开的五谷之一。小麦多秋种，冬长，春秀，夏实，具四时之气，为五谷之贵。本草家多谓本品"面热、皮凉"。从营养学角度分析，小麦的麸皮含有营养价值极高的纤维素，全麦粉是整粒小麦（包含麸皮与胚芽）磨成的粉，虽然面粉的颜色稍带灰色，口感略差，但食用起来比精白面粉更有益于健康。

（一）小麦的功效应用

小麦亦是常用的中药，在防病治病中发挥着重要的作用。新麦性热，陈麦性平。今临床所用系小麦之陈者，则其性之平可知。小麦的主要功效应用如下。

1.养心气，安心神

小麦为心之谷，善养心气。《金匮要略》将妇人思虑过度，肝郁化火，心血暗耗引起的精神失常，即常常无故悲伤欲哭，精神变幻无常像如神灵所作，神疲乏力，称为"脏躁"。从对历代167例脏躁医案的统计可见，脏躁症状频率出现较高的除了悲伤、哭泣之外，还有烦躁、失眠、抑郁、胸闷、心慌、精神恍惚等。对此，用小麦，配伍甘草、大枣，名为甘麦大枣汤，以益气养心润燥，宁神除烦。临证以此汤为主，随症加味，多收良好效果。其小麦用量一般为 30～60g，少则效微。

2.小麦甘能缓急

小麦具甘甜之性，甘能缓急。小麦有缓解急迫的作用。临床上，甘麦大枣汤能缓急止躁，可使过敏、紧张、兴奋的精神状态恢复正常，对由于精神因素引起的紧张如全身的阵发性痉厥和局部的抽搐亦有缓解作用。临床如痉挛性咳嗽、小儿多动症、胃痉挛等，可选用本方加蝉蜕、钩藤、龙骨、牡蛎等祛风止痉药治疗。《金匮要略》治疗咳嗽上气病的厚朴麻黄汤中就配用小麦，以缓急止咳。

3.具敛汗之功

汗为心之液，心气虚则汗外越，所以小麦又有补心气、敛汗的功能。一般治疗汗多用浮小麦。浮小麦是小麦中不丰满的果实，因干瘪的小麦淘之浮于水面，故称"浮小麦"。浮小麦对心中烦热所表现的自汗、盗汗，有明显的治疗效果。

国医大师朱良春认为小麦之麸皮亦有敛汗作用，可用治盗汗自汗。小麦用于治疗糖尿病，将麦麸与面粉，按6∶4的比例，加适量食油、鸡蛋、蔬菜拌和蒸熟代饮食，1~3个月可使尿糖、血糖下降，体重增加，全身情况显著好转。

（二）神曲的功效应用

神曲为面粉和其他药物混合后经发酵而成的加工品，其他药物即麦麸、鲜辣蓼、鲜青蒿、杏仁、赤小豆、鲜苍耳的茎和叶。本品又称六神曲，或简称六曲。

六曲是消食的专药，帮助消化，在改善腹胀、食欲不振、大便泄泻等方面都具有一定效果，常与麦芽、山楂同用。因为制作神曲的原料中有青蒿、辣蓼、苍耳，这类药物有解表退热的作用，所以对饮食积滞兼有外感发热者，神曲有治疗的优势。尤其是小儿饮食不能克制，在饮食积滞又有外感的情况下，神曲最宜使用。

类似神曲的药还有一种叫建曲，其制作原料中除了面粉、麦麸外，还有紫苏、葛根、荆芥等药物，这一类药物大多具有发散风寒的作用，所以建曲与神曲相比，其发散风寒的作用更强，所以更适宜于食滞不化兼感风寒者。

用方精选

1.**甘麦大枣汤**（《金匮要略》）

甘草10g，小麦30g，大枣10枚。水煎服，治妇人脏躁，喜悲伤欲哭，数欠伸。

2.**通淋汤**（《养老奉亲书》）

小麦30g，通草9g。水煎服，治老人五淋，身热腹满。

二、大麦

大麦，在人们生活中多用于煮粥或磨面制饼食用。对于大麦的食药功用，缪希雍在《神农本草经疏·卷二十五》说："大麦，功与小麦相似，而其性更平凉滑腻，故人以之佐粳米同食。或歉岁全食之，而益气补中，实五脏，厚肠胃之功，不亚于粳米。"大麦有助消化之功，可用于脾胃虚弱，食积饱胀者，又有止渴除热的作用，可用于烦热口渴，小便淋沥不畅者。

在暑热夏季，用大麦煎水代茶，能清暑生津，除烦解渴。若将大麦炒制后再经过沸煮，茶汤呈现的是黑褐色，有类似茶的清香，这就是颇为流行的传统清凉饮料——大麦茶。浓浓的麦香开胃消食，沁人心脾。

（一）麦芽的功效应用

麦芽是大麦的成熟果实经发芽而成。大麦制作成麦芽后，酶活性强，富含淀粉、糖类、酵素、氨基酸等，一直是酿造啤酒的必需原料。

麦芽在处方药用中有生麦芽、炒麦芽两种。其功效应用如下。

1.消食助消化

麦芽作为一种消食药，针对各种饮食积滞，帮助消化，但长于帮助淀粉类饮食积滞的消化，如米、面、薯、芋，《本草纲目》认为其"消化一切米、面、诸积"。治小儿乳食停滞，常用本品煎服或研末服。与山楂、神曲组合，分别炒焦，就叫"焦三仙"。其中，山楂主要消肉食积滞，神曲各种食积都用。中成药大山楂丸，就是由这三味药组成。

2.善疏肝气

麦芽有疏肝作用，张锡纯在《医学衷中参西录》提出本品"善疏肝气"，故在名方"镇肝息风汤"中配伍了麦芽，疏肝多用生麦芽。

3.回乳

麦芽还有回乳的功效，用于女性断乳或乳汁郁积之乳房胀痛等。用其回乳，临床用量要大，一般每天用量为90～120g。《医宗金鉴·妇科心法要诀》有"无儿食乳乳欲断，炒麦芽汤频服宜"之歌诀。从临床应用效果来看，若回乳，单用生麦芽或炒麦芽120g（或生、炒麦芽各60g）即可。正因为麦芽有回乳的功效，需要授乳的女性不适宜服用。

（二）麦芽糖的功效应用

麦芽糖是由大麦、小麦、大米等粮食经发酵糖化制成的糖类食品，又称饴糖、胶饴。胶饴亦是一味传统的中药，味甘，性温，归脾、胃、肺经。具有补脾养胃，补中益气，润肺止咳，缓急止痛等功效。适用于脾胃气虚、纳少乏力、脘腹冷痛、肺虚久咳等。《金匮要略》著名的小建中汤、大建中汤中都重用胶饴，以补中缓急。

用方精选

1.升肝降胃汤（《医学衷中参西录》）

生麦芽12g，生鸡内金6g，怀山药30g。水煎服。此方疏达肝气，健胃和中，主治肝胃不和。症见胁下作痛，饮食停滞，时有呃逆。

2.麦芽楂糖饮

麦芽20g，炒山楂10g，水煎后加姜丝、红糖、红茶适量，代茶饮。此方消食开胃，用于小儿厌食、腹泻腹胀等。

三、玉米

玉米，原名为玉蜀黍，俗称苞米。

（一）玉米的营养效能

玉米所含脂肪中大部分为亚油酸，并含有卵磷脂、谷物醇、维生素E、维生素B_1、维生素B_2及维生素B_6等。玉米富含不饱和脂肪酸，适于高血压、心脑血管病人食用。

玉米含有较多的纤维素，可促进胃肠蠕动，保持大便通畅，防止便秘。玉米含有丰富的抗癌因子——谷胱甘肽，在体内能与多种外来化学致癌物质结合，使其失去毒性，然后通过消化道排出体外。玉米含有的微量元素硒、镁也能抑制肿瘤生长。

对于用眼过度的人来说，多吃富含叶黄素和玉米黄质的黄玉米，可以抗眼睛老化。

玉米分为甜玉米和糯玉米。甜玉米，又称蔬菜玉米，与普通玉米相比，甜玉米蛋白质、脂肪、维生素含量要高1～2倍，氨基酸总量要高于糯玉米，含糖量是普通玉米含糖量的1～4倍，适合喜食甜糯食物者的口味。糯玉米，又称黏玉米，富含多种维生素，蛋白质含量高于普通玉米，含有易于消化的胚乳淀粉，更适合消化功能不良的人。

甜玉米和糯玉米营养虽高，但都不适合糖尿病患者和肥胖者。

（二）玉米的功效应用

玉米味甘，性平，归脾、肺经。《本草纲目》称其"调中和胃"。用于调治胃纳不佳，消化不良，饮食减少或腹泻。

玉米有利尿的功效，可用于调治水肿和淋证，现用于治疗尿路结石，慢性肾炎水肿。

（三）玉米须的功效应用

包在苞片里的玉米须，俗称"龙须"，具有利水渗湿消肿的作用。单用本品泡茶，人们习称"龙须茶"。与西瓜皮合用煮水，可用于治疗暑热尿赤、小便不利等，是防暑的食疗佳品。临床用于治疗小便不利、水肿，可配冬瓜皮、赤小豆使用，治疗湿热黄疸，可配茵陈蒿同用。

《岭南采药录》谓玉米须"又治小便淋沥砂石，苦痛不可忍，煎汤频服"。根据临床应用和药理，玉米须对胆结石、泌尿系结石、高血压、糖尿病、高尿酸血症有一定辅助疗效。对于急、慢性肾小球肾炎蛋白尿水肿者，每取玉米须100g煎水，坚持服用，可起到利水消蛋白尿的作用。

《滇南本草》指出玉米须"治妇人乳结、乳汁不通，红肿疼痛"。若产后乳汁不行，甚至乳结肿痛者，用本品煮水可起到通乳散结的作用。

历代本草习惯认为，玉米须以青色者为佳，其实红色、黄色与青色成分一样，同样可入药。

📖 用方精选

消尿蛋白方（《邓铁涛临床经验辑要》）

黄芪30g，龟甲30g，怀山药15g，薏苡仁15g，玉米须30g。水煎服。此方健脾固肾，利湿化浊。用于治疗蛋白尿。

（四）玉米花粉的药用价值

玉米花粉具有较高的营养保健作用和药用价值。药理研究显示，玉米花粉含有多种人体必需的维生素。其所含的天然抗生素，对胃肠道的炎症、前列腺炎等，有一定的预防和治疗作用，并能保护肝、肾功能。叶橘泉《现代实用中药》谓："玉米花粉为利尿药，对肾脏病、浮肿性疾病、糖尿病等都有效；又为最佳的利胆剂，能促进胆汁分泌，是治疗胆囊炎胆石症、急性黄疸型肝炎的有效药。"

四、薏米

薏米，又称薏苡仁。由于薏苡仁形似珍珠，所以，历代又有不少以珠为名的别称，诸如菩提珠、胶念珠、珍珠米等。薏苡仁被《神农本草经》列为上品，因其营养丰富和保健价值极高，当今又有"世界禾本科植物之王"的美称。

（一）薏米的功效应用

1.健脾止泻

薏米味甘淡，归脾胃经，具有健脾止泻之功。用于脾虚有湿出现的大便次数增多，疲劳乏力，饮食不香，多与山药、茯苓等同用。治疗脾虚泄泻的名方"参苓白术散"中就配伍了该药。有一首名方叫"三仁汤"，由杏仁、薏苡仁、白蔻仁等药物组成，治疗暑湿症见头痛身热，胸脘痞闷，口中黏腻等。

2.利水渗湿消肿

薏苡仁为除湿之良药，对于湿热体质者，多用之煮粥，或水煮常服，常用量为15～30g。盛夏时，用薏苡仁与鲜冬瓜煮汤，佐餐食，可发挥其清热利湿作用。治疗小便不利、水肿、淋浊、白带多等，常与赤小豆、冬瓜皮、茯苓皮、车前草等配伍应用。

3.祛湿除痹

薏苡仁舒筋除痹，缓和拘挛作用好。用于治疗风湿痹痛，四肢拘挛，肌肉麻木，尤其多用于治疗肌肉酸胀，麻木疼痛，湿热所致的拘急。《本草纲目·卷二十三》引《食医心镜》谓："薏苡仁粥治久风湿痹，补正气，利肠胃，消水肿，除胸中邪气，治筋脉拘挛，薏苡仁为末，同粳米煮粥，日日食之，良。"

4.清热排脓

《金匮要略》千金苇茎汤中薏苡仁与冬瓜仁、苇茎等相配伍，治疗肺痈。薏苡附子败酱散，治疗肠痈。

5.治疣

片仓元周所著《青囊琐探》载："用薏苡仁二钱，甘草一钱，水一盏半，煎一盏温服，四五日，疣脱如扫。"薏苡仁与大米煮粥，用于扁平疣的食疗，可起到良好的效果。治疗扁平疣，用薏苡仁研末，与等量白砂糖拌匀，每次用温开水冲服1匙，每日2～3次，一般连服7～10日。

6.抗癌

薏苡仁中的薏米酯、亚油酸是非常重要的抗癌成分，还能减轻癌症患者放化疗的毒副作用。临床上一般建议癌症患者用生薏米30～50g，加水适量浸泡3～4小时后煮熟食用，每日2次，连食数月就能起到比较明显的治疗效果。通过提取其抗癌活性成分薏苡仁油脂，开发出来的"康莱特注射液"，是治疗癌症的有效药物。

📖 **用方精选**

薏米银耳羹

薏米150g，莲子25g，干银耳50g，蜂蜜适量。薏米用温水浸泡，莲子、银耳放入凉水中发透。锅内加水，放入薏米、莲子煮至熟烂，再放入银耳煮20分钟，出锅后加蜂蜜调味。此羹滋阴润肺，养阴清热。适宜于治疗面部扁平疣、痤疮、雀斑等。

（二）"薏苡明珠"的故事

"薏苡明珠"是说易把薏苡仁当明珠。比喻被人诬蔑，蒙受冤屈，故意颠倒黑白，糊弄是非。

这里有一个历史典故，即著名的"薏苡明珠谤"。据《后汉书·马援传》记载，马援奉汉帝刘秀之命远征南疆交趾，许多将士因水土不服，得了一种手足麻木疼痛，下肢肿胀甚至全身浮肿的"瘴气"怪病。后来，马援在当地百姓的帮助下，用具有利水渗湿、舒筋除痹作用的薏苡仁煎水服用治好了这种病。在班师回朝时，马援将军特地带回了一车薏苡仁。朝廷中一些人嫉贤妒能，诬告他从南疆带回一车珠宝，归私。马援听后，为表清白，当众将薏苡仁倒入了漓江。后人为了纪念这位清廉奉公的伏波将军，便把这里的山称为伏波山。由此，就有了成语"薏苡明珠"，比喻被人诬蔑、蒙受冤屈。杜甫曾有诗《寄李十二白二十韵》咏其事："稻粱求未足，薏苡谤何频。"宋代董嗣皋的《漫兴二首》也留下了"浮名浮利有传讹，薏苡囊疑马伏波"的诗句。

五、大豆

"种豆南山下，草盛豆苗稀。晨兴理荒秽，戴月荷锄归。"这是晋代陶渊明《归园田居·其三》所作，描写了他勤劳种植大豆的情形。

大豆有黑、白、黄、褐、青、斑数色，最常见的为黄豆和黑豆两种。黄豆长于健脾，多食用。黑豆长于益肾，食药并用。古话说："五谷宜为养，失豆则不良""可一日无肉，不可一日无豆"，表明了大豆对保障人的身体健康的重要性。

（一）黄豆的功效应用

黄豆味甘，性平，归脾、大肠经。《本草纲目》谓其"宽中下气，利大肠，消水胀肿毒"。《本草汇言》载："（黄豆）煮汁饮，能润脾燥，故消积痢。"

黄豆具有补益脾气的功效，用于脾虚食少，乏力消瘦，腹胀赢瘦，消化不良及血虚萎黄。从营养学角度分析，黄豆含蛋白质为40%左右，在量和质上均可与动物蛋白媲美，且富含赖氨酸，正好补充谷类赖氨酸不足的缺陷。黄豆脂肪含量为18%～20%，富含亚麻油酸及亚麻油烯酸，卵磷脂含量也较多，可防治动脉硬化及脂肪肝。

对于糖尿病患者，通常建议适量吃大豆制品。因为豆类含有丰富的蛋白质，而且含淀粉相对较少，不会使患者出现血糖飙升的现象。糖尿病患者多有口渴、食欲旺盛、小便多的症状，中医学称为"消渴病"。古今医案中，记载用黄豆治疗消渴病。如孙思邈《千金翼方·消渴》治渴利方："豆（醋拌蒸，曝干，三拌，三曝，三蒸，熬）一升，黄连一斤。上二味，捣筛为末，炼蜜为丸如梧子，饮服三十丸，日二，稍加至四十丸，神验。"黄连具有明显的降糖作用，是临床常用的降糖中药，与大豆相配制为丸，治疗消渴、下利，取效明显。

大豆有健脾利水的功效，所以适宜于治疗多种水肿性疾病。如《备急千金要方·卷二十一》用大豆治疗膀胱石水，四肢瘦，腹肿方。大豆散，治久水，腹胀如鼓者。又大豆散，治风水，通身大肿，眼合不得开，短气欲绝方。从营养学角度分析，水肿患者不少是由于血浆蛋白低引起的，大豆含有丰富的蛋白质，可以补充血浆白蛋白，起到利水消肿的功效。临床上，肾病综合征及糖尿病肾病患者，浮肿明显而血浆白蛋白低者，可以选择食用大豆及其制品。

古今医籍中，大豆与中药配伍的方剂还有《备急千金要方·卷三》大豆紫汤，治产后风虚，五缓六急，手足顽麻，气血不调等症。药用独活、大豆、酒。《妇人良方·卷二十一》之大调经散，治产后恶露未消，寒热自汗，或肚腹作痛。药用大豆、茯苓、真琥珀。

（二）黑豆的功效应用

黑豆味甘，性平，归脾、肾经。"乌豆功多入肾家"，色黑入肾，若肾虚或肾气不足者宜多食黑大豆。《本草汇言》谓："黑豆煮汁饮，能润肾燥，故止盗汗。"《备急千金要方》中治卒失音方："有浓煮大豆汁，含亦佳，无豆用豉。"张璐在《千金方衍义》释曰："黑大豆汁下通肾气，上化虚风，亦滋津通声之一助。"

黑豆有益精明目的功效。宋代《类编朱氏集验医方》载："苍术丸，治内障。药用苍术半斤，上一味，切作片，黑豆一小升，用水二碗，煮干，焙，研为末，糊丸。每服三十丸，空心，盐汤下。"清代《冷庐医话》陆以湉自述苦读病目后，专服黑豆，并佐以洗目法，半年而愈："因服小黑豆勿辍，凡二十余年，迄今目光如旧，灯下可作细字，未始非此方之功。"

《千金方衍义》谓："黑大豆去风活血。"古方治疗风证的方剂中，常用黑豆。如治疗白虎历节风，走注气痛的麝香丸，由川乌、全蝎、地龙、麝香、黑豆组成。《妇人大全良方》治疗妊娠中风、口噤不语的白术酒，药用白术、独活、黑豆。

此外，黑豆有一定的解毒作用。《神农本草经》谓其："涂痈肿，煮汁饮，杀鬼毒，止痛。"《本草汇言》说："黑豆善解五金、八石、百草诸毒及虫毒。"解毒宜与甘草同用。《仁斋直指方·积热》载有甘豆汤，由黑豆二合，甘草二钱，加生姜七片，井水煎汁服。该书还载治沙石淋方："黑豆一百二十粒，粉草（生，锉）一寸。上以新水煎，乘热入滑石末一钱，调和，空腹服。"

现代研究认为，黑豆营养全面，含有丰富的蛋白质、维生素、矿物质。黑豆有降低血液黏稠度、延缓衰老的功效。此外，黑豆的皮呈黑色，含有花青素，花青素是很好的抗氧化剂，能清除人体的自由基。

（三）豆浆

豆浆富有营养，易于消化吸收，为大家常食用。特别是有了破壁豆浆机，打豆浆更加快捷、方便，其营养价值也比较全面。更重要的是可以根据自己的身体情况，灵活配制食材，打出既富有营养，又能调理身体的特色豆浆。通常以黄豆、黑豆为主料，结合个人所需营养以及口感的不同，酌加少许核桃仁、花生之类。再就是配料中可以选加1～2种具有补益作用的药食两用之品，如百合、黄精、玉竹之类，这些根茎类或果实类之品，性味多甘平，具有不同的补益脏腑的功效。如百合滋补心肺，黄精补脾益精，玉竹补益脾胃等。这样配制的食材所打出的豆浆，既满足了机体营养的需求，又调补了身体。

六、赤小豆

赤小豆为豆科植物赤小豆的干燥成熟种子。紧小而赤暗色者入药。我们平常食用的是赤豆，又称红豆。赤小豆和红豆都属豆科植物，虽然长相有些不同，但其性质、营养成分接近，只是赤小豆偏凉，红豆偏补，所以红豆多供食用，赤小豆药用为多。其味甘、酸，性平。归心、小肠、脾经。

赤小豆的功效应用

1.利水退肿

赤小豆能利水退肿，并有健脾的作用，主要用于治疗水肿、脚气、腹胀、腹泻等。赤小豆与冬瓜皮相配伍代茶饮，利尿消肿多有效验。鲤鱼赤小豆汤是治疗水肿的食疗方，多运用于治疗肾炎水肿、妊娠水肿等。赤小豆能健脾祛湿，与薏米同煮水服用，是大家常用的祛湿气的食疗方。

《伤寒论》麻黄连翘赤小豆汤，由麻黄、连翘、杏仁、赤小豆、生梓白皮、生姜、炙甘草、大枣组成，具有解表、清热、利水的功效。现临床用于治疗肾炎水肿、湿热黄疸、皮肤病等。当归赤小豆汤，方出《金匮要略》，取赤小豆60g，当归15g，加水煎汤，饭后饮服，治疗痔疮下血。

2.清解心火

赤小豆色赤，入心、小肠经。《医宗必读·本草徵要·谷部》谓："赤豆，心之谷也。"赤小豆有清解心火的功效。有邪气入身体，邪热扰心，则用赤小豆以泄热清心。如《千金翼方·卷十六·心风》载："茯神汤，治五邪气入人体中，见鬼妄语，有所见闻，心悸跳动，恍惚不定方。药用茯神，茯苓，菖蒲，人参各三两，赤小豆四合。"《妇人良方·卷三》载："茯苓补心汤，治心气不足，善悲愁怒，衄血面黄，五心烦热，或咽喉痛，舌本作强。药用茯苓、桂心、炒甘草、紫石英、人参、大枣、麦冬、赤小豆。"

《备急千金要方·卷二》又载治疗妊娠数堕胎方，取赤小豆为末，酒服方寸匕，日二。亦治妊娠数月，月水尚来者。对于其用药机理，《千金方衍义》释为数堕必因火盛，火能消物，故取小豆之赤色，通乎心包，而导血热，为散酒服者，恐其中有留滞也。

心与小肠相表里，心火下移小肠，则会出现尿频、尿急、尿痛等症状，赤小豆能清心、小肠火，有利尿通淋的功效。

3.解毒消肿

用于疮疡肿毒，痄腮等，内服或外敷。《外台秘要·卷二十四·痈疽方》谓："凡痈肿，有肥人用贴宜栝蒌根，和平体宜赤小豆贴方。以赤小豆五合，内苦酒中熬之毕，捣为散，以苦酒和之，涂拭纸上贴肿。"《仁斋直指方·痈疽》载："痈疽方，用赤小豆、绿豆、黑豆、川姜黄，为细末。未发起，姜汁和井水调敷；已发起，蜜水调敷。又治丹毒，用赤小豆末，鸡子清调敷。"《广济方》疗痈疽，排脓散方，用黄芪、赤小豆、川芎、芍药、白蔹、瓜蒌、甘草。《医宗必读·本草徵要·谷部》指出赤小豆消癥散肿，虽溃烂几绝者，为末敷之，无不立效。

4.通乳

用于产后乳汁少，或乳房胀痛。产妇若要催乳时，将赤小豆煮汤食用。《本草纲目》中记载了这样一个故事，宋代名医陈自明的妻子，平时一直吃素，在其产后七天，乳汁不行，服药无效。偶得赤小豆一升，用其煮粥食之，当晚乳汁便通行。

5.预防和治疗瘟疫

古人在预防和治疗瘟疫时，常用赤小豆，如《备急千金要方》记载："断瘟疫，主温病转相染著，乃至灭门，延及外人，无收尸者，赤小豆丸（赤小豆、鬼臼、鬼箭羽、丹砂、雄黄）。"《外台秘要·辟温方》中治温病不相染方，服用赤小豆。

七、绿豆

绿豆以色浓绿而富有光泽、粒大整齐、形圆、煮之易酥者品质最好。它不但具有良好的食用价值，还具有非常好的药用价值，有"济世之良谷"的说法。在炎炎夏日，绿豆汤更是老百姓喜欢的消暑饮料。

绿豆含有多种维生素、钙、磷、铁等矿物质。绿豆含有一种球蛋白和多糖，能促进动物体内胆固醇在肝脏中分解成胆酸，加速胆汁中胆盐分泌并降低小肠对胆固醇的吸收，有降血脂，防治冠心病的作用。绿豆富含胰蛋白酶抑制剂，可以保护肝脏，减少蛋白分解，从而保护肾脏。

《本草纲目》指出："绿豆，消肿治痘之功虽同赤豆，而清热解毒之力过之，且益气、厚肠胃、通经脉，无久服枯人之忌。"《医宗必读·本草徵要·谷部》谓其："解蟹毒而止渴，去浮风而润肤。利小便以治胀，厚肠胃以和脾。"绿豆可磨成粉后制作糕点及小吃，用绿豆熬制的绿豆汤，更是夏季清热解暑的饮料，可适用于暑热所致的烦渴、尿赤、泻痢等。

（一）绿豆的功效应用

绿豆味甘，性凉。归心、胃经。主要功效应用如下。

1.消暑清热

用于治疗暑热烦渴、感冒发热、霍乱吐泻、痰热哮喘、头痛目赤、口舌生疮等。《圣济总录》载用绿豆煮汁，饮服，治消渴，小便如常。糖尿病属中医的"消渴病"，多有脾胃郁热，可适当食用绿豆、绿豆芽，以清热止渴。

2.解毒

用于治疗药食中毒。如乌头中毒，用绿豆四两，生甘草一两，水煎服。附子中毒患者，嘱用绿豆甘草饮，收效。对误服农药中毒者，也常用绿豆、食盐饮服，以解救之。

用于痈疽疮疡，多外用，如《普济方》治小儿遍身火丹游肿："绿豆、大黄，为末，薄荷蜜水调涂。"

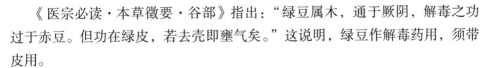

《医宗必读·本草徵要·谷部》指出：“绿豆属木，通于厥阴，解毒之功过于赤豆。但功在绿皮，若去壳即壅气矣。”这说明，绿豆作解毒药用，须带皮用。

3.美容

绿豆行十二经脉，去浮风，常食之润皮肤。美容常用之研粉洗面，如《外科正宗·卷四》的“玉肌散”，药用绿豆、滑石、白芷、白附子。研细末，调洗患处。治疗一切风湿雀斑、酒刺、白屑风、皮肤作痒者。宋代《类编朱氏集验医方》载治痱子药：“滑石半两，绿豆粉四两炒过。上研如粉，搽之。”

（二）绿豆的食用宜忌

绿豆性寒凉，素体阳虚、脾胃虚寒、泄泻者慎食。绿豆不宜煮得过烂，以免使有机酸和维生素遭到破坏，降低清热解毒的功效。

清代赵瑾叔《本草诗·绿豆》曰：“绿豆堪夸有好颜，食中要物制多般。凉生枕上尤当用，功在皮中未许删。去却浮风无疹毒，解将烦暑向清闲。搓来缕缕俱成粉，脾胃虚寒莫见颁。”

八、芝麻

处暑后，天气由热逐渐转凉，燥气也上升。《饮膳正要》说：“秋气燥，宜食麻，以润其燥。”这里所说的麻，即人们常吃的芝麻。

芝麻为一年生草本植物，成熟的种子有黑白两种，黑的多药用，白的多食用。各地名字叫法略有不同，有芝麻、油麻、巨胜、胡麻等多种称谓。我国古代历来将芝麻视为延年益寿食品。古代养生学家陶弘景曾说：“八谷之中，惟此为良，仙家作饭饵之，断谷长生。”

（一）芝麻的功效应用

1.延年益寿

芝麻，因其具有一定的药用价值，为道家人士所看重，遂成仙家食品。葛洪《抱朴子·仙药》谓：“巨胜，一名胡麻，饵服之不老，耐风湿，补衰老也。”在他所著的《神仙传》载有：“鲁女生，服胡麻、饵术，绝谷八十余年，甚少壮，日行三百里。”“服食胡麻，服至百日，能除一切痼疾；一年，身面光泽不饥；二年，白发返黑；三年，齿落更生。”《本草纲目》亦载有：“刘、阮入天台，遇仙女，食胡麻饭。亦以胡麻同米做饭为仙家食品焉尔。”

可能由于芝麻为仙家食品，在古今不少诗篇中常有"胡麻"之名，可以说是芝麻与文化的结合。如唐代卢纶《过楼观李尊师院》诗曰"不知尘俗士，谁解种胡麻"；王维《送孙秀才》诗曰"山中无鲁酒，松下饭胡麻"；王昌龄《题朱炼师山房》诗曰"百花仙酝能留客，一饭胡麻度几春"；"胡麻饼样学京都，面脆油香新出炉。寄于饥馋杨大使，尝看得似辅兴无"这是大诗人白居易在《寄胡饼与杨万州》一诗中对胡麻饼的赞誉。

2.补益肝肾

早在《神农本草经》中载芝麻："补五内（脏），益气力，长肌肉，填脑髓，久服轻身不老。"《本草纲目》谓："胡麻，取油以白者为胜。服食以黑者为良，胡地者尤妙。取其黑色入通于肾，而能润燥也……"用于治疗肝肾不足之须发早白，病后体虚，虚风眩晕，贫血萎黄。如代表方剂桑麻丸，即由桑叶、黑芝麻组成，用于治疗肝肾不足，头晕眼花，视物不清，迎风流泪。黑芝麻配核桃仁，可改善睡眠质量。黑芝麻与桑椹配伍，可滋阴清热，有降低血脂的功效。黑芝麻与制何首乌配伍，可预防须发早白。

3.润燥滑肠

肝肾亏虚，津液不足之肠燥便秘，宜用芝麻。《证治汇补·痰症》载："神术丸，治膏粱郁结，胃槁肠燥，凝痰不顺，将成噎膈者。用茅山苍术五钱，生芝麻五钱，水研，大枣十五枚，水煮。以术为末，捣二味为丸。加真广皮五钱，更效。"

芝麻用于治疗痔疮。宋代苏轼《与程正辅书》中说："凡痔疾，宜断酒肉与盐酪、酱菜、厚味及粳米饭，惟宜食淡面一味。及以九蒸胡麻即黑芝麻，同去皮茯苓，入少许白蜜为服食之。日久气力不衰而病自去，而痔渐退。此乃长生要诀，但易知而难行尔。"

正因为芝麻有滑肠的作用，《本草求真》指出："下元不固而见便溏，阳痿，精滑，白带，皆所忌用。"

（二）芝麻的营养价值

芝麻含有丰富的蛋白质、钙、磷、铁及粗纤维，还有维生素E、维生素A、维生素D等。芝麻含有多种抗衰老物质，如油酸、亚油酸、亚麻酸等不饱和脂肪酸，能有效阻止动脉硬化，防治心血管疾病。芝麻可降低血糖，增加肝脏及肌肉中糖原的含量。芝麻含有丰富的卵磷脂，不但可以防止头发过早变白和脱落，保持头发秀美，而且能够润肤美容，使人保持青春活力。

📖 用方精选

桑麻丸（《寿世保元》引胡僧方）

　　桑叶500g，黑芝麻120g，白蜜500g。将黑芝麻捣碎熬浓汁，和白蜜炼至滴水成珠，入桑叶末为丸。每服9g，日服2次。此方补益肝肾，养血明目。用于治疗头晕眼花，肌肤甲错，须发早白，久咳不愈，津亏便秘。

九、山药

　　山药是最常用的亦食亦药之上品，久负盛名。其营养价值很高，食用方法多种多样，可甜可咸，可汤可炒，可荤可素，巧妙烹饪，可以做成各种山药佳肴。经常食用，不仅别有风味，香美可口，而且大能补益，强身健体，延年益寿。

　　山药，在古代本草文献里叫"薯蓣"，《神农本草经》谓其："味甘，温，主伤中，补虚羸，除寒热邪气，补中，益气力，长肌肉，久服耳目聪明，轻身不饥，延年。"

山药的功效应用

1.补虚益气

　　山药既能补益脾气，养肺益阴，又能补肾气，所以广泛应用于治疗各种虚损类疾病。《金匮要略》有一首治疗"虚劳诸不足，风气百疾"的薯蓣丸，以薯蓣丸冠名，主用山药，与大枣、人参、白术、当归、生地黄等配伍。这首处方在宋代《太平惠民和剂局方·卷五》又名为"大山芋丸"，主治诸虚百损，五劳七伤，肢体沉重，骨节酸疼，心中烦悸，唇干口燥，面体少华，情思不乐，咳嗽喘乏，伤血动血，夜多异梦，盗汗失精，腰背强痛，脐腹弦急，嗜卧少气，喜惊多忘，饮食减少，肌肉瘦瘁。又治风虚头目眩晕，心神不宁，及病后气不复常，渐成劳损。

2.补脾止泻

　　山药"主伤中"，用于治疗脾胃虚弱，食少体倦，脾虚泄泻，大便稀溏等。多与党参、白术、茯苓等相配伍，如参苓白术散。《证治准绳》有蓣莲饮，以干山药、石莲肉各等份，研细末，生姜与茶煎汤调服，每次6g，补气健脾，治疗休息痢，形体消瘦。《医学衷中参西录》扶中汤，用山药配白术、龙眼肉，治脾虚久泻，逐渐羸瘦，乏气少力。

3. 养肺益阴

用于治疗肺虚咳嗽，虚劳喘嗽等，既可单味煮汁饮服，亦可与百合、牛蒡子等配伍应用。《医学衷中参西录》谓："牛蒡子山药并用最善止嗽。"山药补脾肺肾之气，多服久服或有壅滞，而牛蒡子性较滑利，又能降肺气之逆，二者相济为用，可以清痰涎，利肺气。

4. 益肾固精

用于治疗肾虚不固所致的遗精、小便频数、带下过多等。《金匮要略》之肾气丸，用山药与生地黄、山茱萸等相配伍。《景岳全书·卷五十》之秘元煎，用山药与芡实、金樱子、白术等配伍，治遗精带浊等。

山药补益脾肾，且性兼涩，可止泻固精。糖尿病肾病、慢性肾炎、肾病综合征、慢性肾衰竭等患者，出现脾肾气虚、气阴两虚证之蛋白尿等均可选用。

5. 养阴生津

山药补气养阴生津，用于治疗消渴或阴虚津亏，烦热口渴等。《金匮要略》中的瓜蒌瞿麦丸，治疗消渴、小便不利，用山药与天花粉相配伍。张锡纯治疗消渴病的"玉液汤"，以大剂量山药与黄芪、天花粉相配伍。北京名医施今墨治疗糖尿病，以山药与黄芪、苍术、玄参组成药对，有降低血糖，减除尿糖之功。

📖 用方精选

珠玉二宝粥（《医学衷中参西录》）

生山药二两，生薏米二两，柿饼霜八钱。上三味，先将山药，薏米捣成粗渣，煮至烂熟，再将柿饼霜切碎，调入融化，随意服之。治脾肺阴分亏损，饮食懒进，虚热劳嗽，并治一切阴虚之证。

一〇、韭菜

韭菜，属百合科多年生草本植物。韭菜有"春菜第一美食"之称，有谚语"二月韭菜五月蒜，到了七月没人看"。所以说，二三月间的韭菜品质好，叶嫩味美纤维少，营养丰富价值高。早在《诗经·国风·七月》就有"四之日其蚤，献羔祭韭"之记载。"四之日"是初春二月的意思，那初春二月里早早来行祭礼，献上的是羔羊和韭菜。可见，古人对于韭菜，是非常尊重的。

"春韭贵于肉，初春醉食客"。韭菜有炒、作馅、煮粥等多种做法。古人对吃韭菜相配的食品是有讲究的。《礼记·王制》有"庶人以荐韭，配以卵"的记载，说明韭菜炒鸡蛋早在2000年以前即为大众喜爱的食物。

（一）韭菜的功效应用

1.温中开胃

韭菜属于温性的蔬菜，温能祛寒，中医谓其能"温中开胃"。所以对于因脾胃虚寒出现的呕吐食少，噎嗝反胃，胸膈作痛者，食用韭菜有益处。但对那些平素胃阴不足，患有胃脘灼热疼痛，烧心泛酸的人来说，食用韭菜还需注意，不宜多食，稍食不慎，就会使胃痛复发或加重。

2.补肾壮阳

古今本草学中记载韭菜有补肝肾，暖腰膝，兴阳道的作用，俗称为"壮阳草"。韭菜被推崇为患有阳痿、白带多、多尿、腰痛、腿软等病症者的食疗佳品。民间常用韭黄炒虾肉食用，治男性性功能减退。也有用韭菜炒核桃仁治疗阳虚肾冷，腰膝冷痛，阳痿者。《日华子本草》称其："止泄精尿血，暖腰膝，除心腹痼冷、胸中痹冷、痰癖气及腹痛。"

临床上作为药用的是"韭菜籽"，处方名称为"韭子"，具有补益肝肾的功效。《名医别录》谓其"主梦泄精，溺白。"《外台秘要·卷十六》治疗梦失精方，单用韭子一升，熬，以酒服方寸匕，神效。

3.行气活血

《医方考·卷三》一书中载有"韭汁饮"，组方为生韭汁、醇酒，主治"血噎膈"。并谓："血噎膈者，或因跌仆，或因大怒，血积胸膈，久久凝结，令人妨碍饮食，得热则宽，得寒则痛是也。生韭汁，能解蓄血之瘀结，佐以醇酒行其势也。"这说明生韭汁有行气活血化瘀的作用，可治跌打损伤、胸胁疼痛等症。韭汁对食道癌也有一定的治疗作用，饮食不下者，可用五汁安中饮（韭汁、牛乳、生姜汁、梨汁、藕汁）。

4.韭菜叶治痔疮

"韭菜熏洗治痔"出自明初《袖珍方》，书中记载："韭菜……先烧热汤，以盆盛汤在内，盆上用器具盖之，留一窍……以谷道坐窍上，令气熏蒸；候温，用韭菜水轻轻洗疮数次，肿消血止。"《本草纲目》亦载韭菜"洗肠痔脱肛"。韭菜熏洗治痔的机理在于韭菜有行气、散瘀、解毒、抑菌等作用，加之借助水温的热疗作用，可有效改善肛周血液循环，促进炎性渗出物吸收并减轻炎症。

有报道称治痔疮用鲜韭菜叶一大把（约300g），葱头2粒，加水3000ml煎，沸后再煮5分钟左右，倒入盆中，蹲坐盆上，用蒸气熏蒸，待温度适宜时，再坐浴至水凉为止，1日熏洗2次，一般连用2～3天，即可收到明显疗效。

（二）韭菜的营养效能

韭菜中含有纤维素、蛋白质、糖、维生素A、维生素C、胡萝卜素、钙、磷和挥发油等。韭菜含有较多的纤维素，能增强肠胃蠕动，可以防治便秘。韭菜能增进粪便量，改变肠道菌丛，稀释粪便中的致癌物质，并减少致癌物质与肠黏膜的接触，因此有助于预防肠癌。

韭菜中的挥发油精油及含硫化合物，具有降低血脂的作用，故对高血脂、脂肪肝和冠心病患者颇有好处。

（三）韭菜的使用宜忌

隔夜的熟韭菜不宜食，因为韭菜中含有大量的硝酸盐，熟后存放过久，硝酸盐可转化为亚硝酸盐，所以人吃了隔夜的熟韭菜，可能会出现中毒反应。

📖 用方精选

韭子益智饮

韭子30g，益智仁15g，覆盆子12g，水500ml。共煎取澄清液，频频服之。此方壮阳补肾，对尿频或遗尿有效。

一、荠菜

春日踏青，最常见的是荠菜。南宋爱国诗人辛弃疾《鹧鸪天·陌上柔桑破嫩芽》中有"山远近，路横斜，青旗沽酒有人家。城中桃李愁风雨，春在溪头荠菜花"，道出了荠菜这一野生之蔬是先春而萌，返青最早的报春菜。

（一）春来荠美忽忘归

春食荠菜是我国民间由来已久的传统习俗。《诗经·国风·谷风》中就有"其甘如荠"的吟咏。苏轼对荠菜情有独钟，写下了"时绕麦田求野荠，强为僧舍煮山羹"之诗句。陆游也对荠菜赞不绝口："残雪初消荠满园，糁羹珍美胜羔豚。"他甚至说自己曾经"春来荠美忽忘归"。荠菜吃法多样，无论是炖煮炒煎，还是做馅料、入羹汤、包水饺，都味道极佳。

（二）三春戴荠花，桃李羞繁华

民间有"阳春三月三，荠菜当灵丹"的说法。农历三月三日，古称"上巳节"，又称"重三"，是中国民间传统节日。魏晋以后上巳节逐渐演变成一种宴饮、游玩、踏青活动。每至这一天，人们盛装出门，聚集于水边，用芳香的兰草沐浴洗身，用柳枝沾花瓣水点洒头身，意在祛除邪气，祈求福祉。女子梳好自己的秀发，争相采摘溪边的荠菜花插在发髻上，这就是"三月三，插荠丹"的风俗。

三月三，人们头戴荠菜花，不仅仅是为了装饰，其具体用途是什么呢？

清代苏州文士顾禄所著《清嘉录》记载荠菜花，俗呼野菜花。因谚有"三月三，蚂蚁上灶山"之语，三日，人家皆以野菜花置灶陉上，以厌虫蚁。清晨村童叫卖不绝。或女子簪髻上，以祈清目，俗号眼亮花。或以隔年糕油煎食之，云能明目，谓之眼亮糕。

所以头戴荠菜花，其作用是"以祈清目"。《本草纲目》记载荠菜全草入药，有清肝明目之功效。现代研究也表明吃荠菜可预防病毒性眼病的发生。

用荠菜花来驱蚊避虫，早在北宋的《物类相感志》已有记载："三月三日，收荠菜花置灯檠上，则飞蛾、蚊虫不投。"明代高濂《遵生八笺》引《琐碎录》："三月三日，取荠菜花铺灶上及坐卧处，可避虫蚁。"《本草纲目·菜部》亦载："荠生济济，故谓之荠。释家取其茎作挑灯杖，可辟蚁、蛾，谓之护生草，云能护众生也。"

（三）荠菜的功效应用

荠菜全株都可入药，具有健脾利水，凉血止血等功效。《备急千金要方·食治方》指出："荠菜，味甘温涩，无毒，利肝气，和中，杀诸毒。其子主明目、目痛泪出。其根主目涩痛。"《三因极一病证方论·水肿》载葶苈大丸，治肿满，腹大，四肢枯瘦，小便涩浊。药用葶苈子、荠菜根。在古今名医医案中，常用荠菜花来清热利尿，凉血止血。

1.清热利尿

治疗泌尿系统的乳糜尿、结石、肾炎水肿、尿路感染、前列腺炎等，对高血压患者也有辅助治疗作用。

2.凉血止血

对春季常见的风热上攻引起的鼻出血、咳痰带血有治疗作用，功能性子宫出血、痔疮便血也可应用。

此外，荠菜有健胃消食的作用，可辅助治疗胃痉挛、胃溃疡等。

一二、苦菜

在春季，苦菜是野菜里发芽较早的一种，仅次于荠菜。苦菜的嫩叶和根茎都可食用。吃苦菜在我国已有两千多年的历史，《诗经·唐风·采苓》中有"采苦采苦，首阳之下"。苦，即指苦菜。《救荒本草》谓苦菜"生亦可食，虽性冷，甚益人；久食轻身少睡；调十二经脉，利五脏"。苦菜的食用方法有多种，其中，苦菜蘸酱，是最简便的吃法。

据研究，苦菜中含有丰富的胡萝卜素、维生素C以及钾、钙、铁、锌、磷等，氨基酸含量丰富，具有抗氧化、增强免疫、保护视觉等作用。

早春的苦菜根有股幽幽的淡香，是制茶的佳品。将细须和嫩叶掐去，根洗净，粗根竖切一刀，然后将所有根拢齐，横切3cm左右的段，晒到七八成干，用高压锅焙干，加蜂蜜翻炒，倒出凉透盛进茶桶待用。苦菜茶汤头微黄，苦中带甜，具有清热、明目、消炎、利尿、健胃、散火、止咳等功用。

苦菜的药物名称叫败酱草。作为药用，始载于《神农本草经》，为败酱科植物白花败酱，黄花败酱或其近缘植物的带根全草。本品有陈败豆酱气味，故以败酱得名。其味辛、苦，性微寒，归胃、大肠、肝经。

（一）苦菜的功效应用

1.清热解毒，消痈排脓

常用于热毒蕴阻所致的肠痈、肺痈、外痈等。用于肠痈初期，常与红藤、牡丹皮相配伍；用于肠痈脓成，可与薏苡仁同用。如《金匮要略》薏苡附子败酱散，用于肺痈，常与鱼腥草、金银花等配伍应用。用于皮肤疮痈，常与蒲公英、紫花地丁相配伍。亦可以把鲜败酱草捣烂外敷。《本草纲目》称："败酱，善排脓破血，故仲景治痈，及古方妇人科皆用之。乃易得之物，而后人不知用，盖未遇识者耳。"清代陆懋修《医林琐语》谓："败酱草一味，能化脓为水。治疡方中加入皂角刺三分，穿山甲三片，能引诸药至于病结之所。"《本草衍义》介绍败酱草"折之白乳汁出，常常点瘊子自落"。

2.祛瘀止痛

本品既能清热解毒，又具活血化瘀止痛之功，常用于瘀热所致的各种疼痛，如盆腔炎、尿道炎、前列腺炎等炎性疾病，常与赤芍、刘寄奴等配伍，对产后的瘀血症引起的腹痛亦有佳效。

现代药理研究提示，苦菜含有多种生物碱，具有清热消炎、促进血液循环、舒张血管等药理作用。动物实验表明，其提取物有促进肝细胞再生、防治肝细胞变性、改善肝功能的作用，醇提取物有显著的镇静作用。体外实验结果显示苦菜对金黄色葡萄球菌、溶血性链球菌、大肠杆菌等有较强抑制作用。

（二）苦菜的使用禁忌

久病胃虚脾弱，泄泻不食之症，一切虚寒下脱之疾，要慎用苦菜。

用方精选

败酱车前饮

败酱草、车前草各30g，水煎去渣，代茶饮，以清热解毒利尿，治疗急性尿路感染。

一三、香椿

香椿为楝科落叶乔木，在我国已有两千多年的栽培历史。先秦古籍《山海经》载："又东五百里，曰成侯之山，其上多櫄木。"櫄木即为香椿。

（一）"树上的蔬菜"

有文字记录的最早食用香椿芽的是北宋苏颂所著《本草图经》："椿木实，而叶香，可啖。"金元时期的元好问写有《溪童》，"溪童相对采椿芽，指似阳坡说种瓜。想是近山营马少，青林深处有人家"。春色渐浓时，一群孩子骑在树上采摘椿芽，情景怡然，活泼可爱。

明代朱元璋的儿子朱橚写了一本《救荒本草》，书中记载香椿"采嫩芽炸熟，水浸淘净，油盐调食"。《遵生八笺》中详细记录了香椿芽的吃法："香椿芽采头芽，汤焯，少加盐，晒干，可留年余。新者可入茶，最宜炒面筋，熁豆腐、素菜，无一不可。"

清代才子李渔在《闲情偶寄》中对香椿赞不绝口："菜能芬人齿颊者，香椿头是也。"康有为钟爱香椿，曾写下《咏香椿》一诗："山珍梗肥身无花，叶娇枝嫩多权芽。长春不老汉王愿，食之竟月香齿颊。"

当代作家汪曾祺善写美食，他描写香椿与豆腐，一青一白，是最鲜嫩有味的吃法，"一箸入口，三春难忘"。陕西作家许石林在《舌尖草木》中谈道香椿最解馋的吃法是手擀面切细，煮熟干捞，抓一把切碎的香椿芽盖上去，热油滚滚地往上一泼，随机加盐、香醋，一碗香椿拌面即成，可大肆搅拌食用。

不过，食用香椿有注意事项。香椿中含有硝酸盐、亚硝酸盐，如果香椿芽不太新鲜了，它含有的亚硝酸盐会加倍，所以要买新鲜的。再者，香椿必须用开水焯透了才能吃，通过水焯可以去掉大部分亚硝酸盐。

香椿不要多吃，《食疗本草》认为其"动风"。《随息居饮食谱》记载香椿"有宿疾者勿食"，是说有慢性疾病的人谨慎食用，以免引得旧疾复发。

（二）香椿的功效应用

香椿芽味苦，性平，归脾、胃、大肠经。香椿有清热健胃，解毒杀虫的功效,用于肠风便血、崩漏、带下、遗精、蛔虫病及消化不良、食欲不振等。《日华子本草》指出,香椿能"止泄精尿血,暖腰膝,除心腥痼冷、胸中痹冷、痃癖气及腹痛等,食之肥白人"。

香椿叶外用,可洗疮疥。如《唐本草》称其"主洗疮疥,风疽"。《本草纲目》说:"香椿叶苦温,煮水洗疮疥风疽,嫩叶瀹食,消风去毒。"

(三)寓意长寿

香椿古称"大椿",常被视为长寿的象征。战国时期思想家庄子曾经说:"上古有大椿者,以八千岁为春。"因此,古人用大香椿来比喻父亲,盼望父亲像大香椿一样长生不老,将已过耄耋之年的父亲称为"椿庭",沿用至今。而"萱草"之萱则用来代指母亲,古人将"椿"与"萱"结合,用来指父母健在,健康长寿之意,如"椿萱并茂"。明代大才子唐寅曾写有一首题画诗《椿萱图》,表达对堂上双亲的殷切祝愿,诗云:"漆园椿树千年色,堂北萱根三月花。巧画斑衣相向舞,双亲从此寿无涯。"

一四、小蓟

小蓟,俗称刺儿菜,别名萋萋菜、刺蓟菜等。每到麦子接近成熟的时节,人们常到坡地里挖萋萋菜。采其嫩幼苗,沸水焯一下,换清水浸泡后,炒食、做馅、煮菜粥、腌制等,口感极佳,味道独特。

小蓟作为药用,始载于《名医别录》,为菊科植物刺儿草的地上部分或根。小蓟入药可用鲜者,也可阴干使用。内服煎汤干者常用量为9~15g,鲜者可用30~60g。

大蓟也是菊科植物,别名虎蓟、驴刺口等。这种植物的叶裂很深,尖端就像刺一样会扎手,植株比较高大。入药始载于《名医别录》,其功用和小蓟基本上是一样的,惟小蓟利尿通淋为长,大蓟凉血止血作用稍为广泛。

小蓟味甘、苦,性凉,归心、肝、膀胱经。

小蓟的功效应用

1.凉血止血

常用于治疗血热妄行之吐血、衄血、尿血、便血、崩漏等,但在尿血时多用之,常与大蓟、白茅根同用。《太平惠民和剂局方》必胜散治疗吐血、衄血、呕血、咯血,用小蓟与熟地黄、人参、炒蒲黄、当归、川芎、乌梅等相配伍。《丹溪心法·崩漏》载小蓟汤,由小蓟茎叶、生地黄汁、白术组成,水煎服,治崩中不止。

有一首大蓟、小蓟同用的方子，名十灰散，药用大蓟、小蓟、白茅根、棕榈皮、侧柏叶、大黄、牡丹皮、荷叶、茜草、栀子各等份，烧存性为末，用萝卜汁磨京墨调服。治疗血热妄行而致的出血病症。

《医学衷中参西录》说："鲜小蓟根，性凉濡润，善入血分，最清血分之热，凡咯血、吐血、衄血、二便下血之因热者，服者莫不立愈。"本品有凉血止血不留瘀的特点。

2.利尿通淋

用于治疗湿热下注所引起的尿血、血淋、热淋等，常与蒲黄、藕节、滑石等同用，如小蓟饮子。

3.清热解毒

用于治疗疮疡肿毒，可单品捣汁外敷患处，亦可与金银花、紫花地丁等同用。

著名耳鼻喉科专家耿鉴庭提倡用小蓟治疗鼻病。《外台秘要》引《神效方》："鼻塞不通，小蓟一把，水三升，煮取一升，分服。"在这方的基础上，用小蓟煮鸡蛋治鼻病，可取得满意的效果。日久的肥厚性鼻炎，鼻甲肥大，血管粗张，有时出血，经常气窒难通者，用之多效。小蓟既能破宿血，又能生新血，具有活血化瘀作用，又有双向调节的类似意义。治僵硬已久者，必须活血，乃外治之定理，用于鼻科，亦甚吻合。

腺样体肥大是儿科常见的鼻病之一，不妨借鉴《神效方》所载之方，以及耿鉴庭先生用小蓟煮鸡蛋治疗鼻病的临床经验。

4.养精保血

《本草纲目》称小蓟具有养精保血之功，《日华子本草》称其开胃下食、补虚损。对于小蓟"保血"之用，《本草求原》释："小蓟则甘平胜，不甚苦，专以退热去烦，使火清而血归经，是保血在于凉血。"《医学衷中参西录》指出小蓟"其凉润之性，又善滋阴养血，治血虚发热"。

一五、鱼腥草

鱼腥草为三白草科多年生草本植物蕺菜的带根全草，学名称"蕺菜"。因其叶腥气，故名鱼腥草。在不同地域，鱼腥草还有侧耳根、摘耳根等别名。作为药用，始载于《名医别录》。《本草纲目》将其归于菜部。

（一）食用鱼腥草，历史悠久

鱼腥草在我国大部分地区均有分布，多生长于阴湿地或水边。鱼腥草主产于浙江、江苏、湖北等地，已成为当地的佳蔬。鱼腥草生食有鱼腥味，熟食宜先用开水漂洗去腥，然后凉拌、炒菜或做汤，还能制作清凉饮料，广东岭南凉茶的组方中常加用鱼腥草。

在古代，蕺菜时常用来充饥。"卧薪尝胆"这一历史典故指的是春秋战国时期越国国王勾践励精图治以图复国的事迹。据传小小蕺菜也为越王勾践"复国"做过贡献。当时，越王勾践成了吴王夫差的人质，勾践在吴期间忍辱负重，三年后才被放回越国，回去正遇越国罕见的荒年，举国发生饥灾大难。为了与灾民共渡难关，勾践与平民百姓一同翻山越岭，四处寻找可充饥、可食用的野菜。蕺菜就是其中之一，由于此草生长快，割了又长，越国上下靠它度过了饥饿灾难。到后来，越国转弱为强，终于打败了原来比越国强大的吴国。据此，明末清初诗人毛奇龄在《蕺山式珠寺》中留下了"前王曾采蕺，霸业近如何"的诗句。蕺山，即越王采食蕺菜的地方。蕺山在今浙江绍兴（古之越国首都）。

（二）鱼腥草的功效应用

鱼腥草味辛，性微寒，归肺经。鱼腥草是常用于治疗肺炎、肺痈、咽喉肿痛、尿路感染等感染性疾病的一味中药。鱼腥草抗炎退烧、防治肺癌等功效也常常被大家所传颂。

1.清热解毒

据记载，金元时期名医刘完素在山上采药，突遇暴雨淋透全身，回家后暴病。出现了高烧、寒战、急性咳嗽伴浓稠痰液等症状，用了很多药仍不见效。后来，刘完素的徒弟张元素用鱼腥草治愈了老师的病，因而名声大振，后成长为一代名医。

《滇南本草》指出该药"治肺痈，咳嗽带脓血，痰有腥臭，大肠热毒，疗痔疮"。本品入肺经，能清肺热，治疗风热犯肺或痰热内蕴所致的咳嗽、痰黄黏稠等，多与瓜蒌、桑白皮、金银花等同用。

鱼腥草也常配伍金银花以清热化痰、利咽止痛。鲜鱼腥草50g，鲜金银花25g，加水约250ml，大火煮开，小火熬制五分钟左右即可，对咽喉肿痛效果良好。咽喉肿痛甚者，可与山豆根相伍，解毒利咽效果更佳。

2.利尿通淋

本品既能清肺热，又能利尿消肿，常用于热淋小便涩痛等，多与车前草、金钱草、瞿麦等配伍应用。用于湿热带下，常与苦参、土茯苓等配伍应用。对于急慢性肾炎，与石韦相伍应用，对消减蛋白尿、血尿亦有一定效果。

用方精选

鱼腥草炒鸡蛋

　　鲜鱼腥草150g，鸡蛋1~2个，油、盐、葱花适量。鱼腥草洗净切段，鸡蛋打开，搅蛋液，置炒锅放油，入鱼腥草煸炒至软，将蛋液淋入，翻炒成块，再撒葱花，调入盐即成。食用其可清热解毒、滋阴润肺，治疗肺热喘咳。

一六、蒲公英

　　蒲公英，别名黄花地丁、婆婆丁。《本草纲目》把蒲公英列入"菜部"。本品既是药物，又是一种可食用的野菜。

（一）清火消炎的野菜

　　蒲公英药食两用，在《救荒本草》《野菜谱》等书中早已收载，尤以春日尚未抽薹开花者，十分柔嫩，可以拌、炝、炒来吃，此时苦味也较轻。

　　作为一种可食用的野菜，蒲公英和粳米煮粥服食，可以清热解毒消炎。蒲公英的保健作用逐渐被大家所发现，某些健康食品商店就出售蒲公英根制成的粉，或做成饮料、咖啡代用品等供大家保健饮用。

　　蒲公英有泻火健胃的作用，陈士铎的《本草新编》就指出："蒲公英亦泻胃火之药，但其气甚平，既能泻火，又不损土，可以长期久服而无碍。"对于胃火上炎引起的牙龈肿痛、口舌生疮；肝火上炎所致的目赤肿痛；湿热下注导致的尿涩疼痛等，均可用蒲公英泡茶饮用，以清热解毒，去火消炎。在一定程度上，蒲公英发挥了"广谱抗生素"的效用。

　　值得注意的是，蒲公英毕竟是苦寒之品，苦寒能清热、能解毒，但不能随意喝。一是脾胃虚寒者慎用，更不宜单独饮用，可以配合玫瑰花、大枣、姜片等温和之品，以保护胃阳。二是不要过量服用、长期服用。在饮用蒲公英茶期间，若出现食欲较差、胃脘胀满、大便次数增多等，可暂停饮用。三是体虚、久病、产妇、婴幼儿群体，蒲公英不宜应用。

（二）蒲公英的功效应用

1.清热解毒

　　用于热毒壅盛所致的疮疡肿毒证，常与金银花、野菊花配伍，如五味消毒饮。用于乳痈初起，乳房肿胀疼痛，多与连翘、天花粉、浙贝母等同用，如消痈散毒汤。本品为治疗乳痈之常用品，既可捣烂外敷，亦可水煎内服。

2.清热利湿

用于湿热黄疸，常与茵陈蒿、栀子同用；治疗尿路感染，多与萹蓄、瞿麦、石韦等同用。

蒲公英清热利湿，能治疗面部痤疮、雀斑、色素沉着。在治疗痤疮方面，可以与连翘、木贼草等同用。

一七、马齿苋

马齿苋，为马齿苋科一年生肉质草本植物的全草，又名马齿菜。说起马齿苋，生命力是够强的，对生长的环境并不太苛求，无论是天南海北，还是田间路旁，均有生长。长夏开花，朝开暮闭，每逢盛夏，其他植物都没精打采，垂头丧气，唯独马齿苋绿油油的。太阳烤得越热，它的花开得越盛。因此，马齿苋又有"太阳草"的别名。假如把它拔下来，任凭风吹日晒，十天半月，它照样开花结籽，所以又有"心不甘"（难以晒干）"长寿菜"之称。苏颂在《本草图经》中描述马齿苋的特色"其叶青、梗赤、花黄、根白、籽黑"，具备青赤黄白黑五行之色，所以又被称为"五行草"。

（一）马齿苋的食用

"采茎叶食之，味鲜美"这句话，是《救荒本草》里的。夏秋季节，采拔鲜嫩的马齿苋茎叶，洗净后用沸水浸烫，沥干水，以大蒜、酱油等调料凉拌，味道鲜美爽口。人们常常把采拔的马齿苋用开水烫过后晒干，贮作冬菜食用，用以做包子、馅饼、坛子菜、马齿苋干烧肉等。

地中海地区居民的饮食是比较健康的饮食方式，当地居民心脏病和癌症的发病率大大低于其他地区，马齿苋也为地中海一带居民素来喜食。药理研究证实，马齿苋有抗菌、抗病毒、抗衰老、增强免疫力、降血脂、降血糖等作用。

（二）清热解毒之良药

马齿苋入药始载于《本草经集注》，其味酸、性寒，入肝、大肠经。马齿苋具有清热解毒，凉血止痢的功效。民间常用它治疗脓血痢疾，在细菌性痢疾流行季节服用马齿苋，发病率会明显下降，鲜品用量宜大。药理研究已证实，马齿苋对大肠杆菌、痢疾杆菌、伤寒杆菌均有较强的抑制作用。治疗溃疡性结肠炎，在辨证用药的基础上配伍马齿苋，会增加治疗的效果。马齿苋单用或与蒲公英等清热解毒药物配伍，对泌尿系统感染、直肠炎、内痔等也有较好疗效。

马齿苋有解毒疗疮之效，常用于痈肿疮疡、湿疹、丹毒、蛇虫咬伤、蜂蜇刺伤等。民间有很多简易方，如儿童夏天身上起痱子，用鲜马齿苋100g，加水煎煮，取其药汁，凉至适宜体温后外洗，每日2~3次，每次10分钟，收效颇佳。足癣感染，用鲜马齿苋120g，洗净，捣成泥状，涂于无菌纱布上，敷于患处，每日换药1次，感染则得以治愈。

《海上方》载其治蛀脚臁疮；《备急千金要方》载其治痈久不瘥；《滇南本草》载其治多年恶疮等，都是以新鲜马齿苋捣敷，或单用干马齿苋研末调敷，效果为佳。据唐代李绛《兵部手记》记载，唐代武元衡相国在西川任节度使时，得了胫疮（下肢溃疡）长期不愈，焮热作痒，痛苦不堪。后来回到长安，有一官员献一处方，即用鲜马齿苋捣烂敷在疮上，经过治疗使疮病得愈。由此，李时珍在《本草纲目》中收载了该方，并明言"此方出武元衡相国"。他认为马齿苋所主诸病，皆取其散血消肿之功也。

本品对白癜风亦有一定疗效，治疗白癜风的中成药外搽白灵酊和白灵片中的主药就是马齿苋。

马齿苋虽然是良药佳蔬，但应该注意的是，马齿苋能"散血滑胎"，现代药理研究亦证实马齿苋有收缩子宫的作用，所以孕妇，尤其是有习惯性流产的孕妇，应当慎食。

一八、槐花

"五月槐花香"。槐树通常在夏季的五月始开花，当山林庭院里的槐花盛开时，散发着浓浓的清香气，这时最忙碌的是一群群来采花的蜜蜂，用槐花酿出的蜂蜜香甜怡人，营养丰富。

在五月开花的主要是"刺槐"，因为它的枝叶上有刺，植物学上叫托叶刺，长在小枝条上。刺槐又称洋槐，其原产地为北美洲温带及亚热带，后被引种到世界各地。有资料显示，刺槐于1877~1878年由日本引入我国，最初的引入地是青岛地区。

在槐花盛开的时节，不少采摘槐花的人们提着篮子，拿着钩子……在饥荒时期，槐花曾是人们的"充饥度荒菜"，但吃多了会引起颜面浮肿。现在生活富裕了，人们则用槐花尝鲜，"槐花包子"也就成了餐桌上的一种美味。

相反，开花很晚的国槐，其味道要苦得多，一般人们不会去采摘来食用，而是把它入药。所以，国槐又称"药槐""金药树"。槐树上入药的主要是槐米（槐花）、槐子、槐角。

（一）槐花的功效应用

槐花入药始载于《日华子本草》，为豆科植物槐树的花蕾。夏季花未开放时采收其花蕾，称为槐米，花初开时采收的花朵，称为槐花。二者比较，以槐米的气味浓厚而药力较足，一般处方常写槐米。已经开了的花没有多大作用，寇宗奭在《本草衍义》指出："凡使槐花，须未开时采收，陈久者良，入药炒用。"槐米味苦，性微寒，归肝、大肠经。其主要功效应用如下。

1.清肝泻火

用于肝火上炎所致头胀头痛、目赤眩晕等，可单用煎汤代茶饮，或与夏枯草等配伍。清肝泻火宜生用。药理研究证实，槐花含有芦丁，能降低血管的脆性，降低血压。所以用槐花治疗高血压属肝火上炎或肝阳上亢者。

2.凉血止血

本品苦寒沉降，偏于治疗下焦的出血，如便血、痔疮下血等，一般要炒用，止血作用更强。常配伍栀子、黄连等，亦可与地榆相须为用。本品还广泛应用于治疗吐血、鼻衄、尿血以及女性崩漏下血等。

有报道治疗银屑病患者，用槐花研粉，每服3g，日服2次，治疗53例，6例痊愈，22例有显著好转，19例有所好转，6例无效。

（二）槐子的功效应用

槐子，即国槐的种子。槐角荚内有扁平的种子1～6粒，种子呈肾形、黑褐色。《名医别录》记载槐角："久服明目益气，头不白，延年。"《备急千金要方》载主明目令发不落方，单用槐子。颜之推《颜氏家训·养生篇》上说，南朝梁人庾肩吾常服槐实，年七十余，目观细字，须发犹黑。

对于槐子的作用机制，《千金方衍义》称："槐禀虚宿之精，而子专益肾，补益水轮之功独充，并可傍及于发，发乃血之余，任脉所主，任为阴脉之海，肾之外垣，天一生水之源，故主目与发也。"

现代研究表明，槐子对防治老年人常见的高血压、动脉硬化、冠心病、脑血管病等多种疾病有辅助作用。

此外，槐角也是一味良药，槐角的主要功用是清热泻火，凉血止血。

一九、黄花菜

黄花菜，又名金针菜，为百合科多年生植物黄花菜的花蕾。

（一）黄花菜的食药应用

黄花菜花瓣肥厚，香味浓郁，营养价值高，对人体健康尤其是胎儿发育甚为有益，民间常将其作为孕妇产后补益之品，与猪肉同炖，治疗妊娠后生理性贫血、产后缺乳、乳汁分泌不足等。

黄花菜的学名为"萱草"。《本草正义》说："萱草花，今之恒食之品，亦禀凉降之性，《日华》谓治小便赤涩，身体烦热；《苏颂》谓利胸膈，安五脏；《濒湖》谓消食利湿热，其皆相同。又今人恒以治气火上升，夜少安寐，其效颇著。"黄花菜味甘，性凉，归肝、脾、肾经。对胸膈烦热、夜卧不安、乳汁不下、黄疸肝炎、痔疮下血、记忆力减退等均有疗效。

此外，黄花菜有养血平肝的功效，可用于肝血亏损，肝阳上亢所致头晕、耳鸣等症。

研究表明，黄花菜含蛋白质、脂肪、钙、磷等。黄花菜中含有大量花粉，常吃能维护和增强机体各系统的功能，且能美容乌发。

黄花菜鲜品不宜食用，因鲜品中含有秋水仙碱，炒食后在体内被氧化，产生有毒物质，有碍人体健康。干制后可破坏秋水仙碱，黄花菜必须经过熏蒸晒干后才可食用，食用前先用温水泡，去苦味。

📖 用方精选

萱草忘忧汤（费伯雄《医醇賸义》）

忧愁太过，忽忽不乐，洒淅寒热，痰气不清。萱草忘忧汤主之。

桂枝五分，白芍一钱五分，甘草五分，郁金二钱，合欢花二钱，广皮一钱，半夏一钱，贝母二钱，茯神二钱，柏仁二钱。金针菜一两，煎汤代水。

（二）萱草寓意丰富

1.宜男

萱草，又名"宜男"。古代有一种习俗，认为孕妇佩戴此草，可生男孩。如曹植写了一首《宜男花颂》的诗："草号宜男，既晔且贞，其贞伊何？惟乾之嘉。"乾，即指男孩。清代孙枝蔚《房兴公新姬》诗曰："生而便是宜男草，对客休矜解语花。"古书中所说的"新妇宜男，孝顺富贵"，就是祝颂妇人多子多福之辞。

2.母亲花

萱草，在古代汉语中有"母亲花"之称。词语"萱花椿树"，出自明代汤显祖《牡丹亭·训女》："祝萱花椿树，虽则是子生迟暮，守得见这蟠桃熟。"

萱花指母，椿树指父。这里的萱花即萱草，椿即椿叶。

古时候，母亲居住的北堂门前往往种有萱草，人们便称母亲所居为萱堂。为女性长辈祝寿，都尊称为"萱寿"。那时，游子远行前，会在北堂前种上萱草，希望减轻母亲对孩子的思念，让母亲忘却烦恼。唐代孟郊有诗曰："萱草生堂阶，游子行天涯；慈母倚堂门，不见萱草花。"宋·叶梦得《再任后遣模归按视石林四首（其二）》诗云："白发萱堂上，孩儿更共怀。"萱草是母亲的代称，萱草也就自然成了我国的"母亲花"。

3.忘忧花

萱草又有"忘忧花"之称。汉代嵇康《养生论》云："合欢蠲忿，萱草忘忧。"古人认为种植萱草，可以使人忘忧。唐代白居易《酬梦得比萱草见赠》有"杜康能散闷，萱草解忘忧"之句，是说人们看到萱草花，再多的忧愁烦恼都能烟消云散。唐代杨乘《南徐春日怀古》诗曰："愁梦全无蝶，离忧每怀萱。"

二〇、荷莲

荷，又称莲，属睡莲科多年水生草本植物。它的观赏价值、食用药用价值都很高。荷莲全身都是宝，包括荷叶、荷梗、荷花、莲子、莲子心、莲房、莲藕、藕节，均可食用，也可入药，其部位不同，功效亦有差异。

（一）荷叶的功效应用

荷叶味苦，性平，归肝、脾、胃经。有清热解暑、升发清阳、醒脾开胃、化瘀止血的作用，鲜用、干用均可。

荷叶气清香，善解夏季之暑邪，防腐化浊。用荷叶煮粥，颇受人们喜爱。即用鲜荷叶，洗净煎汤，再用荷叶汤与大米共同煮成稀粥，可加少许冰糖，清香可口。夏季暑湿较盛，人们感到头昏脑涨，胸闷烦渴，喝一碗荷叶粥，顿感清爽。对高血压、高血脂、肥胖更为适宜。

荷叶能醒脾开胃，对于脾虚湿阻，纳呆腹胀者，常在辨证处方中加荷叶。脾胃病名家李东垣在其枳术丸加味诸方中，多用荷叶。

荷叶入馔可制作时令佳肴。取新鲜的荷叶，用开水略烫，再用凉水漂洗，用来包鸡、包肉，蒸后食之，风味别致。每逢端午节，用荷叶包粽子，既化腻防腐，又清香醒脾，增进食欲。

荷叶具有降脂减肥的功效，单用荷叶9g，或鲜荷叶30g左右，煎汤代茶饮，连用2～3个月，可减轻体重。药理研究证实，荷叶中提取的生物碱及黄酮成

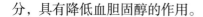

分，具有降低血胆固醇的作用。

（二）荷梗的功效应用

荷梗，指荷叶的柄和荷花的柄，性平而苦，功能宽胸理气，和胃安胎。感受暑湿之邪表现为胸闷不畅时，常用荷梗；妊娠恶心呕吐，纳呆胸闷，亦常在处方中加荷梗。

（三）荷花的功效应用

荷花，象征着纯洁、高贵，"出淤泥而不染"。李白《经乱离后天恩流夜郎忆旧游书怀赠江夏韦太守良宰》诗云："清水出芙蓉，天然去雕饰。"荷花与佛教也有着千丝万缕的联系，无论画佛像，还是塑佛身，皆用荷花为座，在佛界有"荷花藏世界"之说。荷花入药，味甘性温，有活血止血、祛湿消风的作用。

（四）莲子的功效应用

莲子，《神农本草经》列为上品，称之为"水芝丹"。莲子主补中，养神，益气力，久服轻身耐老，不饥延年。莲子味甘、涩，性平，归脾、肾、心经。可补脾、养心、安神、补肾涩精。用于脾虚食少、久泻，肾虚遗精、遗尿、带下病，心神不交之虚烦、心悸、失眠等。

石莲子系莲子之老而坚者，潜水入污泥中，经年不坏，其功能涩下焦滑脱。莲子甘多咸少，石莲子则咸多甘少。

医生开处方时，常注明莲子去心。莲子去心，称为莲子肉，简称莲肉，补虚收涩作用较强，常用于脾肾两虚的泄泻、遗精等。

（五）莲子心的功效应用

莲子心为莲子中的青嫩胚芽，味苦，性寒，归心、肾经。可清心安神，交通心肾。治疗心火偏旺的心烦、失眠、血热吐血等，常用莲子心3g。对高血压亦有效。

（六）莲房的功效应用

莲房为莲的成熟花托。味苦、涩，性温。归肝经，可化瘀止血。在妇科常用，如月经不止、产后瘀阻、恶露不尽等，一般炒炭用，为"莲房炭"。对于痔疮出血、尿血亦可用。

（七）莲藕的功效应用

莲藕乃常食之物，既可作为餐桌上的佳肴，亦可做成藕粉，发挥滋补养身之效。在药用上，藕味甘，性寒，具有清热生津、凉血止血的作用。

藕节是一味中药，其味甘、涩，性平，可止血、化瘀。用于多种出血病证。鼻子、牙龈出血，中医称为鼻衄、齿衄，用鲜藕节30g，煮水饮服，则衄乃止。对咯血、吐血、尿血、月经过多等，用之亦能收效。

《太清草本方集要》载将莲花、藕、莲子三者阴干，一起研成末，每天用温酒送服，能驻颜延年，永葆青春。

二一、丝瓜

丝瓜为葫芦科植物丝瓜和粤丝瓜的鲜嫩果实。丝瓜又称吊瓜，原产于南洋，后引种到我国，成为人们常吃的蔬菜。宋代杜北山写有一首较有名的《咏丝瓜》："寂寥篱户入泉声，不见山容亦自清。数日雨晴秋草长，丝瓜延上瓦墙生。"可知丝瓜在宋时已在我国栽种。李时珍在《本草纲目》称："丝瓜，唐宋以前无闻，今南北皆有之，以为常蔬。"

（一）丝瓜的功效应用

丝瓜具有祛暑清热的作用。《本草纲目》说丝瓜"嫩时去皮，可烹可曝，点茶充饥""煮食除热利肠"。丝瓜味甘性凉，夏天暑热时令，常食丝瓜，可清热消暑。对于有痔疮，大便出血的患者来说，食用丝瓜可起到清热解毒凉血的作用。患痔疮，大便时鲜血淋漓，疼痛难忍，用老丝瓜在火中烧成灰，饮服，效佳。

（二）丝瓜汁的功效应用

丝瓜汁具有祛风化痰的作用，可以用来治疗咽喉肿痛、肺热咳嗽多痰等。清代赵学敏将丝瓜汁液称作"天罗水"，载入《本草纲目拾遗》里。

丝瓜汁有"美人水"之称，含防止皮肤老化的B族维生素，增白皮肤的维生素C等成分，能保护皮肤、消除斑块，使皮肤洁白、细嫩，是不可多得的美容佳品。平日生活中，将鲜丝瓜刨下的皮贴于面部，可起到清热保湿，保护皮肤的效果。

清代王士雄《随息居饮食谱》又载："喉痹，丝瓜捣汁灌之。痈疽不敛，丝瓜捣汁频抹。"

（三）丝瓜子的功效应用

丝瓜子能清热泻火。陈士铎《石室秘录·达治法》之"治火神丹"，药用丝瓜子一两，柴胡一钱，元参一两，升麻一钱，当归五钱，水煎服。

（四）丝瓜络的功效应用

丝瓜络为丝瓜老熟果实的网状纤维或丝瓜的枯老果实。味甘，性寒，入肺、肝经。其功效应用如下。

1.通经活络

对于各种原因引起的气血淤滞，脉络不通所致的胸胁疼痛、腹痛、睾丸疼痛、妇人经闭、乳汁不通等，可选用本品。

2.清热化痰

用于肺经有热，肃降失司而致的咳嗽气喘、咳痰等，常与芦根、瓜蒌等配伍应用。

3.凉血止血

将本品炭制存性，可凉血止血，对于便血、崩漏等血证用之有效。

《随息居饮食谱》概括丝瓜的功效："甘凉，清热解毒，安胎，行乳，调营，补阳，通络，杀虫，理疝，消肿，化痰。嫩者为肴，宜荤宜素。老者入药，能补能通。化湿除黄，息风止血。"

此外，枯老的丝瓜又能当抹布，洗碗刷锅可用，是经久耐用的"植物抹布"。

二二、扁豆

作为蔬菜用的豆类，有扁豆、毛豆、豇豆、芸豆等。清代包世臣《齐民要术》中对扁豆多有赞誉，谓其"采为蔬，味冠诸品"。

扁豆，根据开花颜色的不同，里面的种皮有的是黑的，有的是白的。开白花的，它种皮是白的；开深色花的，它种皮比较深，甚至是黑色的。两种扁豆吃起来味道差不多，但入药用，则必为"白扁豆"。

（一）扁豆的食用

扁豆是秋天的应季蔬菜。郑板桥写过一副对联"一庭春雨瓢儿菜，满架秋风扁豆花"。清代查学礼《水西庄秋日雨中四首·其三》谓："碧水迢迢漾浅沙，几丛修竹野人家。最怜秋满疏篱外，带雨斜开扁豆花。"清代黄树谷《咏扁豆羹》诗曰："伏日炎风减，秋晨露气凉；连朝憧仆善，采摘报盈筐。"扁豆初秋即开花，旋即结角，可随时摘食。

扁豆的吃法较多，做菜食用的是未成熟带有荚壳的嫩扁豆，既可清炒，也可炒肉丝等。也可将种子与米同煮食用，扁豆粥是民间常常食用的，如"扁豆山药粥""扁豆红枣粥""扁豆白术粥"等，能开胃健脾，促进食欲，同时也可治疗泄泻等。《遵生八笺》载扁豆粥方："扁豆半斤，人参二钱作细片，用水煮汁，下米做粥食之，补五脏益精力，又治小儿霍乱。"曹庭栋《老老恒言》称扁豆粥"兼消暑除湿解毒"。

（二）扁豆的功效应用

扁豆入药，始载于《名医别录》，为豆科植物扁豆的种子。其味甘，性微温。归脾、胃经。《药品化义》谓："味甘平而不甜，气清香而不窜，性温和而色微黄，与脾性最和。"被誉为"脾之谷"。《本草纲目》谓："止泄泻，消暑，暖脾胃，除湿热，止消渴。"

本品具有健脾化湿的功效，如用于脾虚泄泻或白带过多，多与党参、白术、茯苓等同用，如参苓白术散。若用于暑湿吐泻证，多与香薷、厚朴同用，如香薷饮。

有一首民间食养验方，名"八仙糕"，由扁豆、山药、芡实、茯苓、白术、党参等药物组成。明代医家陈实功将其收录在他著的《外科正宗》一书中，更名为"八珍糕"。据记载，慈禧太后曾因郁闷不乐、少食不饮、恶心呕吐、大便稀溏卧倒病榻，太医李德立想到陈实功的八珍糕，命厨师遵方精制送上，没几天慈禧神爽食增。

此外，本品在夏季诸多皮肤病中，如夏季皮炎、日光性皮炎、暑痱等均可应用。取其清暑除湿而解毒的功效。

陈士铎在《本草新编》中又指出扁豆尤能和中，可安胎。大凡妇人不受孕者，多半由于任、督二脉所伤，扁豆属缠绕藤类植物，善入任、督之路，又归脾、胃二经，配人参、白术，使诸经彼此调和，而子宫胞胎自易容物。

须指出，扁豆含有毒物质——扁豆碱及少量皂苷和毒蛋白"凝集素"。以秋天老扁豆含量较多，食用时只需高温加热煮透即可去掉毒素。

（三）扁豆花的功效应用

扁豆花，具有解暑化湿、和中健脾的功效。临床中常用于夏季感受暑湿发热、心烦或者胃肠型感冒引起的腹泻。多与荷叶、佩兰等配伍应用。

赵瑾叔《本草诗·白扁豆》："蔓延扁豆种沿篱，入药须教炒去皮。下气和中无损胃，化清降浊好调脾。恶疮少傅（敷）痂俱落，盛暑全消泻可止。研末三钱调米饮，淋漓白带尽皆医。"

二三、秋葵

秋葵，那青绿色的嫩荚果，呈长线条状，尾端尖细，好像青辣椒，是人们餐桌上的美味。

到菜市场上挑选秋葵是有讲究的。笔者曾经因为没有挑选的经验，就长的短的都取了些。结果，又长又粗的秋葵像老了的丝瓜，是切也切不烂，吃起来更是乏味。后来才知道，秋葵长到 5～10cm 的长度，方为佳品，这个时候采摘的秋葵鲜嫩润滑清香。若果实长度超过了 10cm，便会纤维老化，就失去食用价值了。

（一）秋葵有"蔬菜王"之称

秋葵之嫩荚果，含有由果胶及多糖组成的黏性物质，其肉质柔嫩、润滑，散发着特殊的香气。一般可炒食、凉拌、做汤、腌渍，还可以制成罐头食品。秋葵素有"蔬菜王"之称。

营养方面，秋葵富含蛋白质、脂肪、碳水化合物及丰富的维生素、矿物质钙、磷、铁、锌、硒等。其所含黏性物质，可促进胃肠蠕动，有助消化，防治便秘，降低肠癌风险。所含果胶、牛乳聚糖、黏蛋白等，可促进消化、保护胃壁、促进胃液分泌、增进食欲、改善消化不良，有效治疗胃炎、溃疡等。所含的果胶、多糖等有护肝、镇静、止咳化痰等作用。可见其营养价值丰富，被称之为"绿色人参"，是日常食补之佳品。

秋葵含有膳食纤维，且热量不高。每 100g 只有 37 大卡的热量，钙与镁的营养密度又都比乳制品高，这样有利于体重的控制，对想控制体重的人来说，十分适宜。或由于此，秋葵被不少国家作为运动员的首选蔬菜。秋葵黏液中含有水溶性果胶与黏蛋白，能延缓糖分吸收，减轻人体对胰岛素的需求，抑制胆固醇吸收，因而能调节血糖、降低血脂，治疗糖尿病、高脂血症、脂肪肝等。

（二）秋葵俗称"补肾菜"

秋葵有壮阳的作用。研究表明，秋葵黏液中含有少量类荷尔蒙的天然物质，可提高精液数量与质量，消除疲劳，对男性性功能不全、性欲下降或减退等有辅助治疗作用。

（三）秋葵入药解热毒

秋葵其根、叶、花均可入药。其味淡，性寒，入肺、脾、肝经。秋葵有利咽通淋、下乳调经之功，适用于咽喉肿痛，小便淋涩，产后乳汁分泌不足或缺乳，月经不调等。

《新编中草药图谱》言其"治咽喉热痛……热淋涩痛"。用于咽喉热痛，可单用。与薄荷、牛蒡子配伍，效果更佳。用于小便热涩疼痛，常与白茅根、车前草同用，水煎服。

二四、冬瓜

冬瓜为葫芦科植物冬瓜的果实。又叫白瓜、东瓜、地芝、枕瓜等。冬瓜多成熟于夏秋，为何又取名"冬"呢？《广雅》言："冬瓜经霜后，皮上白如粉涂，其子亦白，故名冬瓜。"宋代诗人郑清之曾写："剪剪黄花秋后春，霜皮露叶护长身，生来笼统君休笑，腹里能容数百人。"生动形象地写出了冬瓜的特色之处。

（一）冬瓜的功效应用

冬瓜自古以来即为大众喜食的佳蔬，它入口清爽、含水分多、嫩柔无渣，宜烩汤蒸煮，作汤更佳。清代袁枚在他的《随园食单》中写道，"其中可荤可素者，蘑菇、鲜笋、冬瓜是也。""冬瓜之用最多，拌燕窝、鳗、鳝、火腿皆可。"

冬瓜味甘、淡，性凉。归肺、大肠、小肠、膀胱经。其主要功效应用如下。

1.润肺生津，化痰止咳

用于痰热喘促及哮喘。

2.清热利水

用于水肿，小便不利，腹满。现常用于治疗肾炎水肿、单纯性肥胖。研究认为，冬瓜含有多种维生素和人体必需的微量元素，可调节人体的代谢平衡，能使体内淀粉、糖转化为热能，而不变成脂肪，因此，冬瓜是肥胖者的理想蔬菜。

3.清热解毒

用于暑热烦闷，消渴，热毒痈肿等。《日华子本草》说冬瓜能"除烦，治胸膈热，消热毒痈肿，退痒"。《本草再新》谓其可清心火，泻脾火，利湿祛风，消肿止渴，解暑化热。对于上火心烦者，多吃冬瓜亦能降火。

（二）冬瓜皮的功效应用

冬瓜皮味甘性凉，归脾、小肠经。冬瓜皮利水消肿作用较好，用于水肿、小便不利。其特点是利尿一般不会伤阴，比较平和，常用量为30~60g。女性功能性水肿，用冬瓜皮煮水喝，消肿作用明显。对于肾病性水肿，可用鲤鱼（或鲫鱼）方，把黄芪、冬瓜皮、生姜皮等放置于鱼腹中，炖熟后，吃鱼肉喝汤，能升高人血清白蛋白，消减水肿。

笔者曾治疗一例因泛发性湿疹并发严重的全身水肿患者，上下肢皮肤呈现大量水泡，有的渗出严重，运用补充白蛋白、利尿、抗感染等疗法难以见效。治以中药汤剂配合食疗方"老鸭炖冬瓜（与皮）"，皮肤水肿逐渐消退，湿疹渐收，体力恢复，收效显著。

（三）冬瓜子的功效应用

冬瓜子主要作用是化痰排脓，用于肺热咳嗽、痰黄黏稠，体内痈肿等。它能上清肺之蕴热，下导肠之积垢。《金匮要略》治疗肺痈的千金苇茎汤和治疗肠痈的大黄牡丹皮汤，均配伍冬瓜子。

冬瓜子富含亚油酸等不饱和脂肪酸，可以有效减少人体血液中的胆固醇等脂肪含量，对预防心血管疾病有益。

（四）冬瓜瓢的功效应用

《本草纲目》认为用冬瓜瓢"洗面澡身"，可以祛除皮肤褐斑，令肤色柔软有光泽、白皙。

二五、萝卜

萝卜是秋冬季家常蔬菜之一。山东潍县萝卜有"水果萝卜"的美称，清脆可口，甜而不辣，有"心里美""赛过梨"之赞誉。民间有"十月萝卜小人参""冬吃萝卜夏吃姜，不劳医生开药方"等谚语。

（一）萝卜的功效应用

萝卜，又称莱菔、芦菔。其味甘、辛，性凉，归肺、胃经。《本草纲目》谓其："主吞酸，化积滞，解酒毒，散瘀血，甚效。"《随息居饮食谱》谓其："生者润肺化痰，祛风涤热，治咳嗽失音、咽喉诸病；熟者下气和中，补脾运食，生津液，御风寒。"其主要功效应用如下。

1.清热生津，凉血止血

萝卜常用于治疗消渴口干、衄血、咯血等。

2.消食化痰，下气宽中

冬天为何要吃萝卜？天寒地冻，人的腠理紧闭，毛孔收缩，再加上冬天人们食欲好，鸡鸭鱼肉，或炖或煲，而且冬天少于运动，于是阳气不易发泄，痰热易成，食积常有。萝卜能清热通便，能化痰消食，能醒酒解毒，确实是冬日里的保健佳品。

萝卜熟吃有益胃降气之效，能帮助促进中老年人消化、吸收的功能。老人常吃萝卜，可降低血脂、软化血管、稳定血压，预防冠心病、动脉硬化、胆石症等疾病。

3.预防癌症

研究还发现，萝卜含有一种抗肿瘤，抗病毒的活性物质，能刺激细胞产生干扰素诱生剂，对人的胃癌、食道癌、肺癌、鼻咽癌均有显著预防作用。

4.萝卜汁滴鼻止头痛

据记载，宋代王安石有个偏头痛的老毛病，多方医治都不见效，宋神宗就赐以宫廷秘方，将新鲜萝卜榨取汁与龙脑调匀，滴入鼻孔中，右边痛滴左鼻孔，左边痛滴右鼻孔，用了数次就治好了王安石的偏头痛。

5.萝卜全身都是宝

莱菔缨：上海名医丁甘仁、北京四大名医汪逢春在配方中善用莱菔缨以化食消滞。

萝卜的老根晒干而成的"地骷髅"，能利尿消肿，行气除满。

（二）莱菔子的功效应用

莱菔子为十字花科植物莱菔的成熟种子。其味辛、甘，性平，归肺、胃经。主要功效应用如下。

1.消食除胀

莱菔子擅长消食化积、除胀行滞，尤以消面食积滞为特长。用于食积、胃肠气滞所致的脘腹胀满或疼痛，嗳气吞酸等，多与山楂、麦芽等相配伍，如保和丸。对于本品的功用，《医学衷中参西录》说："莱菔子，无论或生或炒，皆能顺气开郁，消胀除满，此乃化气之品，非破气之品。盖凡理气之药，单服久服，未有不伤气者，而莱菔子炒熟为末，每饭后移时服钱许，借以消食顺气，转不伤气，因其能多进饮食，气分自得其养也。若用以除满开郁，而以参、芪、术诸药佐之，虽多服久服，亦何至伤气分乎。"消食除胀多用炒莱菔子，生用易致呕。

2.行气通便

本品对于老年便秘效果亦佳，其通过行气而通便。小儿便秘，用炒莱菔子研极细末，每次取5～9g，加白糖适量冲泡后饮用，较小的婴幼儿可减量拌奶粉或稀饭食用，发挥滋润通便作用，易为小儿接受且无不良反应。

本品有降压之功，对于高血压便秘患者尤为适宜，量宜重用。

3.降气化痰

《本草纲目》谓："莱菔之功，长于利气。生能升，熟能降，升则吐风痰，散风寒，发疮疹；降则定喘嗽，调下痢后重，止内痛，皆是利气之效。"《章次公医术经验集》谈道："白萝卜汁之治喉症，为医林、民间所称道。用之温病初起，胸膈痞闷，咳嗽身热，亦殊有效。莱菔子祛痰之力不弱，小孩感寒停滞，用之尤妙。凡热性病热退后，渐知索食，以莱菔、木耳、青菜等作汤食之，不致有食复之变。"

莱菔子用于痰涎壅盛，肺气上逆之咳嗽喘憋兼食积者更为适合，多与苏子、白芥子配伍，如三子养亲汤。

（三）服中药一定要忌萝卜吗

自古以来有服人参等忌萝卜的说法，因此一些人认为萝卜遇凡药必解，这其实是一种误解。

已有实验证明，服用加姜、葱煮熟的萝卜并无解药作用。至于滋阴润燥、清热解毒、辛凉解表之类的药物，生萝卜不但无解药作用，反而有增强药效的功劳。

服人参时要慎用莱菔子，因为莱菔子可消除补药的药力。基于此，临证时也可以用莱菔子治疗由于"误服补剂"所出现的一些不良反应。如慈禧太后有个嗜好，每天都含服人参，时间长了，出现胸闷、头胀、食欲不振、易发怒的情况，甚至鼻孔出血，御医对此束手无策。后来一行医郎中用莱菔子研末成"小罗汉果丸"，嘱日服3次，每次服1丸。慈禧太后服后鼻孔出血即止，饮食渐增。

📖 用方精选

1. 三子养亲汤（《韩氏医通》）

苏子9g，莱菔子9g，白芥子6g。水煎服。温化痰饮，止咳平喘。主治痰壅气滞，咳嗽，喘逆，痰多胸痞，食呆难消。舌苔白腻，脉滑者适宜服用。

2. 萝卜胡桃方（《青岛名老中医验方解析》）

青萝卜1大片，核桃仁1个。上药共捣烂，加白糖适量，睡前用温开水冲服。主治咳嗽虚喘有痰者。

二六、海带

海带又名昆布，是多年生大型食用藻类，素有"长寿菜""海上之蔬菜""含碘冠军"的美誉，是一种保健长寿食品，也是常用的一味中药。

（一）海带的营养价值

海带营养丰富，荤素咸宜。食用既可凉拌，又可作汤，还可炒菜。

海带是预防心脑血管病的有效食品。海带富含碘、钙、磷、硒等多种人体必需的微量元素，其中钙含量是牛奶的10倍，还含有丰富的胡萝卜素、维生素 B_1，在这些元素的综合作用下，脂肪在人体内蓄积趋向于皮下和肌肉组织，而很少在心脑血管上积存。食用海带可使血中胆固醇含量明显降低。海带含有丰富的岩藻多糖、昆布素，这些物质均有类似肝素的活性，能防止血栓和因血液黏稠度增高而引起的血压升高，同时又有降低脂蛋白、胆固醇，抑制动脉粥样硬化以及防癌抗癌的作用。

海带中含有丰富的纤维素，在人体肠道中好比是"清道夫"，能够及时地清除肠道内废物和毒素，因此，可以有效地防止便秘和直肠癌的发生。

海带的含碘量为3％～5％，而碘能促进甲状腺素分泌，产生热量，冬天吃海带对儿童、女性和老年人均有重要的保健作用。碘可以刺激垂体前叶黄体生成素，促进卵巢滤泡黄体化，从而使雌激素水平降低，恢复卵巢的正常功能，纠正内分泌失调，消除乳腺增生的隐患。

须注意，患有甲亢的病人不要吃海带。孕妇和乳母不要多吃，这是因为海带中的碘可随血液循环进入胎（婴）儿体内，引起胎（婴）儿甲状腺功能障碍。

（二）海带的功效应用

海带味咸，性寒，归肝、胃、肾经。主要功效应用如下。

1.消痰散结

本品咸能软坚散结，寒能清热消痰，常用于治疗瘿瘤、瘰疬、噎膈等，常与海藻等同用。海带、海藻配伍使用，名曰二海丸，出自《证治准绳》，治疗气瘿。海带、海藻的含碘量较高，碘是合成甲状腺素的原料，当碘缺乏时，甲状腺激素的合成减少，引起甲状腺组织增生肿大，即"粗脖子病"，中医学里叫"瘿瘤""气瘿"。海带、海藻中的碘，可以纠正由碘缺乏而引起的甲状腺功能不足，又可通过其消痰散结的功用，使肿大的腺体缩小。

本品消痰散结，也常用于肝脾肿大、子宫肌瘤、卵巢囊肿、睾丸肿痛以及恶性肿瘤等。临床应用常与玄参、夏枯草、山慈菇、浙贝母、莪术等配伍应用。

2.利水消肿

《名医别录》谓昆布"主十二种水肿"。《药性论》亦谓其"利水道，去面肿"。从临床实践来看，其利水作用较弱，可作辅助药使用。常与五苓散、五皮饮相配伍。

3.析醒消食

《食疗本草》指出："昆布下气，久服瘦人。"《本草汇言》谓其"不可多服，令人瘦削"。诸此均提示海带具有减肥之功用。对于肥胖之人，可以用其减肥。《随息居饮食谱》谓海带"析醒消食"。"析醒"用通俗的话说就是"解酒""醒酒"，经常喝酒者，适量吃海带会有益处。

二七、百合

处暑节气过后，气候逐渐凉爽干燥，燥为秋令之主气。中医认为，秋天与肺脏相应，秋燥易伤肺，人们往往感到口干舌燥，咳嗽少痰等。立秋后，正好是百合上市的季节，《遵生八笺》引《杂纂》说："本月（指阴历八月）采百合，晒干蒸食，很能增益气力。"适时选用百合食疗，可化解秋燥，滋润肺阴。

百合，为百合科植物百合的肉质鳞片。百合比蒜头大，鳞状的块茎犹如莲花座，剥去外面沾有泥巴的鳞片，里面光润洁净。《本草纲目》指出："百合之根以众瓣合成也，或云专治百合病，故名。"这是百合名之出典。

百合是药食两用的佳品。食用百合主要有三大品种，分别是太湖百合、兰州百合和龙牙百合。食用百合多味甜可口，药性亦平和，颇受人们青睐。清代名医王孟英在《随息居饮食谱》指出百合"或蒸或煮……亦可煮粥、煨肉，澄粉食，并补虚羸，不仅充饥也"。食疗方如百合莲子粥、百合冬瓜汤、百合红枣汤、百合雪梨汤等等。

百合的功效应用

百合作为药用，始载于《神农本草经》。味甘，略带苦涩，性微寒。归肺、心经。主要功效应用如下。

1.润肺止咳

用于阴虚肺燥有热之干咳少痰、咯血或咽干音哑、午后低热等。北京四大名医之一肖龙友善用鲜百合，在鲜百合上市时，常用冰糖煮用以润肺宽中，治阴虚久嗽。

本品既可润肺止咳，又能宁络止血，故常用于肺痨久咳、咯血等，多与生地黄、玄参等配伍应用，如百合固金汤。《严氏济生方》用百合与紫菀相伍，名为百花膏，主治咳嗽不已，痰中有血。

现代研究表明，百合具有明显的镇咳、平喘、止血和增强小鼠肺灌流量等作用。百合能提高淋巴细胞转化率，并增强体液免疫功能的活性，还能有效抑制癌细胞增生。

2.清心安神

《本草纲目》谓："百合，治……心痛；安心定胆益志，养五脏，治颠邪狂叫惊悸；治百合病。"《金匮要略》治疗百合病的系列方，如百合地黄汤、百合知母汤、百合鸡子黄汤等，均以百合为主药。对于阴虚郁热，烦躁不宁，失眠多梦者，可与丹参、甘麦大枣汤合用。

《神农本草经疏·卷八》谓："百合，清热利小便，故除浮肿，胪胀。"因其既能清心，又能清热利小便，故对于心火下移小肠引起的尿赤、心烦等，取百合、连翘、生地黄、淡竹叶、甘草梢等，清心泻火利尿，常可收效。

笔者曾治一55岁女性患者，从工作岗位上退下来不久，精神不振，情绪低沉，又遇外感发热，用药后热退，但精神恍惚，心烦易怒，不饥不食，幻听幻觉，口干，小便赤，舌红无苔，脉微数。诊为百合病，患者因情志不遂，郁结日久伤阴，加之外感后发热，心肺阴伤，发作上症，治以滋阴清热安神，予百合地黄汤加淡竹叶、甘草、连翘，服药5剂，诸症消失。

3.主腹胀心痛

《神农本草经》载其主治腹胀心痛。此"心痛"实即"心口痛"之谓，是胃脘疼痛。百合与乌药相配伍，为百合汤，此方载于陈修园《时方妙用》《时方歌括》二书。重用百合30g，乌药9g。两药相配，一凉一温，一滋阴一行气，柔中有刚，润而不滞，故对气郁化火或热痛的胃脘痛效果明显。据《药食传奇》载，百合中含有果胶及磷脂类物质，服用后可保护胃黏膜。

另据药理研究，百合含有丰富的秋水仙碱，可辅助治疗痛风。对于经常痛风发作的患者，吃百合亦是一个不错的选择。

二八、牛蒡

牛蒡为菊科植物，它的种子即牛蒡子。牛蒡子又叫"鼠粘子"。《图经本草》指出："牛蒡……实壳多刺，鼠过之则缀惹不可脱，故谓之鼠粘子。"所以，牛蒡子又叫"鼠见愁"。因牛蒡的根叶也可做牛的饲料，人们习称之为"牛菜"。由于牛的力气大，对其果实人们就含蓄地称为"大力子"。由此可知，我们在古今医籍医案中看到的"鼠粘子""黍粘子""恶实""大力子""牛蒡子"等不同的药名，实皆其一也。

（一）牛蒡食用，具有保健功效

早在北宋时期，人们就认识到牛蒡的养生保健功效。《图经本草》指出："牛蒡，根作脯食甚良，茎叶宜煮汁酿酒服，作菜茹，益人。"牛蒡在日本及东南亚地区被广泛开发应用，其中"神奇蔬菜汤"又称"五色养生蔬菜汤"，颇受大家推崇。五色即青、红、黄、白、黑，青为白萝卜叶、红为胡萝卜、黄为牛蒡、白为白萝卜、黑为香菇，将这五种颜色的蔬菜混合煮成汤食用，可有助于排出体内的毒素，起到防病除病的功效。用牛蒡根制成的牛蒡茶，亦逐渐被人们所认识。

（二）牛蒡子的功效应用

牛蒡子入药，始载于《名医别录》，为菊科植物牛蒡的果实。其味辛、苦，性寒，归肺、胃经。主要功效应用如下。

1.疏散风热，利咽散结

牛蒡子用于风热表证或温病初期的发热、咳嗽、咽痛等，常与金银花、薄荷等同用，如银翘散。本品具有良好的清利咽喉的作用，风热或热毒炽盛引起的咽喉不利，皆可使用，可与桔梗、甘草、玄参相配伍。本品亦有通鼻窍的功效。

春季是呼吸道疾病高发的季节，《遵生八笺·三春合用药方》载有一首黍粘汤，即用黍粘子三两，炒香为末，炙甘草半两，上二味共研细末，每服一钱，饭后及临睡前服。治老人春季胸膈不适，痰多气噎，咽喉诸疾。

张锡纯认为，牛蒡子与山药并用，最善止嗽。《医学衷中参西录》所载资生汤、醴泉饮、参麦汤中均使用了二药。"山药能补肺补肾兼补脾胃""牛蒡子体滑气香，能润肺又能利肺"，并能"降肺气之逆"，二者一清一补，清补相合，故宣肺气，清肺热，健脾胃，祛痰之力增强。用治脾胃不和，肺气虚弱，痰湿内生，停阻气道导致的胸膈满闷、咳嗽气短、喉中水鸡声、身倦乏力等。

2.解毒透疹

用于热毒内盛而致的麻疹不透者，常与薄荷、浮萍、蝉蜕等同用。用于头面热毒病症，如痄腮、喉痹等，常与连翘、黄芩等同用。牛蒡子对皮肤病多有效。名老中医徐宜厚归纳其效有三：一是主风毒肿；二是消斑疹毒；三是去皮肤风，通十二经。

3.润肠通便

牛蒡子富含油脂，性多滑利，具有润肠通便的作用，可用于各种热毒燥结便秘。

现代临床认为，牛蒡子有降低尿蛋白、降低血糖的作用，在糖尿病肾病、肾小球疾病中常用。

此外，牛蒡根、叶有去风热、消肿毒之功，外用捣服或熬膏涂贴，治疗痈疽疮疖，有效验。《药性论》载其"能拓一切肿毒，用根叶少许，盐花捣"。

二九、紫苏

紫苏，常野生或种植于园圃边沿。在蒸鱼、煮鳝、烹虾蟹或生吃鱼片时，人们常常会用到紫苏叶调味或佐食，有去腥解毒的作用。唐初的甄权在《古今录验方》中就记到："以（紫苏）叶生食作羹，杀一切鱼肉毒。"

据资料记载，紫苏在中国种植应用有近两千年的历史，主要有药用、油用、香料、食用等方面，其叶（紫苏叶）、梗（紫苏梗）、子（紫苏子）均可入药。

（一）紫苏叶（简称苏叶）的功效应用

作为药用，始载于《药性论》，为唇形科植物紫苏的叶。紫苏的品质，以其叶子的正面和反面都为紫色，才是最佳。正如《图经本草》所言"以背面皆紫者为佳"。苏叶味辛，性温，归肺、脾、胃经。主要功效应用如下。

1.发散风寒

《本草正义》谓："风寒外感用之，疏散肺闭，宣通肌表，泄风化邪，最为敏捷。为外感风寒灵药。"本品虽发散风寒，但发汗力较为缓和，但因其具有化痰止咳、行气和胃宽中的作用特点，所以对于外感风寒兼胃肠气滞脘闷、呕恶、咳嗽有痰者颇为适宜。紫苏叶常与杏仁、枳壳相配伍，如治疗外感病证的紫苏散、香苏散、杏苏饮、藿香正气散等均用本品。

2.行气宽中

本品醒脾胃而利膈，调畅脾胃气机，常用于中焦气机郁滞所致的胸闷不适、腹部胀满、恶心呕吐、嗳气吞酸等，多与半夏、陈皮同用。用于七情郁结，气滞痰阻于咽喉的梅核气，多与厚朴、半夏、生姜相配伍，如半夏厚朴汤。

苏叶黄连汤，出自清代温病学家薛雪的《湿热病篇》，药物组成为苏叶、黄连，水煎服，治疗湿热蕴胃，胃气上逆所致的恶心呕吐。本品芳香化浊，醒脾和胃宽中。基于此，笔者临证用水蛭治疗慢性肾衰竭，常配伍苏叶、砂仁，一则醒脾和胃，二则减轻水蛭之腥味。

（二）紫苏梗的功效应用

紫苏梗为紫苏的茎，简称苏梗。除了具有行气宽中功效外，还可行气安胎，治疗妊娠恶阻气滞而胎动不安，常与砂仁、陈皮配伍应用。

临床处方时，时常苏叶、苏梗同用，若药物名称为紫苏，则包括苏叶、苏梗。

（三）紫苏子的功效应用

紫苏子，简称苏子，为唇形科植物紫苏的成熟果实，味辛，性温，归肺、大肠经。主要功效应用如下。

1.降气化痰，止咳平喘

用于痰壅气逆之咳嗽气喘，憋闷等，与白芥子、莱菔子合用，名为三子养亲汤。若上盛下虚之久咳痰喘，与肉桂、厚朴等同用，如苏子降气汤。

2.润肠通便

《本草汇言》指出："苏子散气甚捷，最能清利上下诸气，定喘痰有功，并能通二便。"用苏子捣成泥煮粥，称为苏子粥，治疗肠燥便秘。苏子含的脂肪油比较高，无毒，安全性高，常作食品。有的食疗方把它捣成泥状，可以作为元宵或者是包子里的馅，就像用芝麻一样。

紫苏有一种近缘植物，没有紫色叶而是白色的，叫白苏，白苏的种子比苏子要大一倍多，一般是作为食品。功同紫苏子。

用方精选

苏叶姜糖茶

紫苏叶10g，生姜5g，茶叶适量。紫苏叶、生姜、茶叶、适量红糖，以开水冲泡，加盖浸5分钟，代茶饮。功能辛温发汗，和胃止呕。用于风寒感冒。

三〇、薄荷

薄荷，大家比较熟悉，有的牙膏、糖果或者护肤品里面都加了薄荷油，或吃薄荷糖，或涂抹清凉油，人们会感受到一股清爽之气。薄荷还是一味常用的中药，有疏风解表，疏肝解郁的功用。

（一）薄荷的功效应用

薄荷为唇形科多年生草本植物，于夏、秋茂盛之时采割地上部分入药。薄荷入药，始载于《唐本草》，其质轻而芳香，气味辛凉，归肺、肝经。主要功效应用如下。

1.清热解表

本品芳香透邪，为疏散风热的要药，具有较强的发汗解表的功效。薄荷就像酷暑中刮起的一阵凉风，所以对风温表证最为合适。正如《医学衷中参西录》中称："薄荷味辛，气清香窜，其内透筋骨，外达肌表，宣通脏腑，贯通经络，服之能透发凉汗，为温病宜汗解者之要药。"薄荷用于风热表证或温病初起，邪在卫分，发热、微恶风寒、头痛、咳嗽等，常与金银花、连翘相配伍，如银翘散。

《重订通俗伤寒论》载有叶氏荷杏石甘汤加味（薄荷、杏仁、石膏、生甘草、桑叶、连翘、瓜蒌皮、焦栀皮），治疗春温兼寒，气分化燥，不恶寒，反恶热，咳嗽烦渴，小便色黄者。

薄荷不但用于风热表证和温热病的卫分证，在很多治疗风寒表证的方当中也用到，如荆防败毒散。但要知道，薄荷是与辛温解表的荆芥、防风配伍应用的。

薄荷能清利头目，对风热上攻所致的头痛目赤，咽喉肿痛，常配伍菊花、牛蒡子、蝉蜕等。《丹溪心法》的上清散，由川芎、薄荷、荆芥穗、芒硝、石膏、桔梗、冰片组成，治上焦风热、鼻塞不通、头目不清；张宗良《喉科指掌》之喉科六味汤，由桔梗、生甘草、防风、荆芥穗、僵蚕、薄荷组成，主喉科七十二症。

本品又具透疹之功，用于麻疹透发不畅，常与荆芥、蝉蜕等同用。温病大家吴鞠通有一首银翘透疹汤，药物组成为金银花、连翘、薄荷、荆芥穗、牛蒡子、鲜生地黄、大青叶、紫草、牡丹皮、苦桔梗、生甘草、芦根、鲜竹叶。（《温病条辨》）

2. 疏肝解郁

《本草新编》谓："薄荷，不特善解风邪，尤善解忧郁……薄荷入肝胆之经，善解半表半里之邪，较柴胡更为轻清。"薄荷用于肝郁气滞所致之胸闷、胁痛，月经不调等，常与柴胡、白芍等同用，如逍遥散。

3. 调气和中

薄荷具有芳香化湿，调气和中之功效，可用于胃肠气滞，脘腹胀满。薄荷是夏季祛湿化浊的佳蔬。对于脾胃有湿浊，舌苔比较厚腻，恶心、呕吐、腹泻，做菜时加一点薄荷在里面，比较有效。用薄荷制作的薄荷糕、薄荷凉粉等，吃起来清爽怡神，还有疏散风热的功效。

4. 外用祛热止痒

薄荷外用于皮肤，具有消炎、止痒和止痛作用。夏季生一些湿疹、皮癣之类，奇痒难忍，把薄荷叶冲洗干净，稍稍晾干，用石臼捣成膏状，敷在皮肤患处，清凉透爽，祛燥热、解瘙痒的效果比较好。

（二）薄荷的食用宜忌

薄荷用量3~6g，入汤剂不宜久煎。《丁甘仁药性辑要》指出："薄荷辛香伐气，多服损肺伤心。"万全《养生四要·法时》说："今人好事者，夏月用绿豆粉，以新薄荷叶蒸制，名玉露霜，时时食之，以解暑毒，不知薄荷乃辛香发散之药，多食令人虚汗不止。"

三一、藿香

藿香作为药用，始载于《名医别录》，为唇形科植物广藿香或藿香的干燥全草。它的叶子如同豆叶，古人称豆叶为"藿"，再加上它浓烈的香气，便被称为了"藿香"。藿香第一年开花后采割称为新藿香，药效高质量好。第二年还能长出来，称为老藿香，药效不如新藿香。

藿香的道地药材是广藿香，产于岭南。岭南地区一直以来是疫病最容易流行的地区之一，如霍乱、疟疾等等。特别是夏秋季，暑湿之邪最容易侵犯人体，导致寒热、恶心、呕吐、泄泻等症状的发生。藿香在岭南地区是防疫治病最常用的药物之一，如《岭南卫生方》载藿香可升可降，其用有二："开胃口能进饮食，止霍乱仍除呕逆。"

藿香的功效应用

藿香，味辛，性温。归脾、胃、肺经。其主要的功效应用如下。

1.芳香化湿，和中止呕

藿香作为湿阻中焦的药应用最广泛。《本草图经》谓其："治脾胃吐逆，为最要之药。"《本草正义》说："藿香芳香而不嫌其猛烈。"藿香比较平和，对寒湿、湿热内阻所致的呕吐均可配伍应用，寒湿所致者，配伍半夏、生姜；湿热所致者，配伍苏叶、黄连。

藿香用于湿浊中阻而致的脘腹痞闷，少食作呕，神疲肢倦等，多与半夏、苍术、陈皮等配伍，如不换金正气散。藿香与佩兰配伍，如《湿温大论》之辛苦香淡汤，主治湿温病。

近些年，新型冠状病毒感染疾病肆虐，就其病证特点来看，湿邪是其主要病邪之一，且其感染后的患者多有食欲不振、恶心呕吐、泄泻等湿阻中焦的症状表现，藿香能芳香化湿，和中止呕，自然是药物的最佳选择。国家中医药管理局中医疫病防治专家委员会发布的新冠病毒感染人群预防组方代茶饮中，藿香与生黄芪、金银花三药相配伍。

2.散暑解表

用于暑月外感风寒，内伤生冷所致的恶寒发热、头痛胀闷、脘闷呕恶等，多与紫苏、厚朴等同用，如藿香正气散。

3.其他作用

《小儿药证直诀》泻脾散（泻黄散），用藿香、山栀子、石膏、甘草、防风组合，治疗脾胃伏火，口燥舌干，口疮口臭，烦渴易饥或小儿疳热证。临床上，用泻脾散加减，用于治疗唇炎，常获效验。

《兰台轨范·鼻》治鼻渊方，藿香为末，用猪胆汁或牛胆汁丸，每服一钱。中成药藿胆丸，其中藿香、猪胆汁为主要成分。主治鼻渊、鼻内常流黄浊涕者。

藿香还是一种食材，具有独特的风味和营养价值。藿香的食用部位一般为嫩茎叶，乃野蔬佳品，可凉拌、炒食、炸食，也可做粥。

用方精选

藿香粥

藿香叶15g（鲜品30g），粳米50g。将藿香叶洗净，放入砂锅内加水煎5分钟，弃渣取汁待用。将粳米淘洗，入锅内加水适量，待粥煮熟时，加入藿香汁，再煮沸即可饮用。芳香化湿，解暑发表，和中止呕，适合夏季预防中暑，或肠胃感冒引起的食欲不振、呕吐。

三二、芦根

自古以来，几乎有水源的地方就有芦苇的踪迹，它耐寒耐盐碱，生命力极强，是江湖河海堤岸的"卫士"。

芦苇用处广泛，可编席、铺炕，可制成多种商品包装……芦苇也是一种常用的药材。芦苇入药取其根茎，即中医所说的芦根。

芦根的功效应用

1.解热

芦根能解大热，是一种退烧药。在农村，孩子发烧，就到池塘边挖些芦根，用水洗净后，给孩子煎成汤药喝，烧就自然退了。风热感冒咳嗽，芦根常与金银花、桑叶等配伍。治疗风热感冒的著名方剂银翘散、桑菊饮，芦根均以清热生津发挥作用。

芦根还有清肺泄热、祛痰排脓的功效，遇到肺痈咳吐脓血、胸痛、痰涎腥臭，用苇茎配伍冬瓜仁、薏苡仁等治疗，代表方剂如千金苇茎汤。笔者治疗支气管扩张见痰多黏稠、痰中带血者，常重用芦根、白茅根，以化痰清热，凉血止血。

2.清热生津

芦根味甘、性寒，归肺、胃经。宋代大文豪苏轼喜用芦根、麦冬煎汤制作夏令饮料，以护咽喉。清代温病学家吴鞠通的"五汁饮"，即以芦根配麦冬、梨、藕、荸荠五物之汁，治热病伤津、心烦口渴。

对于胃热伤津之口渴或胃热上逆之呃逆，芦根多与麦冬、生姜相配伍。治疗胃热呕吐，与竹茹合用。

3.利尿通淋

本品具有利尿作用，对于湿热引起的尿频、尿急、尿痛或水肿等，芦根多与白茅根配伍应用，鲜品为佳。

在唐代多用苇茎，即芦苇的嫩茎，如《备急千金要方》中的苇茎汤。现在临床运用的多为芦苇的根茎。

三三、白茅根

茅草，是寻常之草，在山坡、草地、路旁处处可见。它的根密植于大地，卧长横生，节节草茎紧密相连，且在节上生出根须，向土壤中深扎。在农村，常把它形容为"地筋"，要想除掉，的确需要下一番功夫。

《本草图经》谓其："春生芽，布地如针，俗谓之茅针，亦可啖，甚益小儿。夏生白花茸茸然，至秋而枯，其根至洁白，亦甚甘美。"白茅的根茎，是一味常用的中药，始载于《神农本草经》："主劳伤虚羸，补中益气，除瘀血、血闭、寒热，利小便。"本品味甘，性寒。归肺、胃、膀胱经。主要功效应用如下。

白茅根的功效应用

1.凉血止血

用于多种血热出血证，如衄血、咯血、尿血等。如主治血热妄行所致的各种出血证的"十灰散"用本品。与藕节同用，治疗衄血、咯血，与大蓟、小蓟、车前草等同用，治疗尿血、血淋等。因本品又具清热利尿之功，故对血热尿血、血淋更为适宜。对于急性肾小球肾炎、过敏性紫癜性肾炎等肾脏疾病见尿血者，白茅根是常用之品。

2.清热利尿

治疗水肿、热淋，可用本品单味煎服，亦可配伍车前子、萹蓄等。用于湿热黄疸，小便黄如浓茶等，可与赤小豆、茵陈、滑石等同用。

3.清肺胃热

治疗肺热咳嗽，常与芦根、枇杷叶同用。治疗胃热呕吐，多与苏叶、竹茹、黄连相配伍。

📖 **用方精选**

双根饮（《青岛名老中医验方解析》）

鲜茅根、鲜芦根各60g，二药水煎后加白糖适量，饮服。主治风热感冒之发热、口渴者。

三四、金银花

金银花为忍冬科多年生半常绿缠绕性藤本植物忍冬的花蕾。关于"忍冬"之名，是因为冬天在比较寒冷的地方它都有绿叶，《本草经集注》谓之"凌冬不凋，故名忍冬"。

（一）古今药用部位有不同

金银花作为药用，始载于陶弘景的《名医别录》，名以"忍冬"。《药性本草》《唐本草》等均以忍冬之名收录记述。在宋代以前人们主要是用忍冬的茎叶入药，治疗一切肿毒、热毒血痢、风湿热痛等，古方有忍冬酒、忍冬丸等。到明代，李时珍在《本草纲目》指出："忍冬，茎叶及花，功用皆同。"此后，逐渐发展至以花入药。花入药为"金银花"，茎枝入药为"忍冬藤"。

（二）金银花的功效应用

忍冬的花在初开的时候白色似银，两三天以后色就变黄如金，时常可见黄白之花共缠枝头，正如《本草纲目》所描述的那样："新旧相参，黄白相映，故呼金银花，气甚芬芳。"

金银花之名首次出现在北宋《苏沈良方》一书中。南宋《履巉岩本草·下卷》载有"鹭鸶藤……治筋骨疼痛，名金银花"。金银花药名遂为后世沿用。金代段克己曾赋诗《采鹭鸶藤，因而成咏寄家弟试之》以颂："有藤名鹭鸶，天生非人育，金花间银蕊，翠蔓自成簇。"金、银都是宝，所以金银花又俗称"二宝花""鸳鸯花""双花"等。

金银花味甘，性寒，归肺、胃、心经。主要功效应用如下。

1.清热解毒

金银花用于各种热毒症，如痈肿、疮疡、疔毒等。陈士铎在《洞天奥旨》对金银花倍加赞赏，谓其"疮疡一门，舍此味无第二品也"。陈士铎主张消火热之毒必用金银花。他认为，疮疡初期用之可以止痛，疮疡溃脓用之可以去脓，疮疡收口用之可以起陷。他在《石室秘录》又谓："金银花败毒而又不伤气，去火而又能补阴。"故治疗痈肿此品必为君药，常重用。

治疗疮疡疔毒，既可内服，亦可外用。与蒲公英、野菊花等配伍，可提高解毒消肿的作用，方如五味消毒饮。四妙勇安汤是治疗血栓闭塞性脉管炎的常用方剂，由金银花、玄参、当归、甘草组成，具有通脉解毒的作用。

治疗目赤肿痛，可与菊花相配伍。治疗咽喉红肿热痛，与玄参、桔梗、甘草等同用，如银玄甘桔汤。笔者习用该方治疗急性肾小球肾炎、慢性肾小球肾炎见咽喉肿痛者，特别是IgA肾病患者，常常因咽喉肿痛而引发蛋白尿、血尿或使病情加重，需用清热解毒法，银玄甘桔汤为首选。

2.疏散风热

治疗外感风热或温热病初起引起的头痛，发热，口渴，咽痛等，多与连翘、薄荷等同用，如银翘散。临床常用于治疗病毒性感冒的连花清瘟颗粒、银翘解毒颗粒等中成药中，金银花均为主药。若治疗暑热烦渴、小儿热疖、痱子等，可外用，如金银花露。

在温热病卫气营血辨证用药中，病在卫、气、营、血各个阶段都可以选用金银花，热在气分，与石膏、知母、连翘等同用，如银翘白虎汤。热入营血，高热烦躁，斑疹吐衄者，与生地黄、牡丹皮等同用，如清营汤。

（三）忍冬藤的功效应用

忍冬藤为忍冬带叶的茎、枝，又名金银花藤。忍冬藤作为药用，始载于《名医别录》，味辛、甘，性寒。忍冬藤具有清热解毒的功效，常用于温病发热、热毒血痢、痈疮肿毒等。

金银花花性轻扬，走外，善清肌肤热而止头痛、咽喉肿痛。忍冬藤偏于走里，疏通经络，疗风湿热痹而定疼痛。《本草纲目》谓其治"一切风湿气，及诸肿毒"。临床上，关节红肿热痛者，多用忍冬藤。

《证治汇补·消渴》载："消渴能食，防其将生痈疽。用忍冬，不拘根茎、花叶，酒浸火煨，晒干，入甘草、花粉为末，蜜丸服。"临床上，糖尿病患者容易并发皮肤感染及周围血管炎性病变，忍冬的根茎、花叶具有清热解毒之功，对此有防治功效。

"金花间银蕊，草药抵万金"这是民间对金银花的称颂。治疗流感、泻痢、咽喉肿痛、疮疡肿毒等，金银花具有显著疗效。盛夏时节，泡上一杯金银花茶，消暑解渴，清香宜人。《金银花·斜阳旧景》："初夏园绿荫重重，金银开在碧玉中。虽少几分娇妍态，香透心脾情更浓。此花本是杯中物，甘洌淡雅有奇功。

祛病除疾养颜色，人间才多不老松。"

📖 用方精选

金银菊杞饮

金银花18朵，菊花6朵，枸杞子12枚，蜂蜜适量。本药茶能清热解毒、养肝明目。适合于咽喉肿痛、心烦易怒、目赤眵多者。

三五、栀子

"海燕归栖画阁前，人间小别又经年。满园栀子花开遍，珍重清和五月天"这是当代中国古典文学大家叶嘉莹写的一首《初夏绝句（咏栀子花）》。

栀子，是一种茜草科植物。"栀"通"卮"，卮为酒器，栀子因果实似酒杯状而得名。一般以生于山间为山栀，生于家园为黄栀。

（一）栀子花开度盛夏

栀子花是一种极具观赏价值的花卉。远在汉代，栀子花已成为名花。普通的花儿一般五瓣，栀子花却花开六出。在暮春夏初的时候，栀子就开始了它的花期。次第开放的栀子花，可以持续整个夏季，一直开到早秋季节，随后进入10月果熟期。栀子花盛开的时节在每年的6~7月。

栀子花香气持久，插一小瓶放在房间里，便有一室的清香。宋代杨万里的《栀子花》诗云："孤姿妍外净，幽馥暑中寒，有朵篸瓶子，无风忽鼻端。"是说栀子花的姿态不仅艳美，而且素净雅致，浓郁的香气使人在炎暑中感觉到了凉意。

栀子花具有清肺、凉血的作用。《滇南本草》记载，用栀子花3朵，同时加服蜂蜜少许煎服，可以泻肺火，止肺热咳嗽，消痰。当鼻血不止时，用栀子花数片，焙干后研成粉末，吹鼻，可以止鼻衄血。

此外，《本草纲目》中对栀子花记述到"悦颜色，《千金翼》面膏用之"。可见，栀子花有美丽容颜的功用。

（二）栀子的功效应用

栀子入药，始载于《神农本草经》，为茜草科植物山栀的果实。紧小的山栀方可入药。所以通常开具处方时写"山栀"或"山栀子"。该药味苦，性寒，归心、肝、胃、肺经。主要功效应用如下。

1.清热泻火

本品味苦性寒，清热泻火作用强，既能治疗热病烦热、躁扰不宁，亦能清脏腑之热。与豆豉合用，为栀子豉汤，治疗胸膈有热而心烦不安症。心中懊憹，饥不欲食见于多种消化道病症，如慢性胃炎、胃及十二指肠溃疡等，一般伴有此类症状如烧心感明显的人，都可以在辨证的基础上加栀子这味药，有较明显的改善作用。

治胃痛多用栀子。《丹溪心法·心脾痛》载："大概胃口有热而作痛者，非山栀子不可，须佐以姜汁，多用台芎开之。"一味栀子饮，即用山栀子仁（炒黄色），为末，姜汤调，粥丸亦得。冷痛者加草豆蔻炒末，姜汁炊饼丸服。

清代李用粹《证治汇补》载栀子解郁方，治气有余便是火之症。此药能解五脏结气，益少阴阴血。即栀子一味，炒黑为末，以姜汁入汤同煎，饮之。凡郁热症药中，加姜炒山栀，其义实出于此。

栀子也有较好的清肝利胆的作用。茵陈蒿汤是治疗湿热黄疸的代表方剂，由茵陈蒿、栀子、大黄组成。再如龙胆泻肝汤、丹栀逍遥散等方剂中均用栀子以清肝泻火。

栀子清火解毒，痤疮常用。《千金翼方》治疗面疱，取木兰皮、栀子仁，两味为散，以蜜浆服。以醋和之外敷亦可。《是斋百一选方》载用山栀子、凌霄花共为细末，每服二钱，食后茶调下，日进二服。治疗酒渣鼻，效验。

栀子与黄连、黄芩、黄柏合用，为黄连解毒汤，治疗疮疡肿毒症。与黄连、黄芩、石膏、知母等药配伍，如清瘟败毒饮，治疗高热烦躁，神昏谵语等。

2.清利湿热

每逢炎夏酷暑之际，可以用一二枚栀子泡茶以清热解暑，祛火解毒。盛夏之际，湿热交蒸，栀子既能清热，又能祛湿。可以把栀子的作用比喻为空调所送出的冷气，既能制冷又能除湿，最擅长祛除室内的湿热。

《丹溪心法·淋》记载："淋有五，皆属乎热。解热利小便，山栀子之类。山栀子去皮一合，白汤送下。"如果出现小便灼热疼痛，淋漓不利，用几枚栀子同冰糖熬水喝，以清热利尿，常获良效。治疗湿热淋证的八正散，栀子与扁蓄、瞿麦等合用。

治疝气用栀子。万全《保命歌括·疝气》说：盖湿热因寒郁而作，用栀子以降湿热，乌头以破寒郁。况二物乃下焦之药，而乌头为栀子所引，其性急速，不容胃中停留也。其劫药，即用乌头、栀子（炒，研细），顺流水入姜汁调服。

3.凉血止血

用于血热妄行之吐血、便血、尿血以及血痢等。炒炭作用更显。

（三）栀子的食用宜忌

我们的祖先应用栀子治病，积累了可贵的经验。历代中药炮制法有生栀子、炒栀子、栀子炭之分。张仲景所用栀子十方，均用生品，功在清热泻火。但张仲景在《伤寒论》中提醒："凡用栀子汤，若病人旧微溏者，不可与之。"若有旧微溏（大便稀薄），便知中焦素禀虚寒，栀子为苦寒之品，伤中焦阳气，不可与之。

栀子生用，苦寒性比较强，炒后可以减轻其苦寒之性。所以朱丹溪治胃脘灼痛，用炒焦山栀七至九枚，水煎服。另加生姜汁。

三六、大葱

有一句民谚"葱不离菜，百病不来"。葱，不仅是厨房里的必备调味品，也是一味传统的中药，能有效地防治多种疾病。《荆楚岁时记》引《庄子》说："春日饮酒茹葱，以通五脏。"《神农本草经》载："葱实，味辛温。主明目，补中不足，其茎可作汤，主伤寒寒热，出汗，中风，面目肿。"迄今的研究表明，葱白具有散寒气、通阳气、抑病菌、增免疫的功效。

大葱的功效应用

1.解表治外感

葱的白色根茎，称为葱白，具辛温之性，归肺经。能轻扬上达，善于宣肺气，开腠理，透毛窍，散风寒，常用于风寒外感证。

用葱白治疗外感病最经典的方子是《肘后备急方》的"葱豉汤"，即用葱白与淡豆豉配伍，治疗外感初起，恶寒发热，头痛身痛，鼻塞流涕，无汗而喘者，有辛温解表，通阳发汗之功。张子和在《儒门事亲》中用葱须与豆豉相配伍，名双解煎，并谓："岂知双解煎——葱须豆豉，涌而汗之，一剂立雪（"雪"当"除去"解）所苦。纵不全瘳，亦可小瘳。"

治疗感冒，葱白与生姜合用，谓"葱姜汤"，可发汗散寒解表。与白菜心配伍，白菜心能开胃消食，两药合用可治疗外感风寒、鼻塞流涕，食欲不振者。与青萝卜配伍，萝卜能化痰消积，两药合用对外感风寒兼有食积的人比较适合。

北京儿科名医刘韵远总结的治疗外感风寒发热最好的方剂是"一个葱白，三片姜，五克苏梗煎成汤"。他曾会诊一消化道出血伴发热的患儿，体温39℃，给予抗感染、枕冰袋、酒精擦浴处理，体温仍不降，刘氏观察患儿后，立即从家中取来姜和葱，另加五克苏梗，用刚开的水沏成汤，嘱家长给患儿频服，不要掀被、通风，令其汗出。第二天烧退。

《外台秘要》载有"葱白七味饮"，是养血解表法的代表方。以发汗之力较轻的葱白、葛根为君药，以豆豉、生姜为佐药，共奏发汗解表之功。又以干地

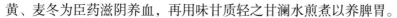

黄、麦冬为臣药滋阴养血，再用味甘质轻之甘澜水煎煮以养脾胃。

2. 通阳止疼痛

张仲景在《伤寒论》中用葱治疗疾病。如治疗少阴病下利，腹痛，里急后重的白通汤，由葱白四茎，附子一枚，干姜一两组成。方用附子、干姜温阳散寒，葱白通达阳气。

《金匮要略》治疗"肝着"的旋覆花汤，由旋覆花、葱、新绛组成。肝着是感受风寒之邪，胸胁气结，痰瘀阻络，导致胸胁闷窒，甚或胀满刺痛的病症。方中的葱，是葱白、葱管同用，以宣痹通阳，行气活血。

《古今录验方》载："疗妊娠腹痛，或是冷痛，或是胎动，葱白当归汤方。葱白（一虎口），当归三两。水煎服。方用当归养血，葱白通阳散寒止痛。"

此外，《备急千金要方·胆腑方》载治虚劳烦闷不得眠方："用大枣十四枚，葱白七茎。上二味，以水三升，煮取一升，去滓顿服。"

散寒通阳，葱既能内服亦可外敷。连须葱白15g，切细，用米酒一茶杯，煮开后，分三次服；或葱白炒热，布包敷脐下，用于阴寒腹痛拘急、四肢厥冷、口唇青紫、阴囊内缩等。寒凝腹痛或小便不利，用葱白炒热外敷肚脐，能止腹痛和利小便。

3. 消肿散结块

《本草纲目》谓："葱，所治之症，多属太阴、阳明，皆取其发散通气之功。通气故能解毒及理血病。气者，血之帅也，气通则血活矣。金疮磕损，折伤血出，疼痛不止者，王璆《百一方》用葱白、砂糖等份研，封之，云：痛立止，更无瘢痕也。"跌打损伤，造成局部红肿疼痛，可用葱白捣烂，焙热封裹损处，有显著的消肿止痛，散瘀止血之功效。

用葱白治疗痈疽肿痛，《圣济总录》用老葱、生蜜、醋，外用治疗急慢性疔疮，疼痛，伴有发热之症。《外科精义》有乌金散，葱白、米粉、醋，外用治疗痈疖肿痛，无头，不变色者。

产后乳汁不通，乳痈初起而见壅滞肿痛，乳房焮胀者，用葱白与瓜蒌配伍，外敷，有良好的行气活血，消肿散结，疗痈定痛的作用。《食疗本草》称其"疗效最为显著"。

4. 葱管导尿出

历史上，唐代名医孙思邈用葱管导尿。《备急千金要方》记载："以葱叶除头尖，纳阴茎孔中深三寸，微用口吹之，胞胀，津液大通便愈。"孙思邈以小小的一根葱管，插入急性尿潴留病人的尿道，然后从葱管另一端吹气导尿，解救了危急病人尿潴留的痛苦，开创了历史上人工导尿的先河。

三七、大蒜

大蒜是餐桌菜肴中一种最常见的食物，既可以生吃，也可以调味，又能防病治病。《本草纲目》谓："蒜，菜之美者，性味辛温，有消毒，理胃，温中，除邪痹毒气，解诸毒之功。"

（一）大蒜的功效应用

1.杀菌消毒

大蒜能杀菌消毒，不少家庭都会常备大蒜，吃生冷食物的时候，常常会吃点蒜来杀菌。《名医别录》谓其能除风邪，杀毒气。《食疗本草》中记载大蒜能除风，杀虫。

研究认为，大蒜辣素具有明显的抗炎灭菌作用，尤其对上呼吸道和消化道感染、霉菌性角膜炎、隐孢子菌感染有显著的功效，可以起到预防流感、伤口感染，治疗感染性疾病和驱虫的功效。

2.止泻痢

《丹溪心法》治疗肠风、脏毒，症见腹痛、泄泻、便血者，用蒜连丸：独头蒜一个，黄连末适量。上先用独头蒜煨香熟，合药杵匀，丸如梧桐子大，空心，米汤下四十丸。刘河间《宣明方论》载二胜丸，治泻痢虚损，不问久新者。药用盐豆豉、紫皮蒜（去皮）各等份。上同杵为膏，丸如桐子大，每服三丸至五丸，以米饮汤下。

3.温中消食

大蒜有行滞气、暖脾胃、消癥积的功效。用于脾胃虚弱，寒气凝滞所致的胃脘及腹中冷痛，饮食积滞，腹胀不舒，痞闷食少。《仁斋直指方·卷五》载青娥丸，用补骨脂、核桃仁、杜仲研末，加大蒜（蒸制），蒜膏为丸，治疗气滞不散，兼治腰痛。谓常服补筋骨，活血脉，乌髭须，益颜色。

不过，张璐在《千金方衍义》有这样一段话："蒜气秽浊，用以治秽浊之疾，同气相感之用。然在藜藿之人为当，若素禀清癯者用之，反伤清纯之气，良非所宜。"看起来，食用大蒜并非人人皆宜。

4.利尿通闭

用大蒜敷脐，治疗水肿、尿闭。如《证治汇补》记载用田螺、大蒜、车前草研为膏，作大饼，覆于脐上。水从小便旋出，数日可愈。

（1）肾炎水肿

《山东中草药验方选》载鲫鱼大蒜方：鲫鱼（60～120g）1条，红皮独头蒜1枚。将蒜捣烂装入鱼腹内，用谷糠培埋好，点燃谷糠将鱼烧熟。口服，每次1

剂，每日2次。

（2）肝硬化腹水

江西名老中医万友生自制鳖蒜汤：鳖鱼500g，生独头大蒜200g。水煮烂熟，勿入盐，淡食之。或用鳖甲30～60g，大蒜15～30g为基础，随证加味，水煎服。

本方主治鼓胀（肝硬化、脾肿大）。鳖甲性味咸平，功能入肝以补阴潜阳，破瘀软坚。大蒜性味辛温，功能健脾暖胃，行气消食，辟秽杀虫，破瘀利水，化癥消痞，散肿止痛。可见二药一阴一阳，相须相济，能攻能补，合而用之，对肝脾气滞血瘀而又气血不足的寒热虚实错杂的鼓胀，是很适宜的。

（二）大蒜的营养效能

大蒜含蛋白质和较多的维生素C、胡萝卜素、钙、磷、铁等。其中尤以大蒜辣素、芳樟醇等有益成分较特殊。大蒜中的锗和硒等有良好的抑制癌瘤或抗癌作用。大蒜素还能激活巨噬细胞的吞噬能力，增强人体免疫功能，预防癌症的发生。

大蒜含有一种"大蒜新素"的活性物质，有抑制血小板凝集、增强纤溶酶活性、延缓动脉粥样硬化、阻止血栓形成等作用。生吃大蒜还有助于防治心脑血管疾病。

大蒜中含硒较多，对人体中胰岛素合成下降有调节作用，所以糖尿病患者多食大蒜有助于减轻病情。

三八、薤

薤为百合科葱属多年生草本植物，俗称小根蒜、野蒜、山蒜等，广东一带又称为"藠子"。在我国大部分地区都有分布，喜生于山地阴湿处。其根、茎、叶味道辛辣，是很好的调味野蔬。

（一）"仙方服食家皆须之"

薤，最早在《尔雅》《礼记》中就有记载。《尔雅》谓："薤虽辛而不荤五脏，故道家常饵之。兼补虚，最宜人。"《神农本草经》载其有"轻身不饥耐老"之功。陶弘景《本草经集注》说："薤性温补，仙方及服食家皆须之。"唐代食医孟诜指出可以"作羹食之"，并说"学道人常服之，可通神，安魂魄，益气，续筋力。"

唐宋时期的许多文学家如杜甫、白居易、陆游等，都有关于薤的诗句。杜甫在《秋日阮隐居致薤三十束》诗云："隐者柴门内，畦蔬绕舍秋。盈筐承露薤，不待致书求。束比青刍色，园齐玉箸头。衰年关鬲冷，味暖并无忧。"这首诗是阮隐居赠薤，杜甫以诗答谢。"衰年关鬲冷，味暖并无忧"句，说的是他体质衰弱，当食用味暖的薤以后得以缓解，心情不觉好起来，一切忧愁消散得无影无踪，油然产生了"味暖并无忧"的欣喜之情。还有，白居易《春寒》诗中的"酥暖薤白酒"，谓以酥炒薤白投入酒中，既暖胃，又解馋。李商隐亦有诗句"薤白罗朝馔"。宋代的陆游在《咸薤十韵》又有"冻薤此际价千金，不数狐泉槐叶面"的赞美诗句。

（二）薤白的功效应用

薤白，为百合科植物小根蒜或薤的鳞茎。味辛、苦，性温，归心、肺、胃、大肠经。是一味温中通阳、行气止痢的中药。

1.通阳散结

用于寒痰阻滞，胸阳不振之胸痹心痛证，常与瓜蒌、枳实相配伍，《金匮要略》治疗胸痹有瓜蒌薤白白酒汤、瓜蒌薤白半夏汤、枳实薤白桂枝汤等。若瘀血明显者，多与丹参、川芎等配伍。冠心病属于中医学的"胸痹"范畴，研究表明，大蒜、薤白都可以降低血脂，减少或延缓冠状动脉硬化，改善心肌缺血。笔者治疗冠心病胸闷心痛者，多用瓜蒌薤白半夏汤与丹参饮子（丹参、檀香、砂仁）合方。

本品兼有活血散瘀而生新的作用，对久病或产后气血瘀滞、肢体疼痛等症，可配合桂枝、当归、红花、羌活、黄芪等。方剂如《产育保庆集》的趁痛散（牛膝、当归、桂枝、白术、黄芪、独活、生姜、薤白、炙甘草）。

2.行气导滞

用于脘腹胀痛，痢疾后重。《伤寒论》四逆散加减法中有"泄利下重者"，加薤白。故《汤液本草》谓："下重者，气滞者，四逆散加此，以泄气滞。"

用薤白治疗痢疾，从唐代开始就有大量的记载，如咎殷《食医心鉴》中有薤白粥："治赤白痢，薤白一握，同米煮粥，日日食之。"我们都知道，生吃大蒜对痢疾有一定的治疗效果，薤白的很多成分跟大蒜一样，所以治疗痢疾有效。研究证明，薤白对痢疾杆菌有抑制作用。

3.治疗时病

时病，通常指外感疾病。《外台秘要》载《救急方》："疗天行干呕若哕，手足逆冷，薤豉粥方。"即用薤白、香豉、大米煮粥。

三九、姜

我国食用姜的历史悠久，早在《神农本草经》就有记载。既芳香又辛辣的姜，为各式炒菜和蔬果菜肴增添了独特的香气与滋味。作为药食同源的代表，它既是我们日常烹饪中常用的食材，又是具有多重功效的中药。

（一）生姜的功效应用

姜的新鲜根茎，切片生用、煨用或捣汁用。捣汁名生姜汁，取皮名生姜皮，煨熟名煨姜。生姜味辛，性温，归肺、胃经。主要功效应用如下。

1.发散风寒

常用于风寒感冒轻证，可单独应用，或加红糖调服，亦可配伍葱白，为葱姜汤；与荆芥、防风等同用，如荆防败毒散。常作为发汗解表剂中的辅助药，如桂枝汤、杏苏散等。

2.温中止呕

本品为止呕之圣药，用于痰饮呕吐，多与半夏合用，如小半夏汤；与吴茱萸、人参、大枣同用，名吴茱萸汤，治疗胃中虚寒，食谷欲呕；治疗心下痞硬、干噫食臭的生姜泻心汤，重用生姜。本品亦可用于热性呕吐，则与竹茹、黄连等相配伍。

《外台秘要》引《救急方》疗卒患心腹胀满刺痛方，即用生姜。谓："生姜大有功能，远行宜将自随，煮汁服良。患久痢虚损，呕逆不下食，见食则吐，取三两细切，捣绞取汁，微暖，点少许蜜，顿一服，则下食。大效。"

研究表明，生姜的姜辣素能增强血液循环，刺激胃液分泌，兴奋肠道，起到促进消化、健胃、增强食欲的作用，并能中和胃酸、强化胃液分泌促进食欲，调节肠道肌肉张力。

3.温肺止咳

用于风寒咳嗽，咳痰清稀色白者。《本草汇言》用生姜、饴糖水煎，治疗冷痰嗽。《外台秘要》引《集验方》："疗天行病，上气咳嗽，多唾黏涎，日夜不定，生姜煎方：用生姜三两，去皮，切如豆粒大。上一味，以饧（糖稀）半斤和，微煎令烂。每日无间早晚，少少含，仍嚼姜滓，一时咽之。"

此外，本品有温中降气化饮的功效，常与半夏、厚朴、茯苓相配伍，如半夏厚朴汤。

4.温补阳气

督灸是在督脉上施以隔姜灸的治疗方法，以提升身体的阳气，通达经络。

【附1】生姜皮

即生姜的外皮，性味辛凉。有利尿消肿之功效，适用于小便不利、水肿等病症，可配合冬瓜皮、桑白皮等同用。笔者治疗肾病综合征低蛋白血症所致的浮肿，常用鲤鱼（或鲫鱼）方，是把鲤鱼的内脏清理后，将黄芪、冬瓜皮、生姜皮、赤小豆、陈皮用布包放入鱼腹中，炖，食肉喝汤，可提高人血清白蛋白，消除水肿。

【附2】煨姜

将鲜生姜洗净，用草纸包裹，放在清水中浸湿，直接放在火中煨，待草纸焦黑，姜熟为度。性味辛温，具有和中止呕的功用。适用于脾胃不和等。一般用二三片，水煎服。

（二）生姜的食用宜忌

1.夜不食姜

晚上阴气内敛，生姜为发散之品，晚上吃姜易耗气，故自古民间便有"夜不食姜"的说法。如《对山医话》谓："《本草》言夜间勿食姜，食之令人气闭何也？曰：肺以气顺为安，卧则气血宁静，若以辛温助之，使痰气上壅而阻气道。"谚云"早除萝卜夜除姜"，亦此意也。

2.秋季不宜多吃姜

《本草纲目》中引用孙思邈的话："八九月多食姜，至春多患眼、损寿、减筋力。"这是从五行生克角度说明秋季不宜多吃姜。秋金季节，气主沉降收敛，而生姜辛温发散，与自然之气和人身之气运行趋势相悖。中医养生讲究顺应自然，秋季吃姜，容易益燥助火。

3.阴虚内热慎食姜

阴虚火旺、有内热之人，或患有痈肿疮疖、肺脓肿、胆囊炎、肾盂肾炎、糖尿病、痔疮者，都不宜长期食用生姜。

4.腐烂的生姜有毒

研究显示，生姜腐烂后会产生黄樟素，可以使肝细胞变性，诱发癌症。

（三）干姜的功效应用

为姜的干燥根茎。味辛，性热。归脾、胃、肺、心经。主要功效应用如下。

1.温中散寒

用于脾胃虚寒之脘腹冷痛，食欲不振或呕吐腹泻等，多与党参、白术、炙甘草同用，如理中丸；与川椒、人参、饴糖配伍，为大建中汤，治疗中阳衰弱，阴寒内盛证；与栀子合用，为栀子干姜汤，治疗心胸间烦热，中焦虚寒证；与茯苓、白术配伍，为肾着汤，治疗腰间湿冷重着。

2.回阳通脉

通心助阳，祛除里寒，作为回阳救逆的四逆汤，本品与附子相须为用，故有"附子无姜不热"之语。

3.温肺化饮

用于寒饮喘咳之形寒背冷，痰多清稀等，常配伍细辛、五味子，如小青龙汤。《医学衷中参西录》谓其"与桂枝同用，治寒饮积于胸中"。本品上能温肺散寒以化饮，中能温脾阳以绝生痰之源。

【附】炮姜

把干姜砂烫至鼓起，表面呈棕褐色，或炒炭至外表色黑，内至棕褐色入药。姜炒炭后增强其温经止血之力，用于脾胃虚寒、脾不统血之出血证，如便血、吐血、崩漏等。

总之，生姜、干姜、炮姜均具辛温之性，由于炮制不同，其功效亦有差异。简言之，生姜用的是嫩姜，行于发散，又能温中止呕。干姜用的是晒干的老姜，辛散之性已减，偏于守中，治中焦虚寒之证。炮姜是干姜炒炭后而用，已无辛散作用，主温经止血。

四○、豆豉

豆豉是大豆成熟种子的发酵加工品，加盐者为咸豆豉，不加盐者为淡豆豉。汉代刘熙在《释名·释饮食》中解释"豉"这个字时说："豉，嗜也，五味调和，须之而成，乃可甘嗜也。"

（一）紫豉煮莼甘更新

豆豉在饮食生活中较为常用，很多人做菜都喜欢放一点豆豉，不仅可以增加食物的香味，还可以健胃消食、增加食欲。由于豆豉是将盐加入密闭（幽）浸泡、生霉发酵过的大豆（菽）中，故称"配盐幽菽"。盐豆豉为佐餐食品。唐代皮日休《太湖诗·晓次神景宫》的"今醴可酣畅，玉豉堪咀嚼"，宋代陆游《村居初夏》的"梅青巧配吴盐白，笋美偏宜蜀豉香"都是称赞盐豆豉的味道香美。宋代梅尧臣在《送江阴签判晁太祝》中也有"青天折桂香未灭，紫豉煮莼甘更新"这样的诗句。豆豉莼菜汤，甘鲜清新，令人垂涎。

日本宫崎医科大学的研究人员证实，豆豉中含有大量能溶解血栓的尿激酶，平日常食可有效地预防脑血栓的形成，从而起到强壮血管，保持充足的脑血流量，具有防治阿尔茨海默病的作用。

（二）淡豆豉的功效应用

豆豉入药多用淡豆豉，以色黑、质柔、气香者为佳。有的是偏寒性的，有的是偏温性的，这是因为淡豆豉的炮制过程不一样。如果是用麻黄、紫苏煎汤来泡大豆，生产出来的淡豆豉是偏温的。如果是用桑叶、青蒿煎汤来泡大豆，生产出来的淡豆豉就是偏寒的。对于淡豆豉的药用功效，《唐本草》记载："主伤寒头痛寒热，瘴气恶毒，烦躁满闷，虚劳喘吸，两脚疼冷。"

1.发汗解表

本品具有疏散宣透之性，常用于治疗外感初起者，症见恶寒发热、恶寒、头痛鼻塞等。常与生姜相配伍，如葱豉汤。《通俗伤寒论》有葱白香豉汤，用鲜葱白、淡豆豉、鲜生姜，水煎服。治四时偶感寒气，或因贪凉冒风。表现为肌肤紧缩，皮毛粟起，头痛怕风，鼻塞声重，频打喷嚏，清涕时流，身不发热，故无传变。舌如平人，苔或白薄而润。

清代俞根初《通俗伤寒论》善用葱豉汤加味，创立"葱豉桔梗汤"，以辛凉发汗。药用鲜葱白、淡豆豉、苦桔梗、焦山栀、苏薄荷、青连翘、生甘草、淡竹叶。该方轻扬清散，善治风温、风热等初起证候。又有"七味葱白汤"，药用葱豉汤加生葛根、细生地、原麦冬、鲜生姜、百劳水，以养血发汗。治疗虚人风热，伏气发温，产后感冒。加减葳蕤汤由葱豉汤加生葳蕤（玉竹）、桔梗、东白薇、苏薄荷、炙甘草、红枣组成，以滋阴发汗，为阴虚体感冒风温及冬温咳嗽、咽干痰结之良剂。"香苏葱豉汤"由葱豉汤加香附、新会皮、紫苏、炙甘草组成，以理气发汗，此为孕妇伤寒之主方。"葱豉荷米煎"由葱豉汤加薄荷、粳米组成，以和中发汗，用于小儿外感。

2.宣郁除烦

淡豆豉用于无形之热扰于胸中，而见心中烦热，懊憹不安者，与栀子相配伍，如《伤寒论》之栀子豉汤。小儿夜啼，哭闹不安，手足心热，属心脾积热，心神不宁。用栀子豉汤加蝉蜕、炒麦芽，收效。

豆豉与杏仁配伍，是临床常用的药对。《得配本草》谓淡豆豉"佐杏仁，开膈气"。杏仁苦降，豆豉升散，二药相合，一升一降，开利膈气，凡因膈气郁滞，症见胸中窒滞，嗳气呃逆不休者，投之效可。北京名医施今墨认为，杏仁、淡豆豉这一药对，主治外感表证，无论寒热，凡见咽痒者均宜选用。温热在表，邪郁于肺，症见发热、咽喉作痒、胸闷咳嗽等。

赵瑾叔《本草诗·淡豆豉》："豆经蒸罨豉堪成，香美调和五味平。治吐可

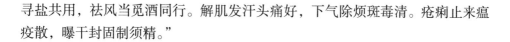

寻盐共用，祛风当觅酒同行。解肌发汗头痛好，下气除烦斑毒清。疮痫止来瘟疫散，曝干封固制须精。"

四一、花椒

花椒以川产者最为道地，因此又名蜀椒、川椒，每年4月渐次开花，有独特的辛香之气。

（一）花椒繁茂寓意深

在古代，花椒最初是古人用作敬神辟邪的香物，还被和泥涂于房屋墙壁，起到温暖居室、消除恶气的作用，寓意子孙后代像花椒树一样旺盛。《诗经·唐风·椒聊》："椒聊之实，蕃衍盈升，彼其之子，硕大无朋，椒聊且，远条且。"花椒繁茂，寓意多子多福。古人又首开椒酒之风，即用花椒制酒，战国时期民间就有在农历新年饮用椒酒的民俗。《诗经·周颂·载芟》："有椒其馨，胡考之宁。"意思是以溢香之椒酒献祭，祖宗保佑平安。

（二）调味品香料

花椒自古是重要的调味品香料。如《离骚》："杂申椒与菌桂兮，岂惟纫夫蕙茝！"唐代诗人裴迪有一首《椒园》诗："丹刺胃人衣，芳香留过客。辛堪调鼎用，愿君垂采摘。"

作为纯阳之物，花椒味辛而麻，气温以热。将花椒粒炒香后磨成粉末加入炒黄的盐而制成的调味品叫椒盐。

花椒嫩叶，陆玑《毛诗草木疏》："蜀人作茶，吴人作茗，皆合煮其叶以为香。"贾思勰《齐民要术》中说，采摘花椒青青嫩叶，可以腌菜。花椒嫩芽，绿中泛着点点绛红色，炒好的花椒嫩叶，有浓郁的清香味道。裹上面糊用油炸，色泽金黄，透着异样的清香，特别能促进食欲。

（三）花椒的功效应用

花椒味辛，性热，归脾、胃、肾经。主要功效应用如下。

1.温中止痛

花椒禀纯阳之气，是除寒湿、散风邪、温脾胃、治疗中寒腹痛的常用药物。《金匮要略》谓："心胸中大寒痛，呕不能饮食，腹中寒，上冲皮起，出见有头足，上下痛而不可触近，大建中汤主之。"大建中汤由蜀椒、干姜、人参、胶饴组成。中焦阳虚，阴寒内盛而导致腹部剧烈疼痛，甚则不可触近，呕吐不能进食。这种情况常为平素脾胃虚寒，每由过食生冷或腹部受凉，寒邪直中而发作。方用蜀椒、干姜温中散寒止痛，人参、饴糖温补脾胃且缓急止痛。《三因极一病证方论·虚寒泄泻》载川椒丸，治脏虚，泄泻无度。药用炒黄连、乌梅肉、当归、川椒、桂心、干姜。

2.散寒通痹

蜀椒与附子相配伍，可散寒湿，通血脉，止痹痛。《金匮要略》治疗心痛彻背，背痛彻心的乌头赤石脂丸，药用蜀椒、乌头、附子、赤石脂、干姜。《普济本事方》用附子、川椒、生姜组方，为椒附散，治疗肾气上攻，项背筋痛，不能转侧。

此外，花椒煎水含漱，对牙痛有效。《华佗神方·华佗治牙痛要诀》载世传华佗治牙痛，一撮花椒水一盏，细辛白芷与防风，浓煎漱齿三更后，不怕牙痛风火虫。

3.杀虫止痒

花椒一是对蛔虫有驱杀作用，用于蛔虫所致的腹痛、吐蛔，如乌梅丸。二是用于疥疮、皮肤瘙痒等，对于寒湿阻滞导致的湿疹、湿疮引起的皮肤瘙痒，花椒煎汤外洗，有比较好的止痒作用。

《石室秘录》治妇人阴门边生疮，作痒作痛不止者，以此方水洗之立效。方用蛇床子一两，花椒三钱，白矾三钱，水十碗，煎五碗，乘热熏之，温则洗之。

4.椒目止喘利水

椒目，为花椒的种子。味苦，性寒，归肺、肾、膀胱经。功能利水消肿，降气平喘，用于水肿胀满，痰饮咳喘等。

椒目，常用作劫药。如《丹溪心法·喘》："诸喘不止者，用劫药一二服则止。劫之后，因痰治痰，因火治火。劫药以椒目研极细末一二钱，生姜汤调下止之，气虚不用。"

《金匮要略》谓："腹满，口舌干燥，此肠间有水气，己椒苈黄丸主之。"该方由防己、椒目、葶苈子、大黄组成，用于实证喘满以及水肿，小便不利。

北京名医焦树德善用《医醇賸义》治疗悬饮的椒目瓜蒌汤加减，治疗渗出性胸膜炎、胸腔积液，取效良好。常用药为川椒目9g，全瓜蒌30g，桑白皮、泽泻、车前子各12g，葶苈子、杏仁、白蒺藜、枳壳各9g，猪苓、茯苓各15g，桂枝4.5g，冬瓜皮30g，水煎服。

《医宗必读·本草徵要·木部》概括花椒的功效："温脾土而击三焦之冷滞，补元阳而荡六腑之沉寒。饮癖气瘕和水肿，累建奇功；杀虫止呕及肠虚，恒收速效。通血脉则痿痹消除，行肢节则机关健运。椒目可消水肿，可塞耳聋。"

四二、胡椒

胡椒是人们所喜爱的常用调味品，市售的重味香辣粉和各种汤料等调味品中多含胡椒。胡椒原产于东南亚、南亚等热带地区，我国的胡椒是南北朝时随佛教传入的，而今华南及西南地区有引种栽培。

（一）香料胡椒

胡椒是著名的香料。胡椒分为黑胡椒和白胡椒两种，其实原植物都是一种，只是加工方法不同。在果实半熟时采收、晒干，果实自然干缩变黑，这时得到的就是黑胡椒。果实完全成熟变成红颜色时采收，用水浸泡几天，再把外果皮和果肉去掉，晒干之后就是白胡椒。在调味料方面，黑胡椒在世界的知名度比白胡椒高。

（二）胡椒的功效应用

人们对胡椒的药用价值认识也很早，古罗马、古希腊人几乎把胡椒当作医治百病的良药，医学之父希波克拉底就常用胡椒治疗多种疾病。我国胡椒入药首见于《唐本草》。

1. 胡椒作麻药

《华佗神方·卷三》载华佗蟾酥散："专为痈疽疮疡施用刀圭时，服之能令人不痛。药用蟾酥一钱，半夏六分，羊踯躅六分，胡椒一钱八分，川乌一钱八分，川椒一钱八分，荜茇二钱，上为末，每服半分，陈酒调服。"其华佗外敷麻药神方中也用胡椒、荜茇。

现代药理研究，胡椒具有抗惊厥、镇静作用和加强其他中枢神经系统抑制药药效的中枢抑制作用。

2. 温中散寒

胡椒性味辛热，归胃、大肠经。功能是温中散寒，下气消痰。可用于胃寒呕吐，腹痛泄泻，食欲不振，癫痫痰多。

《外台秘要》载胡椒理中丸，疗咳嗽逆气，不能饮食，短气。药用胡椒、荜茇、干姜、款冬花、甘草、橘皮、高良姜、细辛、白术。又有小胡椒丸，疗寒冷咳逆，胸中有冷，咽中如有物状，吐之不出。药用胡椒、干姜、款冬花。《叶氏录验方》载三倍散，治心痛立效。用丁香半两，石菖蒲一两半，胡椒一两。上为细末，每服一大钱，醋汤调服，人行五里未止再服。王衮《博济方》载小木香散，治反胃病，全不下食，开胃和气。用胡椒二十一粒，木香一小块，糯米一撮。上三味同炒至米熟为度，杵末，分二服。

3.杀虫止痒

民间常用胡椒治疗阴囊湿疹。用胡椒10粒，研成粉，加水2000ml，煮沸，外洗患处。每日2次。

治疗阴痒生疮。胡椒15g，紫梢花30g。上为粗末，水煎浴洗。

（三）食用胡椒有禁忌

胡椒辛热，不可多食。《本草备要·卷三·木部》载："多食发疮痔、脏毒、齿痛目昏。"《随息居饮食谱》载："多食动火燥液，耗气伤阴，破血坠胎，发疮损目。"

研究认为，服少量胡椒有增进食欲的作用，而大量服用则刺激胃黏膜并使之充血而引起胃痛，久而久之将导致胃溃疡的发生。

【附】荜茇

荜茇，为胡椒科植物荜茇的干燥近成熟或成熟果穗，产于广东、云南等地。《本草纲目》谓其"气味正如胡椒"。此物药食两用，味辛辣，性热，归胃、大肠经。其功用特点是温中散寒，下气止痛。治胃寒呕吐、呃逆、泄泻以及虚寒胃痛、腹痛等。常与干姜、厚朴、苍术等配伍应用。此药常用量为1.5～3g。

文献记载用牛奶煎荜茇治疗唐太宗的久痢。《证治本草·卷九》谓："按《唐太宗实录》云：贞观中，上以气痢久未瘥，服名医药不应，因诏访求其方。有卫士进黄牛乳煎荜茇方，御用有效。"乳煎即以牛乳煎煮。

《本草纲目》载："荜茇为头痛鼻渊牙痛要药，取其辛热，能入阳明经散浮热也。"多研末外用。

《医宗必读·本草徵要·草部》指出应用荜茇的注意事项："古方用此，百中之一，以其荜茇辛热耗散，能动脾肺之火，多用损目耶。"

四三、茴香

茴香这个名字很有意思，古时候人们认为茴香能除去肉中之腥臭，《备急千金要方·食治》特意提到茴香名字来历："臭肉和水煮，下少许，即无臭气，故曰茴香。"

茴香有大、小之分，名称来说差别不大，但来源形态差别很大。大茴香来源于比较高大的乔木植物，属于木兰科的，是其成熟果实。小茴香为伞形科植物茴香的果实。它们都为人类饮食增香添美发挥了巨大作用，也为人类的文明健康做出了贡献。

（一）小茴香的功效应用

小茴香作为药用，始载于《唐本草》。其味辛，性温，归肝、脾、肾经。主要功效应用如下。

1. 散寒止痛

用于寒滞肝脉之寒疝疼痛、少腹冷疼等，如《医方集解》导气汤，用本品配伍川楝子、木香、吴茱萸，治疗寒疝腹痛。《医醇賸义·中寒》载茴香四逆汤，由小茴香、附子、干姜、补骨脂、杜仲、茯苓、甘草、大枣组成，治疗寒邪直中少阴，肾气厥逆，腹痛下痢，手足厥冷，小便清利。

国医大师张琪认为，慢性肾盂肾炎及前列腺炎等临床多以寒热错杂表现为主，既有湿热内蕴症状，如尿道灼热、排尿不畅等，又有肾阳不足、寒湿不除之症，如小腹凉、腰酸痛等。治疗若单用清热则寒邪不除，纯用温药又会助热，只有寒温并用方能取效。方用小茴香、附子、桂枝温补肾阳以祛寒湿，蒲公英、白花蛇舌草、竹叶清热利湿，茅根、小蓟、旱莲草凉血止血。诸此配伍，温肾祛寒，清热解毒。

说到茴香的止痛功效，《外科大成》记载了明代杰出医学家陈实功用"茴香散"当麻醉剂的故事。有位病人因鼻息肉把鼻孔塞满，头晕目眩，呼吸不畅，连饭也吃不下，需要动刀切除鼻息肉，但如何止痛成了问题。一天陈实功走进亲植的药圃，青翠的小茴香现于眼前，想到它有挥发油，又能止痛，于是研制成"茴香散"，先在自己身体上试用，再为病人无痛地割除了鼻息肉。

2. 温经止痛

小茴香有温经散寒止痛的功效。有经验表明，经常吃茴香可以调节月经，防止炎症入侵，还能减轻经期痉挛，缓解痛经。

王清任《医林改错》之少腹逐瘀汤，由小茴香、干姜、延胡索、没药、当归、川芎、赤芍、桂心、生蒲黄、五灵脂等组成，主治少腹寒凝血瘀证。症见少腹瘀血积块，或经期腰酸，小腹胀，或月经一月见三五次，接连不断，断而又来，其色或紫或黑，或有瘀块，或崩漏兼少腹疼痛，或粉红兼白带者，或瘀血阻滞，久不受孕等。

3. 理气和胃

本品入脾胃，既能温中散寒止痛，又能理气和胃，用于中焦寒凝气滞所致的脘腹冷痛，可与高良姜、香附等同用。

茴香菜是一种温性蔬菜，具有散寒、行气、健胃、止痛等功效。用茴香菜包饺子味道鲜美。

此外，《华佗神方》治小便过多，用补骨脂（酒蒸）十两，茴香（盐炒）十两，共为末，酒糊丸，梧子大，盐汤下百丸，颇效。在古今不少延缓衰老的补益方中，常配伍小茴香。如还少丹。

（二）大茴香的功效应用

大茴香，因其果实呈星状八角形，具浓烈香味故名。又称为八角茴香，俗称大料。大茴香主产于亚热带地区，大茴香是由外引进的药物，所以又称为"舶上茴香"。在古今医籍中记载的方剂中的舶上茴香指的就是八角茴香。

八角在烹饪中应用广泛，主要用于煮、炸、卤、酱、烧等烹调加工中。常在制作牛肉、兔肉的菜肴中加入，可除腥膻等异味，增添芳香气味，并可调剂口味，增进食欲。需要注意的是，八角茴香中含有黄樟醚，过量食用可能导致中毒。

八角茴香也具有温阳散寒、理气止痛的功效，主一切冷气及疗诸痛。

四四、姜黄

姜黄是姜科多年生宿根植物姜黄的根茎，因形似姜而色黄，可浸水染色而得名。

（一）姜黄是厨房佐料

咖喱起源于印度，"咖喱"一词来源于泰米尔语，就是把许多香料混合在一起煮的意思。咖喱由数种甚至数十种香料组成，姜黄是咖喱的主料，其他香料包括红辣椒、姜、丁香、肉桂、大茴香、小茴香、肉豆蔻、黑胡椒等。咖喱饭、咖喱时蔬、咖喱香肠等，品种多样，香气四溢。很多人喜欢咖喱带来的浓烈的味觉享受，而姜黄可谓是咖喱背后默默付出的功臣。姜黄素是香料姜黄中的主要活性成分，正是这种物质赋予了印度咖喱鲜亮的色彩。

姜黄素是脂溶性的，它与高脂肪食物一起吃效果最好，咖喱和鸡肉是最完美的组合，还能选择性地加入土豆、洋葱、胡萝卜、豌豆、黄瓜、青椒等食材，使您的厨艺充分发挥。

（二）姜黄的功效应用

姜黄作为药用的历史悠久，在长沙马王堆三号汉墓出土的西汉医方书《五十二病方》中已有记载。其味辛、苦，性温，归肝、脾经。主要功效应用如下。

1.活血行气

姜黄的活血止痛作用较强，主要用于血瘀气滞所致的胸腹胁肋疼痛，可配香附、延胡索等同用。《严氏济生方》之"推气散"，由枳壳、桂心、姜黄、甘草组成，治疗右胁疼痛，胀满不食。姜黄亦有利胆之功效。

治疗经闭痛经、产后腹痛等，可与当归、白芍等同用。治疗跌打损伤之瘀肿疼痛，可与乳香、苏木等配伍应用。

2.通络止痛

《本草纲目》谓其"治风湿臂疼"，常与羌活、当归等配伍，如蠲痹汤。有一首姜黄散，治疗背痛板滞、牵连后项、肩胛不舒、兼有恶寒，为风冷侵袭足太阳经，经脉涩滞，通用姜黄散。药物组成为姜黄、羌活、白术、甘草。

《妇人良方·卷四》载舒筋汤，治风寒所伤，肩臂作痛，及腰下作痛。又名五痹汤。药用片姜黄、羌活、当归、赤芍、白术、海桐皮、炙甘草组成。本品外散风寒湿邪，内行气血而通经止痛，尤长于行上肢臂而除痹痛。若睡后背部酸痛，起床活动后，即渐减轻，证属气血凝滞，络脉不和，舒筋汤亦效。

3.理脾降脂

姜黄是"血中气药"，能活血行气，其行气的侧重点在于脾胃的气滞。卢之颐在《本草乘雅半偈》中说："姜黄行升出之机，夺土之郁者也，土用行而黄中理。"高脂血症多与脾的运化功能减退所产生的痰浊瘀血相关，而姜黄能活血化瘀，理脾化浊，故对高脂血症有效。现代药理学也证实了姜黄的降血脂作用。

治疗高脂血症，笔者习用二黄二术汤，药用姜黄、生蒲黄、苍术、白术、荷叶、泽泻等，以理脾化痰，清降血脂。

4.其他作用

姜黄素是姜黄的主要活性成分，具有天然的抗氧化、抗炎、抗病毒及抗肿瘤功效，因此对于防治癌症、糖尿病、冠心病、关节炎、阿尔茨海默病等有作用。台湾台大医院牙科部的研究发现，多吃姜黄、咖喱等富含姜黄素的食物，有助预防口腔癌。

此外，中医外科常用的治疗热毒疮疡肿痛的外敷"如意金黄散"，姜黄也是主药，与大黄、黄柏等相配伍。治疗瘟疫的名方"升降散"由蝉蜕、僵蚕、姜黄、大黄组成，主要功效为升清降浊，散风清热。

姜黄还有抗早孕的效果，正在备孕或已怀孕的女性应该慎用含有姜黄素的食品。

四五、丁香

丁香是一种香料，既可用作调味剂，也是一味常用的中药，为药食两用之品。

丁香为桃金娘科常绿乔木植物丁香的花蕾，因为它的形状像"丁"字，而且又有浓郁的香味，在北魏《齐民要术》中称之为"丁子香"。其入药最早见于陶弘景的《名医别录》，称之为"鸡舌香"。古代医家把未开放的花蕾名为"公丁香"（雄丁香），而把成熟的果实称为"母丁香"（雌丁香），并认为药用以公丁香为胜。对此，《本草新编》则认为："丁香有雌雄之分，其实治病无分彼此。"

（一）丁香的功效应用

丁香味辛，性温，归肺、胃、脾、肾经。主要功效应用如下。

1.暖胃散寒

本品含有芳香性的挥发油较多，芳香性很强，主以温中散寒，理气降逆之功用。常用于胃寒气逆所致的呕吐、呃逆或者嗳气。《本草正》谓其"温中快气，治上焦呃逆"。代表方如丁香柿蒂汤。因其温中散寒行气，亦习用于中焦虚寒胃脘疼痛。

因本品具降逆之用，除用于胃气上逆之呃逆外，对于咳逆气急者用之亦效。民间治疗感冒后咳嗽不愈，取丁香2g，梨1个（切碎），红酒适量。将上三物放入碗中，蒸熟后服食，止咳显著。依此，笔者于感冒后咳逆气急者，于辨证论治方中酌加少许丁香，取其理气降逆，常收到意想不到的止咳效果。

《重庆堂随笔》载："丁香油乃用母丁香榨取。其油色紫，芳香辛烈。其性大热，透关窍，祛寒湿，力更敏于丁香。凡胸腹痛胀，呕呃泄泻，痞聚疝瘕诸证之属于寒者，用涂患处及脐中，皆效。"

2.温肾助阳

《日华子本草》谓其"疗肾气，壮阳，暖腰膝"。临床可用于肾虚阳痿证。研究发现，之所以丁香能够温肾助阳，主要是因为丁香里含有较多的芳香性挥发油，这些芳香性挥发油在排泄的时候，主要经过泌尿道来排泄，这种温和的刺激可以反射性引起性兴奋。可见本品对肾虚阳痿有一定的辅助治疗作用，若与其他补肾壮阳药如肉桂、制附子、淫羊藿等配伍应用，治疗效果更好。

丁香温肾助阳，善止遗尿。用控泉散外敷肚脐。药物组成：公丁香、母丁香、小茴香（炒）、大茴香各等份。制法：上方共为细末，装瓶备用。用法：取控泉散2~3g，与鲜韭菜（切碎）适量，共捣如泥，制成膏贴1张，睡前贴于患儿脐部，次日晨起取下，连用7天为1疗程。

3.口含鸡香气如兰

丁香气味辛香，是化解口气（口臭）尴尬的良药，可以称得上是古代的

"口香糖"。汉代尚书上殿奏事，口含此香，用以芳香口气。这在东汉《汉官仪》中有记载："尚书郎含鸡舌香伏奏事，黄门郎对揖跪受，故称尚书郎怀香握兰，趋走丹墀。"含鸡舌香从此成为历代显贵们不衰的风尚。正如宋代沈括的《梦溪笔谈》中所说："三省故事郎官口含鸡舌香，欲奏其事，对答其气芬芳。此正谓丁香治口气，至今方书为然。"

（二）丁香与紫丁香

需要知道的是，丁香与我们在园林里经常看到的观赏花木"紫丁香"是两种截然不同的植物。紫丁香是木樨科丁香属植物，紫丁香也因花筒细长如钉且气味芳香得名"丁香"，其花序硕大，开花繁茂，花色淡雅，习性强健，容易成活，所以在园林中广泛栽培，是常见的观赏花木。

四六、砂仁

砂仁是厨房里烹饪美食常用的调味香料，也是常用的一味芳香性药材。砂仁入药，始载于《本草拾遗》，为热带和亚热带姜科植物阳春砂或海南砂的干燥成熟果实。阳春砂为道地药材，以个大饱满、气味浓厚的质量为最佳。

砂仁果实在成熟时采收，晒干或文火焙干，即为壳砂，剥去果皮，将种子团晒干，即为砂仁。每个脱去果皮的种子团，有 30 ~ 60 粒种子组成，已干缩聚结，紧密成团。为了充分发挥药物的作用部位，药师在调剂砂仁时需将砂仁捣碎。

（一）砂仁的功效应用

砂仁味辛，性温，归脾、胃、肾经。主要功效应用如下。

1.化湿行气和胃

本品辛散温通，香而能窜，入脾、胃经，善于化湿行气，有醒脾和胃之功。《本草求真》谓其"醒脾调胃，快气调中，则于腹痛痞胀有功"。用于湿阻或脾胃气滞之脘腹胀痛，食少纳差，以寒湿气滞者最为适宜。砂仁与白蔻仁相伍，宣通三焦气机，醒脾开胃以消滞和中；砂仁与乌药相伍，善导肠胃积气，治疗肠鸣、撑胀、嗳气等。《本草汇言》谓其"与木香同用，治气病尤速"。方剂如香砂养胃丸、香砂六君子汤等。与丹参、檀香相伍，为丹参饮子，则化瘀行气止痛。临床上单用砂仁治疗呃逆，疗效满意。取砂仁适量，放入口中嚼烂成糊状，缓缓咽下。

本品为醒脾调胃之要药。与补益药同用，取其行气以健胃，使之补而不腻。

如熟地黄用砂仁拌（或佐用少许砂仁），可减轻地黄滋腻之性。水蛭有化瘀利水祛毒之功，用于治疗慢性肾衰竭，可增加肾脏血流量，改善肾功能。然而本品腥味甚烈，往往令人闻之欲呕。笔者用水蛭多与砂仁相伍，因其味辛，气味芳香，可行气调中，醒脾开胃，可制约水蛭之腥气，使药性平和，并能增加行气化瘀之功。临床观察，二药合用，患者几无药后脾胃不适证候者。

2.温脾止泻

砂仁用于治疗脾胃虚弱、清阳下陷而冷滑不禁者。如《药性论》以砂仁配伍干姜，温中散寒，升阳止利。《玉楸药解》谓："缩砂仁，和中调气，行郁消滞，降胃阴而下食，达脾阳而化谷，呕吐与泄泻皆良。"

本品行气止呕，还常用于气滞妊娠呕吐、胎动不安等，可与白术、苏梗相配伍。

3.温肾下气

历代本草书中有关于本品入肾、主治肾经病症的论述。如《汤液本草》谓其"与黄柏、茯苓为使则入肾"。《神农本草经疏》："缩砂蜜，气味辛温而芬芳，香气入脾，辛能润肾，故为开脾胃之要药，和中气之正品，若兼肾虚，气不归元，非此为向导不济。"封髓丹由黄柏、砂仁、甘草组成，治疗"肾不合"所致的滑精、虚火上冲等。

（二）砂仁的食用宜忌

砂仁芳香之气较浓，使用的剂量不宜太大，一般为3~6g。阴虚有热之人不宜服用。

砂仁要后下，因为砂仁含有挥发油成分，对温度比较敏感，高温环境下其挥发油易挥发或破坏，使药效降低或没有疗效。

（三）砂仁是调味料

砂仁作为食品能给菜肴去膻、除腥、增味、增香，是一种天然的调味料。砂仁的种子气味芳香而峻烈，用作香料，稍辣，其味似樟，是不少咖喱菜的必备佐料。

食用时，一般将砂仁干果用布包好，然后用锤子之类的东西把它砸成碎末，然后就可以用来做调味料了。如果用在煲汤上一般不用砸成碎末，成颗放进去煲汤就可以。常用砂仁膳食有砂仁炖排骨、砂仁鲫鱼汤、砂仁蒸鸡、砂仁粥等。"春砂仁煲猪肚"是粤菜中的一道经典菜肴。

📖 **用方精选**

春砂仁粥

春砂仁末2～3g，大米50～70g。将大米淘洗后，放入小锅内，加水适量，如常法煮粥，待粥将熟时，调入春砂仁末，稍煮即可。每日可供早晚餐，温热服食。该粥健脾胃，助消化。适用于小儿食欲不振、消化不良。

四七、肉豆蔻

肉豆蔻，又名肉蔻、肉果、玉果，是一种重要的香料、药用植物。肉豆蔻是生长于热带地区的常绿植物，常见于东南亚、大洋洲及加勒比海地区。

肉豆蔻的种子入药，其味辛、苦，性温，入肺、胃、脾、大肠经。

肉豆蔻的功效应用

1.涩肠止泻

《神农本草经疏·卷九》说肉豆蔻"辛味能散能消，温气能和中通畅。其气芬芳，香气先入脾，脾主消化，温和而辛香，故开胃，胃喜暖故也。故为理脾开胃，消宿食，止泄泻之要药"。

肉豆蔻可以煨用，煨后就能减少挥发油，以增强它的收涩作用。杨士瀛《仁斋直指方·卷十三》载肉蔻散，治疗脾虚肠鸣，泄泻不食。用大肉豆蔻（剜小窍子，入乳香三小块在内，以面裹煨，面熟为度，去面）一枚。上末，每一钱，米饮调下。刘河间《宣明方论·濡泄证》用豆蔻散，治濡泄不止，寒客于脾胃，故伤湿而腹痛，滑利不止。药用肉豆蔻、厚朴、炙甘草、补骨脂、五味子、吴茱萸，具有温补脾肾，涩肠止泻的功用，主治脾肾虚寒，五更泄泻，不思饮食，或久泻不愈。

笔者对于脾胃虚弱，中焦虚寒所致的食少纳呆，大便稀薄等症，以理中汤加茯苓、肉豆蔻（名为"六合理中饮"）治之，常收佳效。若腹胀明显者，可加木香。

本品虽具涩肠止泻之效，但与其他收涩药如乌梅、石榴皮等相比，无滞气致腹胀或有碍食欲之偏，反而可开胃行气，是其独特之处。

2.温中行气

肉豆蔻用于脾胃虚寒，脘腹胀痛，食欲不振，呕吐等，可与木香、姜半夏等同用。《得配本草》说："肉豆蔻配木香，下气消胀。"肉豆蔻与木香配伍，

89

常用于寒凝气滞之脘腹胀痛、久泻不止等。再与半夏为伍，即肉豆蔻丸，主治寒凝气滞而致脘腹胀痛兼呕吐者。配大枣亦名肉豆蔻丸，治气滞胀痛，久泻不止者。《妇人良方·卷七》太仓丸，治胃弱翻胃。药用肉豆蔻、丁香、砂仁、陈苍术、姜汁。

西藏地区的人们要吃酥油茶，那里天气比较冷，又是以肉食为主，蔬菜偏少，胃肠运动就会受一些影响。所以他们在喝酥油茶时，放少量肉豆蔻粉末在里面，一方面提升了酥油茶的香气，再则有温中行气的作用。

《本草汇言》对本品有较高评价："肉豆蔻为和平中正之品，运宿食而不伤，非若枳实、莱菔子之有损真气也；下滞而不峻，非若香附、大腹皮之有泄真气也；止泄而不涩，非若诃子、罂粟壳之兜塞掩伏而内闭邪气也。"

四八、肉桂

肉桂为樟科植物肉桂的干皮及枝皮。桂枝与肉桂来自同一植物，桂枝用的是当年生的嫩枝，肉桂主要是用树干的皮。

肉桂（桂皮）厚而脆，颜色偏红褐，油性大，香气浓郁，是用来炖肉的传统调味料，也是八角大料、五香粉、十三香的主体成分。

肉桂入药，始载于《神农本草经》。本品味辛、甘，性大热，归心、脾、肾、肝经。

肉桂的功效应用

1.补火助阳

肉桂用于阳虚诸证，如肾阳不足，命门火衰之畏寒肢冷、夜尿频多、阳痿等，多与附子、鹿角胶等同用，如右归丸。肾阳虚也可导致小便不利，甚至水肿等，可用本品配合六味地黄丸加附子、车前子，方如济生肾气丸。本品与补气养血药相配伍，可鼓舞气血生长，如十全大补汤。保元汤中肉桂与黄芪、人参、炙甘草相配伍。陈士铎《辨证录·关格》载化肾汤，治疗肾气衰微的关格病，用熟地二两，肉桂二钱，水煎服。笔者治疗慢性肾衰竭，常配伍陈氏化肾汤，以助肾之气化功能。

2.散寒止痛

本品偏走血分，能温通血脉，促进血行，对于血虚寒凝之月经不调、痛经、经闭、产后腹痛等症，常用本品。肉桂与艾叶配伍，能壮元阳，暖子宫，调经脉，可用于宫寒不孕、下焦虚寒、经行冷痛等。方如《寿世保元》之艾附暖宫丸。

《证治汇补·腰痛》谓："凡腰痛久不愈，古方多用肉桂者，取其性达下焦，辛温开导也。"肉桂与高良姜相配伍，见于《太平圣惠方》的桂心散，主治脾胃虚寒，脘腹冷痛。姚僧垣《集验方》桂心汤，疗寒疝，气往来冲心腹痛。方由桂心、吴茱萸、生姜三味组成。此方对寒客厥阴，经气不疏，少腹两侧疼痛之候，尤为适用。

3. 宣导血脉

血在脉中流行，寒则凝涩，温则流通。如气血虚弱，寒邪阻滞，气血流行不畅而产生阴疽，或手指、足趾发凉疼痛，或肢节黑烂等，可用肉桂温通血脉。研究证实，肉桂有中枢性及末梢性扩张血管作用，能增强血液循环。对于血滞痰阻之阴疽、流注，多与熟地黄、鹿角霜、麻黄相配伍，如阳和汤。此方主治血栓闭塞性脉管炎证属虚寒者。对于糖尿病并发下肢血管病变，表现为下肢怕冷疼痛者，以阳和汤加减，亦常收效。

4. 引火归原

临床上有一些火热证候，常以清泄火热药物为主，配伍肉桂以顾护肾元。李东垣在《兰室秘藏·小便淋闭门》载通关丸（一名滋肾丸），治不渴而小便闭，热在下焦血分。药用黄柏、知母各一两，肉桂五分。这个方子是治疗热证的，热在下焦血分，故用知母和黄柏来降火，在这个基础上，略用一点肉桂，温补命门之火，以助下焦气化。

肉桂与黄连配伍，如《韩氏医通》之交泰丸，用于心火亢盛，肾阳不足所致的夜寐不宁。方中取黄连苦寒，清心泻火以制偏亢之阳，肉桂温补下元以扶不足之肾阳，两药相合，相辅相成，以交通心肾。

肉桂常用于肾阳虚虚阳上浮之面赤、咽痛、心烦失眠等。焦树德老中医用六味地黄丸加肉桂治疗糖尿病口渴引饮者，常收效。

【使用剂量及注意事项】

本品用于补火助阳，散寒止痛，可用6～9g；用于引火归原和鼓舞气血生长，量宜小，习用3g。

十九畏中有"官桂善能调冷气，石脂相遇便相欺"的记载，提示肉桂与赤石脂不宜配伍使用。

四九、高良姜

高良姜为姜科植物高良姜的根茎。本品始出高良郡，故名。高良郡即今高州，位于广东省茂名市。

高良姜以色红棕、香气浓、味正者为佳。其气香，味辛辣，可用于制作印度香，同时良姜粉为"五香粉"原料之一。

（一）高良姜的功效应用

高良姜入药，始载于《名医别录》，本品味辛，性热，归脾、胃经。主要功效应用如下。

1.散寒止痛

高良姜的温里作用好，主治胃寒证，用于脾胃虚寒之脘腹冷痛。《仁斋直指方·卷六》用单味良姜为末，名"良姜拈痛散"，治疗胃疼。高良姜与干姜，均具有温中、散寒、止痛的功效。与干姜相比，高良姜的散寒止痛作用更强，对于胃寒重症尤为适宜。两者常相伍同用，为二姜丸。《仁斋直指方》用高良姜、炮姜等份，为细末，面糊为丸如桐子大。每服十五至二十丸，食后橘皮汤下。能养脾温胃，去冷消痰，大治心脾疼痛，宽胸下气。《三因极一病证方论·痰饮》载强中丸，药用高良姜、炮姜、陈皮、青皮、半夏、生姜。治胃脘虚寒，冷痰留滞，痞塞不通，气不升降，口苦无味，不想饮食。该书又载鸡舌香散，药用丁香、高良姜、白芍药、甘草。治心腹卒痛，安胃，进食，调冷热，定泄泻，老少通用。《备急千金要方》高良姜汤，用高良姜、厚朴、当归、桂心，主治卒心腹绞痛如刺，两胁支满，烦闷不可忍。治疗胃脘痛的劫药"愈痛散"，药用五灵脂、延胡索、莪术、高良姜、当归各等份为末，每二钱，淡醋汤调服。

2.温中止呕

高良姜用于胃寒气逆所致的呃逆、呕吐、胃痛等。高良姜、半夏配伍用，为临床治疗胃寒呕吐常用对药之一，亦常与生姜、陈皮、砂仁等配用。《华佗神方》载治伤寒呃逆神方，用荜澄茄、高良姜各等份为末，每服二钱，水六分，煎十沸，入醋少许，服之。

《本草求真》指出："良姜同附子、干姜，则能入胃散寒，同香附则能除寒，祛郁。"与香附相配伍，为《良方集腋》之良附丸。该方具有行气疏肝，祛寒止痛止呕的功效，用于肝气或客寒犯胃，脘痛呕吐，或连胸胁胀痛等。方后："气痛为主，香附用三钱，良姜用一钱半；寒痛为主，良姜用三钱，香附用一钱半。"

（二）红豆蔻的功效应用

红豆蔻与高良姜同出一物，一为果实，一为根茎。其味辛，性温。功能燥湿散寒，醒脾消食。用于脘腹冷痛、食积胀满、呕吐泄泻等。此药在古方中常作为解酒药用，所谓"善醒于醉，解酒毒"。《本草纲目》指出："红豆蔻，李东垣脾胃药中常用之，亦取其辛热芳香，能醒脾温肺、散寒燥湿、消食之功尔。若脾肺素有伏火者，切不宜用。"

五〇、樱桃

随着天气的逐渐转暖，艳丽的樱桃也日渐成熟。起伏的山坡上，田垄间，在那些生机盎然的枝头之上，挂满了一颗颗晶莹剔透的果实，露出了鲜红的笑脸，赏心悦目，逗人喜爱。

我国素有"梅花开过年，樱桃吃在前"的说法。樱桃成熟期较早，素有早春第一果的美誉，号称"百果第一枝"。

（一）樱桃的功效应用

樱桃味甘，性温，归脾、胃经。《滇南本草》谓其"治一切虚症，能大补元气，滋润皮肤"。其功效应用如下。

1.温胃健脾

樱桃用于胃寒食积、病后体虚、脾失健运所致的气短心悸、倦怠食少等。

2.祛风除湿

风湿腰腿疼痛，四肢不仁，关节屈伸不利，瘫痪者，多浸酒服。樱桃酒的具体制法是取新鲜樱桃500g，洗净晾干，放入1000ml米酒中，浸泡10天即成。每日饮30～60ml，早晚各1次。

3.发汗透疹

樱桃用于麻疹初期，疹出不畅。麻疹流行时，给小儿饮用樱桃汁能够预防感染。

4.外用治烧伤、冻疮

烧伤患者用樱桃挤汁涂患处，每日多次，可止痛，还能防止起泡化脓。将樱桃浸入高粱酒中，外擦患处可止痒，治疗冻疮。

（二）樱桃的营养效能

樱桃中含蛋白质、脂肪、糖、钙、磷、铁等。研究表明，樱桃的铁含量要比同量的苹果、橘子、梨高，而铁元素是人体血液中不可缺少的成分，所以有用樱桃来防治贫血者。作为补铁食品，樱桃为首选。

樱桃多生食，也可做成罐头保存，或制成果酱作调味品，也可浸酒饮用。

（三）樱桃的食用宜忌

樱桃性偏温热，一次不宜多吃，食之过量会引发内热。如食多出现不适，可用甘蔗汁解之。正如唐代王维在《敕赐百官樱桃》诗中说："饱食不须愁内热，大官还有蔗浆寒。"患有热性病及虚热咳嗽的病人应慎食樱桃。樱桃籽中含有一种叫氰苷的成分，它水解后能产生有毒物质氢氰酸，因此人们在吃樱桃时要尽量去籽。

五一、桃

一提"桃"，就联想到"桃园"二字，宴桃园豪杰三结义是《三国演义》第一章的题目，写的是刘备、关羽、张飞。而谈起陶渊明的《桃花源记》，大家亦会津津有味，那是一个世外桃源。

（一）桃花

1.诗意桃花

《诗经·国风·桃夭》中一句"桃之夭夭，灼灼其华"，为桃花定下了温暖、热闹、娇艳、青春的基调。

桃花所代表的文化多是民间的文化，所以与桃花有关的故事，也多承载着民间百姓的理想，或者成为不少文人学士的生命寄托。东晋陶渊明的《桃花源记》中有："忽逢桃花林，夹岸数百步，中无杂树，芳草鲜美，落英缤纷……"，描述了一个平静祥和、自足自乐的理想世界。唐代李白在《山中问答》也留下了"桃花流水窅然去，别有天地非人间"之名句。宋代谢枋得《庆全庵桃花》化用桃花源之典，诗曰："寻得桃源好避秦，桃红又见一年春。花飞莫遣随流水，怕有渔郎来问津。"

2.桃花令人好颜色

《神农本草经》载桃花"令人好颜色""悦泽人面"。美容验方中有桃花粥、桃花白芷酒、桃花冬瓜仁增白方等。桃花具有活血化瘀、除斑增白、润肤悦色的功效，用于颜面焦黑或面有黄褐斑者。

《备急千金要方》中有"桃花三株，空腹饮用，细腰身"的说法。也就是说，桃花可以荡涤痰浊，使其通过大便排出。桃花可通便，在减肥上亦有效果。

（二）桃子

1.蕴含着吉祥长寿

桃子，又名寿桃、蟠桃、仙桃、寿果等。桃蕴含着图腾崇拜，有着生育、吉祥、长寿等民俗象征意义。王母娘娘的蟠桃宴和手捧桃子的老寿星，成为民间与长寿联系最多的传说和物象。传统的年画中，《蟠桃献寿图》寄寓延年益寿，蝙蝠和桃称为福寿，灵芝和桃称为仙寿。吴昌硕的《秋实图》曰："千年桃实大如斗，仙人摘来以酿酒。一施可得千年寿，朱颜常如十八九。"

2.食疗作用

桃味甘、酸，性温，归肝、大肠经。桃具有补气养血、养阴生津等功能。面黄肌瘦，气血两亏者常吃桃子可强壮身体，丰肌美肤。崔禹锡《食经》谓其"养肝气"。《随息居饮食谱》谓其"补心活血，生津涤热"。

桃能活血化瘀，消除积块，可鲜食或作脯食，对内有瘀血肿块、肝脾肿大者，可为辅助医疗食品。

研究显示，桃含有蛋白质、脂肪、碳水化合物、粗纤维、维生素C、维生素B、钙、磷、铁、胡萝卜素和烟酸等成分。其所含较多的有机酸和纤维素，能促进消化液的分泌。铁的含量较多，对儿童和女性的缺铁性贫血有辅助治疗作用。

需要注意，因桃子性温，多食容易使人腹胀并产生疮疖。

（三）桃仁的功效应用

桃仁为蔷薇科植物桃或山桃的干燥成熟种子。其药用始载于《神农本草经》，列为下品。其味苦、甘，性平，有小毒，归心、肝、大肠经。主要功效应用如下。

1.活血祛瘀

《神农本草经》谓："主瘀血，血闭瘕瘕，邪气。"本品广泛用于瘀血症，《伤寒杂病论》中祛瘀方剂多用之，如桃核承气汤、桂枝茯苓丸、下瘀血汤、抵当汤等。

桃仁用于血滞经闭、痛经，常配红花、川芎等药，如桃红四物汤（桃仁、红花、熟地黄、白芍、当归、川芎）。该方还是一首经典养颜妙方，具有滋润肌肤等美容效果，治疗女性面色晦暗、黄褐斑、蝴蝶斑等效果为佳。《备急千金要方·妇人方中》载有桃仁煎，治妇人产后百疾，诸气补益悦泽方。即用桃仁一味，捣令细，温酒服。

明代武之望在《济阴纲目》有桂枝桃仁汤，治经候前偶感风寒，腹痛不可忍。药用桂枝、芍药、炙甘草、生姜、大枣、生地黄、桃仁。并载一妇人冬月经行，偶因归宁途中伤冷，遂经血不行，腹痛不可忍，予用此药，一剂而痛立止，经复行，其效如神。

治产后瘀滞腹痛，多与炮姜、川芎等配伍，如生化汤（当归、川芎、炙甘草、桃仁、熟地黄、炮姜）。现常用于治疗产后阴道出血，子宫复旧不良，宫缩痛、胎盘残留等。治疗癥瘕、积聚、蓄血症，多与桂枝、大黄等同用。用于跌打损伤之瘀血肿痛，多与当归、红花等同用，如复元活血汤。用于肺痈痰热血瘀者，多与冬瓜仁、苇茎等配伍，如千金苇茎汤。用于肠痈热毒血瘀证者，多与大黄、牡丹皮相配伍，如大黄牡丹皮汤。

2.润肠通便

本品含有油脂，具有润肠通便作用，多与火麻仁、瓜蒌仁、当归相配伍。《药品化义》谓其"入大肠，治血枯便秘，血燥便难，以其濡润凉血和血，有开结通滞之功"。对于产妇血燥便秘，《重订通俗伤寒论》用桃仁合松子仁、柏子仁以润下。

本品与杏仁同用，为双仁丸，用于治疗咳嗽气喘。

五二、杏

人类种植杏树的历史是悠久的。公元前的典籍《管子》就有"五沃之土，其木宜杏"，稍后的《山海经》也有"灵山之下，其木多杏"的记载。

杏为蔷薇科植物杏或山杏的果实，味甘、酸，性微温。《随息居饮食谱》谓其"润肺生津"。凡津液不足，口干烦渴者宜食之。杏的果肉中含有钙、磷、铁，还含有胡萝卜素以及多种维生素，其中维生素C和维生素A的含量高。

（一）杏仁的功效应用

杏仁有两种，一种是苦味的，就是传统的文献里作为药用的杏仁，即苦杏仁。另一种是没有苦味的，如超市里面做食品的杏仁，像花生、核桃一样，是一种干果，名为甜杏仁。

苦杏仁，为蔷薇科植物山杏的成熟种子。杏仁入药，始载于《神农本草经》，原称为"杏核仁"，列为下品，主咳逆上气。主要功效应用如下。

1.止咳平喘

用于多种咳喘证，但以外感咳喘最为适宜。外感风寒咳喘，胸闷气逆，多与麻黄、炙甘草等配伍，如三拗汤；用于风热咳嗽，发热汗出，多与桑叶、菊花同用，如桑菊饮；用于风燥发热咳嗽，痰黏难咳，多与桑叶、浙贝母等同用，如桑杏汤、清燥救肺汤等。肺热咳嗽，痰黄黏稠，可与麻黄、石膏配伍，如麻杏石甘汤。《三因极一病证方论·痰饮》载杏参散，由杏仁、桃仁、桑白皮、人参、姜、枣组成，治上气，喘满，倚息，不能卧。

应该注意的是，汉代张仲景的麻杏石甘汤、麻黄连翘赤小豆汤中均配伍杏仁，可见杏仁之用不只是止咳平喘。另在胸痹方中如茯苓杏仁甘草汤中，亦用杏仁。

2.润肠通便

用于老人或产妇产后肠燥便秘，多与火麻仁等配伍。如治疗便秘的麻子仁丸、五仁丸。

3.美容

杏仁能增白嫩肤，悦泽不老。如《备急千金要方》载杏仁能治"面上皯疱"。把杏仁去皮，捣和鸡子白，夜涂之，旦以暖酒洗去。这种"杏仁蛋清面膜"，会起到润泽面容，退祛黑斑的功效。《太平圣惠方》用瓜蒌仁二两，杏仁一两浸泡去皮，与瓜蒌仁同研如膏，以蜜调。每夜涂手，令手光泽，冬不皲裂。也可涂面及口唇，取其滋润皮肤，使皮肤得到营养，在寒冷干燥的气候中不至于发生皲裂。

《日华子本草》赞杏仁具有"养心肺，解热毒，润皮肤"的功效。杏仁有甜、苦之分，就皮肤美容而言，润肤泽面，嫩皮增白多用甜杏仁，杀虫治疥多用苦杏仁。

（二）杏林的典故

葛洪的《神仙传》中记载三国时期，庐山有位叫董奉的名医，其医术高明，医德高尚，普救大众，为人治病，不取钱财，深受人们的赞颂。病人为了感谢董奉，被治愈者，即在董奉住宅周围种植杏树，久而久之，董奉住宅周围杏树成林。杏子成熟后，董奉再用杏子换来稻谷，救济贫苦百姓。所以后人常以"杏林春暖""誉满杏林"来称颂医德高尚的人。

再说"虎守杏林"。传说有一次一只老虎张着大口来到董奉住处，有求救状。董奉仔细观察，见虎喉中被一骨卡住，他冒着生命危险，从虎口中取出骨头。老虎为了报答救命之恩，从此不愿离去，而为董奉看守杏林。中药堂常常挂有"虎守杏林"的条幅，就来源于这一典故，喻示医术高超。

五三、橘

柑橘是人们喜食的水果，而剥下来的皮称为"橘皮"，有心人会把橘皮晒干，以备后用。

橘皮是一味临床常用的中药。新鲜的橘皮一般不入药，从药性来看，新剥下来的果皮燥性比较明显，容易上火，而经过放置以后，气味缓和一点，行而不峻，温而不燥，质量较优，故名陈皮。《本草纲目》指出："它药贵新，惟此贵陈。"

（一）陈皮的功效应用

陈皮味辛、苦，性温，归脾、肺经。主要功效应用如下。

1.理气和胃，健脾消胀

陈皮具有理气和胃，健脾消胀的功效。对于脾胃气虚，脾失健运所致的脘腹胀满、恶心、食欲低下等，陈皮都适用。比较简易的食疗方，如陈皮10g研成末，与大米煮粥服食，即能健脾和胃消胀满。若小儿纳呆、腹胀，取陈皮、炒白术、神曲均为末，每次3g，每日2次，会改善食欲，增强体质。若治脾胃气机阻滞的恶心、呕吐、呃逆属寒者，陈皮与生姜同用，为橘姜汤，属热者，与竹茹配伍，为橘皮竹茹汤。《本草纲目》对陈皮的药性与功效颇为赞誉，谓："其治百病，总是取其理气燥湿之功。同补药则补，同泻药则泻，同升药则升，同降药则降。"治疗胃病的名方平胃散，由苍术、厚朴、陈皮、甘草四味药组成。《太平惠民和剂局方》谓该方"常服调气暖胃，化宿食，消痰饮"。

2.燥湿化痰

陈皮是一味重要的化痰药。一方面，陈皮能健脾燥湿，减少脾的生痰，另一方面，它又能祛痰止咳，使肺窍里面的痰容易咳出来。对于湿痰咳嗽、痰多胸闷者，最为适合。外感咳嗽痰多，常用苏叶、陈皮以止咳化痰。相传唐高宗李治和皇后两人曾分别患脘腹胀满、脾胃气滞及痰湿壅肺、咳嗽痰多的病，均取陈皮泡水饮而治愈。《太平惠民和剂局方》里著名的二陈汤，即由陈皮、半夏、茯苓、甘草组成，用于湿痰咳嗽，胸膈胀满，不思饮食等。方名为二陈，是指陈皮和半夏。此外，陈皮还有一定的解酒作用。

橘红，是橘皮去白之陈皮。宋代韩彦直《橘录》记载："橘皮最有益于药，去尽脉为橘红。"一般而言，橘红化痰的作用优于橘皮。常用的中成药橘红丸中，用的是橘红。比较珍贵的道地药材是"化州橘红"，亦简称"化橘红"，由广东化州出产，是另外一种柑橘类的化州柚，把它的皮剥下来，即为化州橘红，被誉为治痰珍品，在清代被列为宫廷贡品。

（二）橘的络、叶、核均可入药

1.橘络

橘络为橘的果皮内的筋络。味甘、苦，性平。具有行气通络，化痰止咳的功效。用于痰滞经络之咳嗽痰多、胸胁作痛等证。

2.橘核

橘核为橘的成熟种子。味苦性平，具有理气散结止痛的功效。在疝气痛、睾丸疼痛时常用之。对于乳腺增生症、乳房结块，常用橘核研碎冲服，或水煎服。

3.橘叶

橘叶为橘树的叶。味苦、辛，性平。功于疏肝行气，消肿散结。用于胁痛、乳房结块、乳腺炎等病症。

（三）橘井飘香

此为医林的千古佳话。汉文帝时，贵阳人苏仙公得道，他告诉母亲明年天下将有疫疾，用庭院中的井水一升，放入橘叶一枚，可以治疗一人的疫疾。第二年果然疫疾流行，苏母用苏仙公说的办法，治愈了不少人。这个故事不但说明橘叶有防病治病的作用，而且此后"橘井"也成了良医的代名词。

五四、橙子

橙子又名"黄果""金环"，为芸香科植物香橙的果实。橙子分甜橙和酸橙，酸橙又称缸橙，味酸带苦，不宜食用，多用于制取果汁，很少鲜食，鲜食以甜橙为主。橙子的幼果和未成熟的果实是常用的中药枳实、枳壳。

（一）水果橙子

橙子既可剥皮生食，也可绞汁取液饮。口渴了，榨一杯甜橙汁，生津止渴，十分惬意。若饮酒过多，口干舌燥，恶心呕吐，橙子也会起到一些解酒的效果。橙子是柑橘类植物的果实，在功效上如同柑橘，有理气和胃的作用，对于患有食欲不振、恶心呕吐、胸腹胀满作痛的人来说，更加适宜食用。正如黄元御在《玉楸药解》所说，橙可宽胸利气，解酒。《本草纲目拾遗》亦载有"橙饼，消顽痰，降气，和中，开胃，宽膈，健脾，解鱼蟹毒，醒酒"。

从营养效能上看，橙子果肉含有维生素A、维生素B、维生素C、维生素D及柠檬酸、苹果酸、果胶等成分。甜橙中的橙皮苷含量比橘要高。橙皮苷有类似维生素P的功效，可减低毛细血管的脆性，以防治微血管的出血。食橙子还有助于增加皮肤弹性，减少皱纹。

橙子外皮叫黄果皮，除含果肉中的成分外，胡萝卜素含量较多，可作为健胃剂、芳香调胃剂。橙子还含有一定的橙皮油，对慢性支气管炎有效。

（二）枳实的功效应用

作为水果食用的橙子，是甜橙成熟的果实。而酸橙、甜橙的幼果和尚未成熟的果实是作为药用的，这就是临床上常用的中药枳实与枳壳。枳实是橙的干燥幼果，比较嫩小，大多如指头大小。若长至接近成熟果实，把它切开，把果肉去掉，只用外面的壳，这就叫枳壳。枳实与枳壳虽为两种药物名称，但均来自同一植物的果实——橙，只是采收期不同。

枳实味苦、辛，性微寒，归脾、胃、大肠经。主要功效应用如下。

1.破气消积

用于饮食积滞之脘腹胀满、嗳腐气臭等症，可与麦芽、神曲等同用。用于热结腑实，大便秘结，多与大黄、厚朴等同用，如小承气汤。用于湿热食积，内阻肠胃，见脘腹胀痛，下痢泄泻者，多与大黄、黄连、神曲等配伍，如枳实导滞丸。用于脾虚气滞之脘腹胀满，多与白术配伍，如枳术丸。

2.化痰消痞

用于痰浊内阻胸阳，所见胸闷、胸痹疼痛，与橘皮、生姜配伍，为橘枳姜汤；痰热内陷胸膈，可在小陷胸汤（半夏、瓜蒌、黄连）的基础上加枳实。

3.止痒

《神农本草经》谓其"主大风在皮肤中，如麻豆苦痒"，即指枳实具有止痒的作用，用治风疹瘙痒以及其他原因所致的痒感。这在唐、宋时期治疗皮肤瘙痒的方剂中多见。如《外台秘要·卷十五》引《肘后》枳实丸（枳实、天门冬、独活、蒺藜仁、防风、桔梗、黄连、薏苡仁、肉桂），疗热风头面痒，风疹如癞。《外台秘要·卷十五》引《延年》疗风疹痒闷，搔之汁出生疮的"洗汤方"，用苦参、漏芦根、枳实、蒺藜、楮茎叶。

临床实践表明，对于内脏下垂，在补中益气汤升举阳气的基础上，加枳实，可提升下垂的内脏，起到增效作用。

（三）枳壳的功效应用

成长期不同，作用也有一定的差别。《本草衍义》指出："枳实、枳壳一物也，小则其性酷而速，大则其性和而缓。"枳壳和枳实比较，幼嫩的作用峻猛一些，成熟的作用缓和一点，所以枳壳和枳实功效一样，只是枳壳稍缓和。相对而言，枳实力猛，为破气下降之品，胸膈以下病变多用。枳壳力缓，为宽中宽胸之品，胸膈以上病变多用。

（四）枳实和枳壳名称之争议

枳实入药，始载于《神农本草经》，其中既无形态描述，亦无枳壳之名。

枳壳之名见于唐代甄权《药性论》。据考证，汉代以前，无枳壳一名，直到宋代以后才分枳实、枳壳。正如沈括在《梦溪笔谈》云："六朝以前医方，惟有枳实无枳壳，故本草亦只言枳实，后人用枳小嫩者为枳实，大者为枳壳。"这就提示我们，古医籍中，没有分枳实和枳壳。如张仲景《伤寒杂病论》共用枳实十三方，有的是枳实，有的是枳壳。不少专家认为四逆散中的枳实，实际上用的是枳壳。

五五、佛手

佛手为芸香科常绿灌木或小乔木，因其果实顶端分裂张开如手指，外皮鲜黄色，润泽，香气浓郁，故又称佛手柑、福寿柑。《本草纲目》谓："木似朱栾而叶尖长，枝间有刺。植之近水乃生。其实状如人手，有指，俗呼为佛手柑。"

李时珍认为，其味（指舌尝）不甚佳而清香袭人，置之几案，可供赏玩。将佛手作为清供，既外形美观吉祥，又有清香时时溢出，这都是过去文人雅士追求的雅致性情，当然对人体健康也有益处。《红楼梦》第四十回里，贾母和刘姥姥众人在晓翠堂欢宴毕，一起来到探春房中，只见左边一个紫檀架上，放着一个官窑的大盘，盛放着数十个娇黄玲珑的大佛手。曹雪芹的祖父曹寅在《楝亭诗别集》里有咏佛手的诗："西堂偏识枸橼性，截片烹茶也自幽。"

"白叶堂前几树黄，摘来犹似带星霜。自从散得天花后，空手归来总是香"此《佛手诗》系清代镇江布衣李琴夫所作，袁枚在《随园诗话》中大加赞赏："咏佛手至此，可谓空前绝后矣！"将佛手比喻成散花仙女的手真是妙极。

（一）佛手柑的功效应用

佛手味辛、苦、酸，性温，归肝、脾、肺经。主要功效应用如下。

1.疏肝解郁

用于肝郁气滞及肝胃不和之胸胁胀痛，脘腹痞满等。疏肝解郁之功稍逊于青皮，常与青皮、玫瑰花、香附等合用。

2.理气和胃

用于脾胃气滞之脘腹胀满，不欲饮食等，功同陈皮，常与陈皮、木香等合用。

3.燥湿化痰

用于咳嗽痰多，胸闷胸痛等，可与陈皮、瓜蒌等合用。

综上所述，本品融疏肝、理气和胃、化痰之功用，平和而无燥烈之弊，临床较陈皮、青皮更为好用。

需要指出，有一首妇科名方"神妙佛手散"，通常叫"佛手散"。这里的佛手，与中药佛手无关，方由当归、川芎组成，所以不少医籍加注：即芎归汤。治胎痛服之即安，胎损服之立下。

（二）佛手瓜

佛手瓜与佛手柑不是一类。佛手瓜是瓜类蔬菜。佛手瓜在瓜类蔬菜中营养全面丰富，常食对增强人体抵抗疾病的能力有益。佛手瓜蛋白质和钙的含量是黄瓜的 2~3 倍，维生素和矿物质含量也显著高于其他瓜类，并且热量很低，又是低钠食品，是心脏病、高血压患者的保健蔬菜。

佛手瓜对消化不良、舌苔厚腻、胸闷气胀、呕吐、咳嗽以及神经性胃痛等有一定的食疗作用。

【附】香橼

香橼，为芸香科植物枸橼或香橼的成熟果实，主产于广东、广西等地。香橼，古称枸橼，其名始载于苏颂《图经本草》。

香橼，是圆球状的，就像葡萄柚的形状和大小，从植物学上来讲，佛手是香橼的变种，是在栽培种植的过程当中发生了变异。香橼、佛手同入肝、肺、脾经，作用相近，皆能行气宽中。但香橼理气宽中、化痰之效略胜于佛手。而佛手清香之气略胜，止呕之力强于香橼。两药相须配对，功专理气止痛，醒脾开胃，化痰宽中，所以适合于肝胃气机郁滞所致的胸闷胃痛、食欲不振、呕吐、痰饮咳嗽、胸膈不利等症。如香苏散（香橼、佛手、苏梗等），宽胸理气化痰，心胃同治。

五六、荔枝

荔枝为我国"南国四大果品（香蕉、菠萝、龙眼、荔枝）"之一，为无患子科乔木植物荔枝的成熟果实，又称丹荔、丽枝。其肉质鲜美，颇为人们喜爱。

（一）鲜食荔枝

荔枝鲜甜味美。唐·白居易在《荔枝图序》中称荔枝"瓤肉洁白如冰雪，浆液甘酸如醴酪。"明·曹学铨的《荔枝歌》中更说："海内如推百果王，鲜食荔枝终第一。"

从营养角度看，荔枝含天然葡萄糖多，还含有蛋白质、碳水化合物、多种维生素、粗纤维、钙、磷、铁、维生素B₁、核黄素、烟酸、抗坏血酸等成分，对健康十分有益。荔枝有营养脑细胞的作用，可改善失眠、健忘、多梦等症。并能促进皮肤新陈代谢，延缓衰老。

荔枝鲜甜味美，但不容易保存。"若离本枝，一日而色变，二日而香变，三日而味变，四五日外，色香味尽去矣"。据记载，汉武帝刘彻为了吃到新鲜的荔枝，曾每年强迫岭南百姓进贡，并不惜动用驿站，日夜兼程，分段传递，多少驿夫因此疲惫而亡。到了唐代，杨贵妃爱吃鲜荔枝，皇帝李隆基为了博取其欢心，也像刘彻那样派驿站专程送荔枝进宫。由此留下了杜甫《病橘》"忆昔南海使，奔腾献荔枝，百马死山谷，到今耆旧悲"的诗句。唐代杜牧的《华清宫》诗云"长安回望绣成堆，山顶千门次第开，一骑红尘妃子笑，无人知是荔枝来"，更是真实写照。

（二）荔枝的功效应用

荔枝味甘、酸，性温，归脾、肝经。主要功效应用如下。

1.补脾益气

用于脾虚久泻。可用干荔枝果肉煎水服。荔枝去核，与粳米一同煮粥食用。

2.补益肝血

用于血虚心悸，头晕，失眠，健忘，身体虚弱，血虚崩漏等。《玉楸药解》指出："荔枝，甘温滋润，最益脾肝精血。阳败血寒，最宜此味。功与龙眼相同，但血热宜龙眼，血寒宜荔枝。干者味减，不如鲜者，而气和平，补益无损，不致助火生热，则大胜鲜矣。"

（三）荔枝的食用宜忌

（1）多吃可导致上火。《本草纲目》提示："荔枝气味纯阳……鲜者食多，即龈肿口痛，或衄血也。"

（2）皮肤易生疮疖及胃热口苦者慎用。《海药本草》："食之多则发疮毒。"

（3）多食可引起体内糖代谢紊乱，造成荔枝病（即低血糖）。轻者恶心，出汗，口渴，无力，重者则头晕，昏迷。

（四）荔枝核的功效应用

荔枝核，为荔枝的核仁。作为药用，始载于北宋寇宗奭的《本草衍义》，其味辛、甘，性温，入肝、肾二经。主要功效特点是理气止痛。

《本草纲目》说："荔枝核入厥阴，行散气滞，其实双结而核肖睾丸，故其治颓疝卵肿，有述类象形之义。""述类象形"是古代医家观察和认识某些药物功效作用的一种方法。即某些药物的形状与人体的某些器官、组织的形态相似，于是就猜想到这些药物具有治疗与其形态相近的人体器官的作用。李时珍对荔枝核功效原理的表述，就是运用了"述类象形"的方法，即荔枝其实双结，而核像睾丸，所以能治疗睾丸病症，如睾丸肿痛、疝气疼痛等。《坦仙皆效方》中的"玉环来复丹"，用荔枝核与陈皮配伍，治疗疝气诸痛。

从临床实践来看，荔枝核常用于治疗寒凝气滞所导致的睾丸炎、鞘膜积液等，可明显改善这些疾病引起的少腹坠胀、冷痛等症状。笔者辨证用于治疗前列腺疾病，另有心得。如治一例前列腺癌手术后的患者，表现为少腹坠胀不适，血清前列腺特异抗原（前列腺癌的特异性标志物）一直居高不下，且不断攀升，患者甚是担心。在辨证施治的处方中，重用荔枝核，患者的少腹坠胀症状消失，血清前列腺特异抗原指标得以逐渐下降。

吕仁和老中医对于尿路感染治疗不及时，后遗尿道刺激症状，临床表现为尿频、尿急、尿痛，少腹胀满或满痛的患者，随方加用橘核、荔枝核药对，也常常可取得良好疗效。

荔枝核不仅用于男科疾病，对于寒凝气滞所导致的胃脘疼痛、腹痛以及痛经也可应用，多与橘核、香附、木香、小茴香、乌药等相配用。《本草备要·果部》谓本品"散滞气，辟寒邪，治胃脘痛，妇人血气痛"。《景岳全书》荔香散（荔枝核、木香）主治寒凝气滞的心腹胃脘久痛，屡触屡发者。治女性痛经，多与香附相配，如《妇人良方·卷七》蠲痛散。

关于荔枝核的用量，药典记载的常用剂量为6～10g。临床应用体会，小剂量往往作用不明显。张廷模编著的《临床中药学讲稿》也提到：其"药物作用一般，对肝、胃略有一点散寒行气止痛的效果。"临床用荔枝核，可根据疾病情况增加剂量，加至15～30g，能明显提高疗效。

五七、龙眼

晋代嵇含《南方草木状》谓："荔枝过即龙眼熟，故谓之龙眼奴，言常随其后也。"《开宝本草》又称龙眼为"亚荔枝"，言其形状如荔枝，肉富于荔枝。明代王象晋称"应共荔丹称伯仲，况兼益智策勋殊。"看起来，荔枝和龙眼这两种"仙果"，尽管味道都很鲜美，功用也不相上下，但若比较起来，龙眼肉的益智功能尤为突出。恰如李时珍在《本草纲目》所指出："食品以荔枝为贵，而资益则龙眼为良。"

龙眼俗称"桂圆"，是我国南亚热带名贵特产，历史上有"南方桂圆，北方人参"之称。龙眼果实在新鲜时是乳白色半透明饱含水分的肉质，味甜如蜜，果肉干后则变暗褐色，质柔韧。龙眼果实富含营养，自古受人们喜爱，更视为珍贵补品。本品生食、入汤、入粥均可。

（一）龙眼的营养效能

龙眼含葡萄糖、蔗糖和维生素 A、维生素 B 等多种营养素，还含有较多的蛋白质、脂肪和多种矿物质。龙眼肉提取液有一定的抗自由基及提高免疫功能的作用，起到抗衰老的功效。

龙眼对于子宫癌细胞的抑制率超过90%，引起了医学家的关注。女性更年期是妇科肿瘤好发的阶段，适当吃些龙眼肉有利于健康。

（二）龙眼的功效应用

龙眼肉味甘，性温，归心、脾经。《神农本草经》谓其"益智"。《得配本草》谓："益脾胃，保心血，润五脏，治怔忡。"本品能开胃益脾，养血安神，用于心脾虚损、气血不足所致的失眠、健忘、惊悸、眩晕等症，单用熬膏，或配其他益气补血之药同用。对于神经衰弱的病人，可用龙眼肉与酸枣仁合用，于晚睡前代茶饮，能使其睡眠逐渐安宁，心慌改善，精神好转。《医学衷中参西录》安魂汤，龙眼肉与酸枣仁，生龙骨、生牡蛎、清半夏、茯苓、生赭石配伍，治心中气血亏损，兼心下停有痰饮，致惊悸不眠。《严氏济生方》归脾汤，龙眼肉与人参、黄芪、酸枣仁、远志、茯苓等配伍，治心脾亏虚，失眠、惊悸等。

病后体弱或脑力衰退者，可把龙眼蒸熟，当点心常服，也可与其他补益之品同用。《重庆堂随笔·卷下》指出："龙眼肉味纯甘而温，大补血液，蒸透者良。"

（三）龙眼的食用宜忌

产妇在产后身体虚弱时，能否用龙眼肉调补？临床发现，有不少产妇产后食用较大剂量龙眼肉时乳汁明显减少，而且子宫恢复不良。动物实验研究也发现，龙眼肉的乙醇提取物无论剂量大小均可明显降低雌性大鼠血清中的催乳素含量。基于此，不建议产妇在哺乳期食用龙眼肉。

龙眼肉是甘甜之品，对于内有痰火及湿滞停饮者慎服。正如《重庆堂随笔·卷下》所说，食用龙眼，湿盛者能生痰，脾弱者滑大便，不可不知也。

📖 **用方精选**

桂圆莲子百合粥

大米100g，去壳桂圆20只，通心莲25g，鲜百合25g，冰糖适量。百合瓣成片，通心莲用温水浸软。大米淘洗净加入通心莲、百合、桂圆与适量水熬煮成粥。冰糖调味。此方健胃滋养，收敛安神。适宜于脾胃虚弱导致食欲不振者。

五八、木瓜

木瓜是我国特有的果树，远在春秋时期，《诗经·卫风·木瓜》中即有"投我以木瓜，报之以琼琚，匪报也，永以为好也"。在这首投果恋歌中，木瓜已成为男女之间的互赠信物，是深厚的情感寄托，与琼琚（玉饰品）等同视之，足见其典雅高贵。

历代文人墨客在诗词中不仅对木瓜赞赏有加，而且也时常作为相互馈赠的珍贵礼物。如唐代刘言史的《看山木瓜花》，宋代梅尧臣的《次韵和王尚书答赠宣城花木瓜十韵》等。明代丘浚《谢送木瓜》诗曰："经霜著雨玉枝疏，除却宣城总不如。久入神农为药品，曾从孔子见苞苴。味涵玉液酸仍涩，囊蹙金砂实不虚。深感故人相赠与，此情何以报琼琚。"

木瓜有宣木瓜和番木瓜两种，其性味、功效各不相同，应予区别。

（一）宣木瓜的功效应用

宣木瓜是药用木瓜，形体小如雪梨，有浓烈的香气，因它产于安徽宣城，故称"宣木瓜"，又名"铁角梨"。《本草图经·卷十六》记载："木瓜处处有之，而宣城者为佳。"

宣木瓜作为药用，始载于《雷公炮炙论》。其味辛、酸，性温，归肝、脾、胃经。其功效应用如下。

1.舒筋活络

宣木瓜为治风湿痹证常用，治疗筋脉拘挛者尤佳。《景岳全书·本草正》谓："木瓜，用此者用其酸敛，酸能走筋，敛能固脱，得本味之正，故尤专入肝益筋走血，疗腰膝无力，脚气，引经所不可缺。"宣木瓜治疗脚气病，腰膝软弱，行动无力，或拘挛疼痛等，可与吴茱萸、紫苏、槟榔等同用，如鸡鸣散。宣木瓜治疗湿痹筋急，不可转侧，可与制乳香、没药同用。《华佗神方》治中风颈项强直硬神方："此肝肾受风寒所致也。将宣木瓜去瓤，入乳香、没药于其中，以线缚定，饭锅上蒸三四次，研成膏，入生地黄汁，热酒冲服。"

安徽广德顾安中患脚气筋急腿肿，不能行走，只好乘船回家，在船上，他无意中将两脚搁在一包装货的麻袋上，下船时，发现自己肿胀的腿已减轻，疼痛亦明显改善，因此十分惊奇，他急忙问船家袋中装的是什么东西？船家回答说是木瓜。于是，顾安中回家后，即买来木瓜切片盛于袋中，每日将脚搁在上面，不久，他患的脚气肿病获得痊愈。《医宗必读·本草徵要·木部》曾这样称颂木瓜："得东方之酸，故入厥阴治筋，非他药所能俦匹。"

《清异录》说："木瓜性益下部，若脚膝筋骨有疾者，必用焉。"宣木瓜除了用于风湿痹痛，筋脉拘挛外，对于不安腿综合征，也常获效。若与芍药、甘草配伍应用，效果更佳。白芍治筋病，主要是柔肝缓急而养筋。木瓜治筋病，主要是利湿温肝而舒筋。

2.化湿和胃

宣木瓜治疗湿浊中阻之腹痛吐泻，转筋偏寒者，常与吴茱萸、小茴香、藿香等同用。此外，本品有消食作用，用于消化不良，功类山楂，主要解肉食。实验研究，木瓜所含蛋白分解酵素，有助分解蛋白质和淀粉。

《御药院方·卷四》载"加减思食丸"，治脾胃俱虚，水谷不化，胸膈痞闷，腹胁时胀时减，嗜卧，口苦无味，虚赢少气，胸中有寒，饮食不下，反胃恶心，及病后心虚，不胜谷气，食不服常。药用炒神曲、炒麦芽、乌梅、干木瓜、白茯苓、炒甘草。清·徐大椿在《兰台轨范》指出："此收纳胃气之方，用乌梅、木瓜甚巧。"脾胃大家李东垣在《脾胃论·卷下》载有"和中丸"，药用人参、干姜、橘红各一钱，干木瓜二钱，炙甘草三钱。上为细末，蒸饼为丸，如梧桐子大，每服三五十丸，温水送下，食前服。治脾胃虚寒，不能食。

此外，以宣木瓜煎汤洗发，可增加头发的光泽。另据报道，用木瓜、甘草各30g，水煎洗脚，治疗脚癣47例，均获痊愈。

（二）番木瓜的功效应用

番木瓜，是水果木瓜，形圆而个大，因其产于热带美洲，故称番木瓜，国内主要产于广东、海南、台湾等地。

大家经常食用的木瓜是番木瓜。番木瓜果皮光滑、美观，果肉细致、厚实、香气浓郁、汁水多，营养丰富，有"百益水果""万寿瓜"之称，是岭南四大名果之一。

木瓜有健脾消食的作用，是因其含有一种酵素能消化蛋白质，有利于人体对食物的消化吸收。慢性萎缩性胃炎消化不良患者适合食用木瓜。

木瓜中的蛋白酶，可分解脂肪，通过分解脂肪可以去除赘肉，缩小肥大细胞，促进新陈代谢，及时把多余的脂肪排出体外，从而达到减肥的目的。木瓜酵素能促进肌肤代谢，帮助溶解毛孔中堆积的皮脂及老化角质，从而使皮肤变得光洁、细腻。

（三）木瓜的食用宜忌

木瓜中的番木碱对人体有微毒，每次不宜多吃，大量摄入木瓜会引起易怒、头疼、呕吐、骨骼疼痛、虚弱乏力、视物模糊等，重者可导致死亡。

孕妇不宜食用木瓜，食用后容易引起子宫收缩和腹痛。

五九、山楂

山楂，又名红果，既是人们喜食的果品，又是临床常用的一味中药。山楂主产于山东、河北等地，山东产量大质优，习称"北山楂"。青岛的莱西市栽培山楂历史非常悠久，以果实个大、皮薄肉厚久负盛名。

（一）山楂的功效应用

山楂作为药用，始载于《本草经集注》，为蔷薇科植物山里红、山楂或野山楂的干燥成熟果实。陈长明有一首《山楂》："大酸小甜山里红，消积为功用。"山楂味酸、甘，性微温，归脾、胃、肝经。主要功效应用如下。

1.消导之要药

山楂消食化积，用于各种食积，尤对肉食积滞之脘腹胀满、嗳气吞酸、腹痛等更为适用，可单用本品煎服。治食积气滞之脘腹胀痛，常配伍木香、青皮等。对饮食所伤所致的泻痢腹痛、滞下不爽、纳呆腹胀等，用山楂有止泻寓消之意，多用焦山楂或山楂炭。

李时珍在《本草纲目》中记述他的邻居家有个小孩，因食积不化，面黄肌瘦，腹胀如鼓。这个小孩在山上无意中采食了很多野山楂，食之较多，回家后大吐痰水，其病遂愈。所以《本草纲目》指出，山楂化饮食，消肉积、癥瘕、痰饮，可治疗痞满吞酸。

研究表明，山楂含多种维生素、酒石酸、柠檬酸、山楂酸、苹果酸等，还含有黄酮类、内酯、糖类、蛋白质、脂肪和钙、磷、铁等矿物质，所含的解脂酶能促进脂肪类食物的消化，还能促进胃液分泌和增加胃内酶素。山楂除鲜食外，可制成山楂片、果丹皮、山楂糕、红果酱、果脯、山楂酒等。山楂片和果丹皮是最常见的食品，具有促进消化的作用。

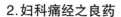

2. 妇科痛经之良药

山楂具有活血散瘀的作用，常用于血瘀经闭、产后血瘀腹痛、恶阻不下等，与当归、香附等配伍，如通瘀煎、调经饮。《医宗金鉴》谓："独圣散以山楂三十克，水煎，加砂糖冲化服，治产后心腹绞痛。"《医学衷中参西录》载："女子至期，月信不来，用山楂两许煎汤，冲化红蔗糖七八钱，服之即通，此方屡试屡效。若月信数月不通者，多服几次亦通下。"可见此方对女性血瘀痛经、经闭确实是一种有效的治法。

3. 降脂活血止痛之品

现代药理研究，山楂能显著降低血清胆固醇及甘油三酯，有效防治动脉粥样硬化，还能通过增强心肌收缩力、增加心排血量、扩张冠状动脉、增加冠脉血流量、降低心肌耗氧量等起到强心和预防心绞痛的作用。此外，山楂中的总黄酮有扩张血管和持久降压的作用。因此，高血脂、高血压及冠心病患者，每日可取生山楂15～30g，水煎代茶饮。山楂治疗血瘀浊阻之胸痹疼痛，常与川芎、红花等同用。

此外，近年研究发现，山楂中含有一种叫牡荆素的化合物，具有抗癌的作用。亚硝胺、黄曲霉毒素均可诱发消化道癌症发生，而实验研究表明，山楂提取液不仅能阻断亚硝胺的合成，还可抑制黄曲霉毒素的致癌作用。所以，消化道癌症的高危人群应经常食用山楂，对于已经患有癌症的患者，若出现消化不良时也可用山楂、大米一起煮粥食用，这样既可助消化，又可起到辅助抗癌的作用。

（二）山楂虽为亦食亦药之品，并非人人可食

由于山楂是味强有力的消导之品，古今医家再三告诫我们："气虚便溏，脾虚不食，二者禁用"（《得配本草》）。《随息居饮食谱》也强调："多食耗气，空腹即羸瘦人或虚病后忌之。"《本草求真》又说"山楂，所谓健脾者，因其脾有食积，用此酸咸之味，以为消磨，俾食行而痰消，气破而泄化，谓之为健，止属消导之健矣。"由此可见，山楂只消不补，脾胃虚弱者不宜多食。健康的人食用山楂也应有所节制。

（三）冰糖葫芦的故事传说

据说南宋绍熙年间，宋光宗最宠爱的妃子病了，面黄肌瘦，不思饮食，御医用了许多贵重药却不见效。于是张贴皇榜招医，一位民间郎中揭榜进宫，为贵妃诊脉后，给以山楂加红糖煎熬，每饭前吃五至十枚，半月后病愈。后来，这种酸脆香甜的蘸糖山楂传入民间，成为冰糖葫芦。

六〇、石榴

秋天，石榴红了。明代刘基在《游仙（九首）》用"灼若旭天栖扶桑"来形容石榴的红艳。

石榴的寓意深刻。它外表圆满光滑，内里"金房玉隔，万子同胞"，果皮一旦绽开，里面通常分为六个子室，每一个子室都藏着许多种子。正基于此，石榴象征子孙繁衍，家族兴旺昌盛，体现了人们热爱和追求美好生活的愿望。

（一）石榴的功效应用

金秋燥气主令，人体常表现出诸多"津亏液少"的秋燥症，如口鼻咽喉干燥，皮肤皲裂，大便秘结等。宋代陈直《寿亲养老新书》记载："当秋之时，其饮食之味宜减辛增酸，以养肝气。"石榴味道酸甘，可生津润燥，治疗时病燥邪具有良好的功效。

张锡纯认为，酸石榴为治气虚不摄肺劳喘嗽之要药。《医学衷中参西录》中记载他邻村的一位张氏妇，年过四旬，素患肺劳喘嗽，夜不安枕已数年，无论服何药皆无效验。一晚偶食酸石榴，觉夜间喘嗽较轻，从此每晚服之，其喘嗽日减，一连服过三月，竟脱然无累矣。凡气虚而喘，或年老体弱患有慢性喘嗽者，不妨作为一种食疗之法，以观其效果。

《滇南本草》："治筋骨疼痛，四肢无力，化虫，止痢，或咽喉疼痛肿胀，齿床出血，退胆热，明目。同文蛤为末，亦能乌须。"

石榴营养丰富，其维生素C的含量比苹果、梨高1～2倍，并含丰富的磷、钙、铁等营养成分，具有帮助消化的功效。

（二）石榴皮的功效应用

石榴果实去了里面的种子，剩下外面的果皮就是药材。石榴皮其味酸、涩，性温，归大肠经。《本草纲目》归纳其功用："止泻痢、下血、脱肛、崩中、带下。"

1.涩肠止泻

《普济方·卷二一二》神授散，治久痢不瘥，陈石榴焙干，为细末，米汤调下。用于久泻久痢而致气陷脱肛者，常与黄芪、升麻等配伍。治疗湿热泻痢，宜配伍黄连、黄柏等药。治久泻属虚寒者，宜配干姜、附子等药同用。

2.收敛止血

用于便血、崩漏。治便血，可单用煎服，或配伍地榆等药。治妊娠下血不止者，常与阿胶、艾叶等配伍同用。也用于遗精、带下。

据报道，石榴皮治脱肛，药用石榴皮30g、明矾15g，煎水熏洗患处，可使脱肛回缩而愈。

古代本草中记载石榴皮能杀虫。但需要注意的是，具有杀虫作用的是石榴树的根皮，不是石榴果实的皮。石榴根皮的毒性较大，不宜应用。

（三）石榴花开红似火

五月，石榴花开，热烈似火。苏轼在《阮郎归·初夏》中写道："微雨过，小荷翻。榴花开欲然。"

石榴花喻示着女性之美。唐代杜牧在《山石榴》中写道："一朵佳人玉钗上，只疑烧却翠云鬟。"绣满石榴花的石榴裙曾是唐代年轻女子极为青睐的一种服饰款式。南北朝的何思徵在《南苑逢美人》中写下"风卷葡萄带，日照石榴裙"的诗句，是用石榴裙来暗喻心中的美女。

石榴花具有美容的功用。夏秋时节采摘一些石榴花，煮沸食用，可以清除体内毒素，散瘀止痛。将石榴花鲜用或阴干，在牛奶中浸泡片刻，再敷于面庞之上，起到养颜、润肤、美白的效果。

六一、栗子

板栗，冠有"干果之王""山中药"之美名，原产于我国，已有两千余年栽培史。《诗经·国风·鄘风》中就有"树之榛栗"之诗句，《吕氏春秋》则有"果之美者，有冀山之栗"的记载。

板栗在中华民族民俗文化中也得到了体现，《礼记·内则》中说："子事父母，妇事舅姑，枣栗饴蜜以甘之。"可见古时将栗子当作孝敬长辈的滋补食品。

栗，就是大吉大利的。人们赋予了栗子许多美好的寓意，如栗子与"立子"谐音。办喜事时，用栗子压轿，闹洞房新娘子要吃栗子，寓意"早立子"，早生儿女。

香甜味美的栗子，自古就作为珍贵的果品，是干果之中的佼佼者。同时它还具有较好的药用价值。

（一）栗子的功效应用

《本草求真》谓："栗，肾之果也，味咸性温，体重而实，故能入肾补气，凡人肾气亏损而见腰脚软弱，并胃气不充而肠鸣泄泻，服此无不效。"

1.补肾强腰

用于老年体虚，肾虚腰膝乏力，腿脚不便，活动不利，气喘咳嗽，小便频数。孙思邈说："栗，肾之果也，肾病宜食之。"

苏轼晚年得了脚腿疼的毛病，一直以来治不好，后来一位山翁要他每晨用鲜栗十颗，捣碎煎汤饮，连服半月，果然灵验。他在《栗》中谈了自己的切身体验："老去自添腰脚病，山翁服栗旧传方。客来为说晨兴晚，三咽徐收白玉浆。"南宋陆游晚年齿根浮动，常食用栗子食疗，他在《夜食炒栗有感》中这样写道："齿根浮动叹老衰，山栗炮燔疗夜饥。"

明代吴宽喜食栗粥，在《煮栗粥》诗中写道："腰痛人言食栗强，齿牙谁信栗尤妙。慢熬细切和新米，即是前人栗粥方。"

2.健脾养胃

用于脾胃虚弱，羸瘦无力，气怯食少，乏力等。用栗子粉、面粉、冰糖蒸制成栗子糕，既香甜可口，又健脾补肾。《本草纲目》说栗子："益气，厚肠胃，补肾气，令人耐饥。""有人内寒，暴泄如注，令人煨栗二三十枚，顿愈。"这是因为肾主大便，栗能通肾，于此可验。

（二）栗子的营养效能

栗子含有蛋白质、不饱和脂肪酸、膳食纤维，另含有钙、磷、铁、钾等无机盐及胡萝卜素、B族维生素等多种成分，尤其是含钾突出，比号称富含钾的苹果还高4倍。含有丰富的不饱和脂肪酸、多种维生素和矿物质，可有效地预防和治疗高血压、冠心病、动脉硬化等心血管疾病，有益于人体健康。含有丰富的维生素C及人体必需矿物质，能够维持骨骼、牙齿和血管肌肉的正常功能，防治骨质疏松、腰腿无力、筋骨疼痛等，延缓衰老。含有核黄素，常吃栗子对日久难愈的小儿口舌生疮和成人口腔溃疡有益。

（三）栗子的食用方法

栗子可以做成糕点、菜肴、汤粥等，最好在两餐之间把栗子当成零食，或做在饭菜里吃，而不要饭后大量吃。

糖炒栗子，深受人们喜爱。清代郎兰皋在《晒书堂笔录》中有："闻街头唤炒栗之声，舌本流津。"而同时代的富察敦崇在《眼镜岁时记》中更说："栗子来时，用黑砂炒熟，甘美异常，青灯诵读之余，剥而食之，颇有味外之美。"著名作家汪曾祺在其所著的《人间草木》一书中谈到烤栗子："冬天，生一个铜火盆，丢几个栗子在通红的火盆里，一会儿，砰的一声，蹦出一个裂了壳的熟栗子，抓起来，在手里来回倒，连连吹气使冷，剥壳入口，是雪天的乐事。不过烤栗子要小心，弄不好会炸伤眼睛。"

栗子味美，但食用也要注意。栗子生吃过多，难以消化。熟食过多，滞碍肠胃。婴幼儿、脾胃虚弱及消化不良者、风湿病患者不宜多食。栗子中所含的糖类和热量较高，6～7粒中等大小的栗子，热量差不多就是一碗米饭，食用过量，不利于血糖控制。此外，栗子含钾高，慢性肾衰竭患者食用时也需注意。

六二、核桃

核桃是人们喜爱的干果，除去肉质外果皮，晒干后敲破，取出果仁，即为人们常说的核桃仁。中医自古就把核桃称为"长寿果""益智果""万岁子"，营养丰富，香脆可口，其卓著的健脑效果和丰富的营养价值，已经为越来越多的人所推崇。

（一）核桃仁的功效应用

核桃仁又名胡桃仁。作为药用始于唐代，孙思邈《备急千金要方·食治》、崔禹锡《食经》均有记述。《食疗本草》："核桃通经脉，润血脉，黑须发，常服骨肉细腻光滑。"历代医籍对核桃的药用多有发挥，《医学衷中参西录》指出："胡桃，为滋补肝肾、强健筋骨之要药，故善治腰疼腿痛，一切筋骨疼痛。为其能补肾，故能固齿牙，乌须发，治虚劳喘嗽，气不归元，下焦虚寒，小便频数，女子崩带诸症。其性又能消坚开瘀，治心腹疼痛，砂淋、石淋诸塞作痛。"

1.补肾强腰，延年益寿

核桃仁味甘，性温，归肾、肺经。核桃仁用于肾虚腰痛，男子阳痿、遗精，女子崩带、尿频等。核桃仁可单独应用，或配合补骨脂、杜仲应用。《续传信方》治疗虚寒喘嗽，腰脚酸痛，就是用核桃肉十二两捣碎、同补骨脂十两（酒蒸），共为末，蜜调如饴，每晨服一大匙。名方"青娥丸"，由杜仲、补骨脂、胡桃肉、大蒜组成，主治肾虚腰痛、膝软无力等。"青娥"，古代指少女美貌，也指耳前鬓发。方名青娥，表明该方有"乌鬓发，益颜色"之功效，能使人鬓变黑，变年轻。

2.温肺定喘

本品对肺虚引起的久咳、气喘燥咳，尤其对老年慢性支气管炎有显著疗效。对肺肾虚喘，胡桃仁常配人参、蛤蚧，如人参胡桃汤。北京名医蒲辅周先生习用人参胡桃汤治喘，并对此深有体会："治喘……用人参一钱，胡桃两枚，煮服或蒸服，乃平补也。"并指出"其质润，其皮涩，临床用时去壳留衣，即勿去紫皮。"认为核桃仁连皮能敛肺而取效。

3.润肠通便

核桃仁含油脂，用于病后津亏肠燥便秘，尤宜于老年大便燥者。

4.化石溶石

《随息居饮食谱》谓：“石淋痛楚，胡桃肉一斤，同细米煮浆粥，日日食之。”石淋，相当于泌尿系结石，临床经验表明，服食核桃仁，具有一定的溶石、排石的功效。山东中医药大学周凤梧教授用“三金胡桃汤”验方治疗泌尿系结石，效果显著。

核桃仁亦可用于治疗胆结石。资料表明，核桃仁中所含的丙酮酸能阻止黏蛋白和钙离子、非结合型胆红素的结合，并能使其溶解、消退和排泄。所以，有胆石症的患者，不妨坚持吃核桃仁，就有可能免除手术之苦。

（二）核桃仁的营养效能

研究资料表明，核桃仁含有的维生素E，具有供给体内氧气，增强人的耐久力，延缓细胞因氧化而老化，保持青春容姿，减轻疲劳的功能。核桃仁所含植物脂肪中的亚油酸是人体理想的肌肤美容剂，吃核桃仁可滋养血脉、乌须生发，能使粗糙的皮肤变得润泽、细腻、光滑，富有弹性。

核桃仁含有丰富的磷脂和维生素B_1、维生素B_2，每100g干核桃仁含磷294mg，磷是传达神经刺激的主要物质，而维生素B_1被称之为“精神性的维生素”，不饱和脂肪酸还能强化脑血管弹力和促进神经细胞的活力。因此，核桃仁对人的大脑神经有良好的支持和保护作用，是治疗神经衰弱的辅助剂，能延缓记忆力衰退，具有补脑增智之功。

核桃仁的脂肪中，71%是马亚油酸，12%是亚麻酸，这些不饱和脂肪酸能净化血液，清除血管壁杂质，消耗体内积蓄的饱和脂肪，对减少胆固醇在血中升高有益，有利于动脉硬化、心脑血管病患者的保健。

（三）核桃仁的食用宜忌

中医认为，核桃火气大，含油脂多，吃多了会令人上火和恶心。所以，痰火喘咳、泻痢、腹胀及感冒风寒者不宜食用。

核桃仁所含的脂肪本身具有很高的热量，如果过多食用又不能被充分利用，就会被人体作为胆固醇储存起来，结果适得其反。一般来说，每天服用40g左右的核桃仁相当于四五个核桃。同时应该适当减少其他脂肪摄入，以避免热量摄入过高。《本草拾遗》：“食之令人肥健。”可见，肥胖者吃核桃需要适量。

（四）分心木的功效应用

胡桃核内的木质隔膜，是核桃衣，也称胡桃夹，中药名叫“分心木”。其味苦、涩，性平。《本草再新》谓其“健脾固肾”，具有涩精缩尿、止泻痢的功效。《山西中药志》又谓其"利尿清热，治淋病尿血"。人们剥核桃时，把分心木收起来，煎汤内服，或研成粉冲服，可以发挥其药效作用。

六三、大枣

大枣为鼠李科植物落叶灌木或小乔木枣树的成熟果实。枣自古以来就被列为"五果"（桃、李、梅、杏、枣）之一，历史悠久。大枣最突出的特点是维生素含量高，有"天然维生素丸"的美誉。又是常用的一味中药，《本草纲目》谓："枣为脾之果，脾病宜食之，谓治病和药，枣为脾经血分药也。"

（一）大枣的食用

大枣是营养丰富的滋补果品。含有丰富的蛋白质、脂肪、维生素C及钙、铁等多种人体所需营养物质。新鲜大枣中维生素C含量特别高，几乎一个大枣就可以满足一个成人一天的维生素C需要量。

大枣具有美容作用，能益气健脾，促进气血生化，气血充足则面色红润、皮肤润泽、肌肉结实。研究也证实，大枣含有丰富的维生素和铁、锌、铜、锰等矿物质，能促进造血，还含有黏液蛋白、环磷酸腺苷等，能促进皮肤细胞代谢，使皮肤白皙细腻，防止色素沉淀。民间谚语"若要皮肤好，天天吃大枣""一日吃三枣，终生不显老"。

大枣可生食，可煮熟食，可晒干或制成蜜饯，可用酒浸泡食用。大枣还可以作为煮粥、蒸糕或制作糕点的配料。

（二）大枣的功效应用

大枣味甘，性温，归脾、胃经。主要功效应用如下。

1.补益脾胃

大枣的主要作用部位在脾胃，用于脾胃气虚所引起的纳食减少、倦怠乏力、久泻等。补脾胃，常与党参、白术同用，如六君子汤。《伤寒论》中用大枣多与生姜同用，如桂枝汤、小柴胡汤、半夏泻心汤、吴茱萸汤等。生姜得大枣，可缓和其刺激之性，大枣得生姜，可防止气壅致胀之偏，二者合用，能增进食欲，帮助消化，从而有利于其他药物的吸收和作用的发挥。故姜枣合用，常作为调和脾胃、调和营卫、调理气血、调理阴阳及补益方中的辅助品。

2.养血安神

用于血虚、神志不安、贫血等。大枣养血，是治疗脏躁的主药，常与炙甘草、小麦配伍，如甘麦大枣汤。《伤寒论》治疗心动悸、脉结代的炙甘草汤方中，重用大枣30枚。

现代研究发现，大枣乙醇提取物中可分离出镇静催眠和降压作用的有效成分。大枣中丰富的维生素C、维生素P，对维持血管壁的弹性、抗动脉粥样硬化很有益。大枣所含的环磷酸腺苷，能扩张血管、增加心肌收缩力、改善心肌营养，故可防治心血管疾病。

3.缓和药性

用于药力较猛或苦辛药物较多的方中，取其缓和峻烈之性，以免过烈伤及脾胃，且有矫味作用。如《伤寒论》治疗悬饮的葶苈大枣泻肺汤，葶苈子与大枣配伍，可泻肺而不伤肺。十枣汤，是大枣与甘遂、芫花、大戟相配伍，可泻水而不伤正。柯韵伯在《伤寒来苏集》说十枣汤用大枣者："预培脾土之虚，且制水势之横，又和诸药之毒，既不使邪气之盛而不制，又不使元气之虚而不支，此仲景立法之尽善也。"

现代研究发现，大枣具有较强的抗癌作用。含有三萜类化合物，有抑制癌细胞增殖的作用。大枣所含有的环磷酸腺苷能抑制肿瘤细胞生长，甚至使癌细胞向正常细胞转化。肿瘤患者在应用其他抗肿瘤措施治疗的同时，可以每日服大枣数个或吃一些由大枣制成的食品，既有抗肿瘤作用，又能益气养血，增强体质，缓解化疗、放疗的副作用。

六四、橄榄

橄榄为橄榄科常绿乔木植物橄榄的果实，早在汉代已有栽培。橄榄从生到熟，始终保持青翠的颜色，故名"青果"。又因其味先涩后甘，犹如忠言逆耳，所以又称"忠果""谏果""味谏"。宋代黄庭坚的《谢王子予送橄榄》："方怀味谏轩中果，忽见金盘橄榄来。"

（一）橄榄食用

橄榄有乌榄、白榄之分，乌榄适于制凉果或入菜食用，品种有油榄、秋乌等诸种；白榄最宜于鲜食。宋代苏轼在岭南品尝鲜橄榄后，赋诗赞曰："纷纷青子落红盐，正味森森苦且严。待得味甘回齿颊，已输崖蜜（樱桃）十分甜。"

在江浙一带，有喝"元宝茶"的习惯。所谓元宝茶是当地的特制橄榄茶，茶香溢鼻，历口甘饴，别具风味。喝元宝茶是当地流传的一种古老的饮茶习俗，春节时凡有亲朋好友登门必须用元宝茶来招待，寓意新年快乐，吉祥如意，财源兴旺。

（二）橄榄的功效应用

橄榄作为药用，始见于《日华子本草》，谓其"甘涩、酸平，入肺胃经。清肺、利咽、生津、解毒"。《滇南本草》认为橄榄能"治一切喉火上炎、大头瘟症。能解湿热、春温，生津止渴，利痰，解鱼毒、酒积滞"。

橄榄，《本草纲目》言其"治咽喉痛，咀嚼咽汁，能解一切鱼鳖毒"。其清热利咽功效犹著。春日应肝，肝主升发，厥阴肝经风火上扰咽喉，常有咽干咽痛，用此可清肝火，杜绝春季喉恙。故王孟英说："橄榄色青，清足厥阴内寄之火风，而靖其上腾之焰。"青龙白虎汤，出自王孟英的《王氏医案》，由橄榄与莱菔（萝卜）组成，煮水代茶饮。橄榄色青，萝卜色白，故称为青龙白虎。王氏言其主要功效"消经络留滞之痰，解膏粱鱼面之毒，杜春季喉恙。"现常用于治疗咽喉炎，尤其是春季的扁桃体发炎，咽喉干痛，咳嗽不止，嗓干咽痒。笔者用橄榄、南沙参、木蝴蝶等组方，制成"养肺利咽茶"，对感冒后咳嗽、咽痛、咽痒等，多取佳效。

橄榄用于食滞泄泻，可解食河豚、鳖中毒所致诸毒。《随息居饮食谱》载："河豚诸毒，诸鱼骨鲠，橄榄捣汁或煎浓汁饮服。"《医宗必读·本草徵要·果部》谓其："清咽喉而止渴，厚肠胃而止泻。消酒称奇，解毒更异。"

六五、枇杷

枇杷，为蔷薇科植物枇杷的果实，又称芦橘。枇杷因果实形似琵琶而得名，清香鲜甜，略带酸味，产自我国淮河以南地区，以安徽三潭最为著名。在徽州民间有"天上王母蟠桃，地上三潭枇杷"之说，与樱桃、梅子并称为"三友"。4~5月采收，剥去外皮，取果肉鲜用。

（一）枇杷果的功效应用

枇杷果色黄如杏，多汁味甜酸，性偏凉。其营养丰富，果肉中含蛋白质、脂肪、碳水化合物、粗纤维、钙、磷、铁，胡萝卜素等营养元素。其果核中含有苦杏仁苷，叶片中含有皂苷、维生素 B_1 等物质。枇杷中丰富的维生素 B，对保护视力，保持皮肤健康润泽，促进儿童的身体发育都具有益处。

枇杷果实及叶有抑制流感病毒作用，常吃可以预防四时感冒。在药用上具有润肺止咳、生津止渴的作用，急慢性气管炎、肺热咳嗽，食用枇杷果（去皮核），常常收效。《食经》谓其"下气，止呕逆"。为止呕之良品，可治疗各种呕吐呃逆。

清代许豫和著《怡堂散记》载一人病咳，经年皮肤甲错，肌肉尽脱，胸中隐隐难过，作肺痿治久不效，自度必死。时逢初夏枇杷正熟，医令取熟枇杷三十斤，去皮核熬成膏药一大斗，每早晚开水溶服二合，服未毕咳止，胸开，皮肤渐润，肌肉渐生，此润肺之功也。肺喜润，脾恶燥，润肺之药多不利于脾，二冬之类是也。枇杷色黄味甘能补脾土，以生肺金，胜于二冬多矣。

（二）枇杷叶的功效应用

枇杷叶味苦，性微寒。归肺、胃经，具有清肺止咳，降逆止呕等功效。

1.清肺止咳

用于肺热咳嗽，可内服，熬膏或入丸、散剂。临床常与桑白皮、黄芩、川贝母等配伍应用。治疗肺燥咳喘，咯痰不爽，口干舌红者，可与桑叶、麦冬、阿胶等配伍，如清燥救肺汤。久咳痰血者，与白及、藕节等配伍应用。

2.降逆止呕

用于胃热呕吐，哕逆，常与竹茹、陈皮配伍。《太平圣惠方》用枇杷叶、母丁香治疗小儿吐乳不止。

3.清热解毒治疮

本品既能清宣肺热，又具有一定的解毒作用，可用于皮肤疮疡。《食疗本草》指出："煮汁饮，主渴疾，治肺气热嗽及肺风疮，胸、面上疮。"《医宗金鉴》枇杷清肺饮，由人参、甘草、枇杷叶、桑白皮、黄连、黄柏组成。用治肺风粉刺，症见鼻起碎疙瘩，色赤肿痛，破出白粉汁，日久结成形如黍米白屑。笔者治疗颜面痤疮，常配伍枇杷叶。

夏季常暑热湿重，时令之病如热病烦渴、呕吐下利、小儿夏季皮肤热疮等，枇杷叶既可内服，也可外洗。秋季多燥热为甚，肺金宣降不利而咳，以枇杷叶代茶饮，或煮粥，可防可治。

对于枇杷叶的功用，清代名医王学权（王孟英的曾祖）在《重庆堂随笔·卷下》指出："枇杷叶毛多质劲，味苦气凉，隆冬不凋，盛夏不萎，禀激浊扬清之性，抱忘炎耐冷之姿。静而能宣，凡风温、温热、暑燥诸邪在肺者，皆可用以保柔金而肃治节；香而不燥，凡湿温、疫疠、秽毒之邪在胃者，皆可用以澄浊气而廓中州。"

（三）枇杷叶的食用宜忌

1.使用时，要把叶片上面的毛去掉，防止其对于咽喉部的刺激。

2.《神农本草经疏》说："胃寒呕吐及肺感风寒咳嗽者，法并忌之。"

3.止咳宜炙用，止呕宜生用。

六六、枸杞

枸杞最著名的产地为宁夏、甘肃和青海等西部地区。目前，这三个地区的枸杞产量占全国总产量90%以上。枸杞，色如玛瑙，形似耳坠，红艳欲滴，颇惹人爱，故又被称之为"红耳坠"。

"枸杞养生"为很多人所关注，特别是中老年人，有的长期用枸杞代茶饮，有的单用嚼着吃，有的用枸杞泡酒等等，各有选择。但到底怎么吃会更有效果？如何结合自己身体的情况来选择食疗方？

（一）枸杞的功效应用

1.滋补强壮

枸杞子在远古时就被视为灵物，《神农本草经》中将其列为上品，称"久服坚筋骨，轻身不老，耐寒暑"。所以，古今养生学家对其十分重视，在很多延年益寿名方中，几乎都用到它。枸杞又有"却老""地仙"之别名。

枸杞子可入膏、酒、丸、散、汤剂，并可煮粥、嚼服，药食两宜。作为药膳，名医孙思邈因常饮枸杞酒而长寿。唐朝宰相房玄龄和杜如晦，协助唐太宗李世民治理朝政，用心过度，出现了虚劳羸瘦、头晕目眩等，后来便食用枸杞银耳羹，用后不久，颇有效力，精力充沛。《太平圣惠方》记载："枸杞粥治五劳七伤。"

2.滋阴助阳

枸杞味甘，性平，归肝肾经，是滋补肝肾之要品，肝肾阴虚者最为相宜。常用枸杞来治肝肾阴亏所致的腰膝酸软、头晕目眩、耳聋、牙齿松动、须发早白、遗精等。

《抱朴子》说："去家千里，莫食枸杞。"是说枸杞有壮阳补肾，增强性功能的作用。应该说，枸杞子有一定的补肾壮阳的功效，但言其能使老人"阳事强健"未免过誉。明代医家张景岳在《本草正》中曾指出："枸杞微助阳而无动性。"

3.养肝明目

枸杞养肝明目，民间有"明眼子"之称。对于明目之理，《本草汇言》指出"枸杞能治目，非治目也，能壮精益神，神满精足，故治目有效"。南宋诗人陆游年老时，出现眼睛昏花现象，便每日饮一杯枸杞羹，症状得以改善。对于肝肾不足所致的视力减退、两目干涩、内障目昏，常与菊花、山茱萸等相配伍，如杞菊地黄丸。

《重庆堂随笔》又指出："枸杞子味纯甘，色大赤，其质润，其性平。《圣济》以一味治短气。余谓其专补心血,非他药所能及也。与玄参、甘草同用,名坎离丹,可以交通心肾。"当今,有的药学专著把枸杞列入补血药类,有其依据。

(二)枸杞的应用注意

1."保温杯里泡枸杞"有讲究

"人到中年不得已,保温杯里泡枸杞",虽然有点调侃诙谐,但用枸杞代茶饮,对于养生保健来说,确是简便有益。这里需要注意的是,枸杞代茶饮,不要把枸杞倒掉,要把枸杞嚼服。因为枸杞养肝明目的功效有赖于其中的玉米黄素。但玉米黄素是一种天然的脂溶性色素,不溶于水,冲煮并不能将其完全释放。玉米黄素大量存在于绿色蔬菜、玉米种子、枸杞和酸浆果实等植物组织和一些非光合作用细菌中。大量研究表明,玉米黄素具有抗氧化、预防黄斑衰退、治疗白内障、预防心脑血管疾病、增强机体免疫力、减缓动脉粥样硬化等功效,和人类健康密切相关。

2.吃枸杞是否上火

《冷庐医话》谓:"枸杞子,诸家本草有谓其甘平者,有谓其苦寒者,有谓其微寒者,有谓其甘微温者,均未尝抉发其理。惟张石顽《本经逢原》谓味甘、色赤、性温无疑。缘《本经》根子(根指地骨皮、子即枸杞子)合论无分,以致后人或言子性微寒,根性大寒,盖有惑于一本无寒热两殊之理。……余壮岁服药,每用枸杞子必齿痛,中年后服之甚安。又尝验之肝病有火者,服枸杞子往往增剧。"

由此可见,枸杞子毕竟是补益之药,对于肝火偏旺,或无肝肾精血亏虚表现者,食用枸杞时须防上火之患。

六七、白果

银杏树属落叶乔木,出现在几亿年前,是第四纪冰川运动后遗留下来的裸子植物中最古老的孑遗植物。银杏树生长缓慢,寿命极长,自然条件下从栽种到结银杏果要20多年,40年后才能大量结果,所以有人把它称作"公孙树",即"公公栽树,孙子吃果"的意思。

(一)白果是果品

白果又称银杏果。自古以来,不少人喜食白果,白果可以做成蜜饯、白果罐头等。用红果(山楂)、栗子、白果等份为主料的"蜜三果",也是鲁菜系中的名品。

银杏在宋朝曾作为贡品，欧阳修《和圣俞李侯家鸭脚子》诗曰："绛囊因入贡，银杏贵中州。"《本草纲目·果部》指出："银杏原生江南，叶似鸭掌，因名鸭脚。宋朝始入贡，改呼银杏，因其形似小杏而核色白也，今名白果。"宋代杨万里《银杏》誉其"小苦微甘韵最高"。当代著名诗人郭沫若对银杏赞美道："我爱它那独立不倚、孤直挺劲的姿态，我爱它那鸭掌形的碧叶、那如夏云静涌的树冠，当然，我更爱吃它那果仁。"

需要注意的是，白果不能随意食用。因为白果含有少量氰苷，为有毒成分。其毒性成分不耐高温，煎煮后毒性可被破坏。

白果中毒，在历代医籍中有记载，《日用本草》说："多食壅气动风，小儿多食昏霍，发惊引疳。"《本草求真》亦云："多食令人颅胀昏闷。"一般认为儿童吃7~15枚可引起中毒。以绿色的胚芽毒性最大。中毒症状以中枢神经为主，为呕吐、昏迷、嗜睡、惊厥、呼吸困难等，严重者可呼吸麻痹而死亡。

（二）白果的功效应用

白果味甘、苦、涩，性平，有毒，归肺、胃经。主要功效应用如下。

1.止咳平喘

《医学入门》谓白果"清肺胃浊气，化痰定喘，止咳"。本品有一定的祛痰功效，与麻黄、杏仁同用，则止咳平喘，如定喘汤。《摄生众妙方》用麻黄、白果、炙甘草，名"鸭掌散"，治哮喘痰嗽。用于肺脾气虚之咳喘，多与人参、五味子等相配伍。

2.收涩止带

本品味苦涩，能化湿清热、收涩止带。《濒湖集验方》谓其治"赤白带下"。《傅青主女科》易黄汤，用黄柏、芡实、山药、车前子、白果，治疗脾虚带下。《辨证录》载解带利湿汤，药用白果、茯苓各一两，泽泻、车前子、炒栀子各二钱，水煎服。国医大师张志远指出白果治阴道炎、宫颈糜烂，分泌物多，白、黄带下长时不停，与鸡冠花、黄柏组方，谓之甲子汤，效验。

取本品收涩之功，临床也可用于脾肾亏虚，湿热内蕴引起的泄泻、遗精、尿频、淋浊以及蛋白尿等。

3.排脓生肌

《本草从新》谓其"生肌长肉，排脓拔毒，消疮疥瘤瘤"。一般多生用、外用。如《济急仙方》用生白果，杵，涂之，治下部疳疮。《滇南本草》谓："大头疮不出头者，白果肉同糯米蒸合蜜丸；与核桃捣烂为膏服之，治噎食反胃，白浊，冷淋；捣烂敷太阳穴，止头风眼痛，又敷无名肿毒。"

此外，陈士铎《石室秘录》载乌须方，用桑椹、何首乌、黑芝麻、山茱萸等补肾药，少加白果，尤妙。

（三）银杏叶的功效应用

银杏叶亦入药，可敛肺平喘，活血化瘀。临床和实验研究认为，银杏叶中含有黄酮类及二萜内酯类、多糖类等成分，对心脑血管循环有改善作用，能降血压、改善血脂代谢，并有解痉、抗过敏等作用。现已开发的银杏叶制剂品种较多，是心脑血管病之良药。

六八、芡实

芡实是睡莲科植物芡的成熟种子，因生长于池沼湖泊中，又是一味滋养身体的药食两用之品，有"水中人参"之美誉。芡实一端色白，另一端棕红。因为芡实茎上花似鸡冠，称为鸡头，芡实也被称为"鸡头米"。

（一）芡实的功效应用

芡实作为药用，始载于《神农本草经》，其味甘、涩，性平，归脾、肾经。正如《本草经百种录》所说："鸡头实，甘淡，得土之正味，乃脾肾之药也。"《本草求真》指出："芡实如何补脾，以其味甘之故；芡实如何固脾，其味涩之故。唯其味甘补脾故能利湿，而泄泻腹痛可治；唯其味涩固精，故能闭气，而使遗带小便不禁皆愈……功与山药相似，更有甚于山药。"其主要功效应用如下。

1.固肾涩精

芡实甘涩主收敛，入肾经，善益肾，固涩精微。用于肾虚不固之腰膝酸软，遗精滑精，小便失禁者，常配伍金樱子，如水陆二仙丹。该方出自《洪氏集验方》，称其"久服固真元，悦泽颜色"。芡实生长在水中，金樱子则生长于陆地，一在水、一在陆，故称水陆二仙丹，仙丹寓意本方之神奇。两药配伍，补益肾气，收敛固涩，治疗脾肾亏虚所致的遗精白浊、带下、小便频数等。

芡实与沙苑子、莲须、龙骨、牡蛎相配伍，如金锁固精丸，止肾关不固，遗精滑泄。《御药院方》载玉锁丹，由龙骨、莲花蕊、鸡头米、乌梅肉、山药组成。主治精气虚滑，遗泄不禁。《严氏济生方》中有芡实丸，主治思虑伤心，疲劳伤肾，心肾不交，精元不固，面少颜色，惊悸健忘，小便赤涩，遗精白浊，足胫酸疼，耳聋目暗。

慢性肾炎、肾病综合征患者由于脾肾虚惫、固涩无权，以致精微物质下泄，出现蛋白尿长期不愈及夜尿频数之症，临床常与金樱子相须而用。常用量为芡

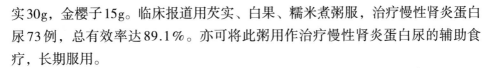

实30g，金樱子15g。临床报道用芡实、白果、糯米煮粥服，治疗慢性肾炎蛋白尿73例，总有效率达89.1％。亦可将此粥用作治疗慢性肾炎蛋白尿的辅助食疗，长期服用。

2.补脾止泻

芡实治疗脾虚湿盛，久泻不愈者，常配党参、白术、山药等同用。与菟丝子配伍，则治疗阳虚泄泻。

3.除湿止带

用于女性脾肾两虚之带下清稀，可与山药、党参相配伍。用于湿热下注，带下黄稠者，可与黄柏、车前子、白果、炒山药相配伍，如《傅青主女科》易黄汤。

（二）中老年养生保健之良品——芡实

《神农本草经》谓其"益精气，强志，令耳目聪明"。本品是健脾益肾，滋补强壮，延缓衰老之药，既可单用嚼食，亦可熬粥，如芡实粥。

《东坡杂记》曰："人之食芡也，必枚啮而细嚼之，未有多嚼而亟咽者也。舌颊唇齿，经日嗫嚅，而芡无五味，腴而不腻，足以致上池之水，故食芡者，故能华液通流，专相抱注。"这是将芡实煮熟后，一枚一枚地细细嚼咽，长年不辍。苏轼先生誉称此法包含着古代气功中的动功——咽津。

用芡实煮粥，古代医书中记载很多，《本草纲目》称："芡实粉粥固精气，明耳目。"《本草择要纲目》称："糯米合芡实作粥食，益精强志，聪耳明目，通五脏，好颜色。"

六九、柏子仁

通常讲的柏树，是柏科类树木的总称。侧柏、刺柏、扁柏等都属于柏科，是常绿乔木，多生长在路边、山坡及公园。最能入药用的，是我们常见的侧柏，它的种仁、叶子等均具有很高的药用价值。

（一）柏子仁的功效应用

侧柏的种仁即柏子仁。柏子仁的主产区有安徽、山东、河南、陕西等地。通常到了每年的9、10月份，是柏子仁采摘的季节，采收成熟的种子，晒干，除去种皮，收集种仁。目前柏子仁主要的加工基地是山东省济宁市的汶上县，同时其也是柏子仁最大的集散地。

柏子仁，作为药用始载于《神农本草经》，并被列为上品，称其有"主惊悸，安五脏，益气，除风湿痹，久服令人润泽美色、耳目聪明、不饥不老、轻身延年"的功效。《本草纲目》亦说："柏子仁性平而不寒不燥，味甘而补，辛能而润，其气清香，能透心肾，益脾胃，盖仙家上品药也，宜乎滋养之剂用之。"

柏子仁是仙家上品之药，仙道家养生方中常用柏子仁，如"仙传斑龙丸"，由鹿角胶、鹿角霜、菟丝子、柏子仁、熟地黄组成。《仁斋直指方》："此药理百病，养五脏，补精髓，壮筋骨，益心志，安魂魄，令人悦泽，驻颜轻身，延年益寿，久服成地仙矣。"

1.安神定悸

本品能补益心脾、滋养肝肾，有养心安神之功。用于心阴虚及心神不安之心悸失眠。补心安神，多与五味子、人参、炒枣仁等同用，如天王补心丹。本品又具滋阴养血之功，可用于阴虚盗汗、肤枯发落等。

柏子仁颇具香气，在生炉子取暖或煮茶时，撒一把柏子到火上，必噼啪作响，满屋香气。到了秋天，把柏子仁晒干，研成细末，自制熏香，清香之气可养心安神。前人有"焚柏子香读周易，滴荷花露写唐诗"的诗句，颇具风雅。

2.润肠通便

本品为仁，具滋润之性，用于治疗津亏便秘，与桃仁、杏仁、郁李仁、松子仁同用，为五仁丸。由于本品具有滋养性，既能养心安神，又能润肠通便，所以对于心神不安兼肠燥便秘者，尤为适宜，可作为老年人延年益寿常用药物。《龚士澄临床用药经验》载三仁糊：柏子仁180g，火麻仁、甜杏仁各90g，研粉过筛，装入瓶内，每次取10～15g，蜂蜜调服，每日2次，便秘甚者每日3次。治疗习惯性便秘。

读名医医案，不少医家处方用柏子霜。上面已经谈到，柏子仁富含脂肪油，具有润肠通便的作用，对于睡眠不佳而有肠燥便秘的人来说是适合的，但对于便溏腹泻或者痰湿内盛者，就不适合。这种情况下，适宜用柏子霜。吸去油脂的柏子仁就是柏子霜。现代研究表明，吸去油脂的柏子仁不影响它的安神作用。

（二）侧柏叶的功效应用

侧柏叶为侧柏的嫩枝叶。作为药用始载于《药性论》，性味偏苦寒，带涩。归肺、肝经。主要功效应用如下。

1.凉血止血

用于血分热盛的咯血、吐血、便血、尿血、崩漏等，常配伍生地黄、地榆、茅根等。《太平圣惠方》治呕血，单用侧柏叶为末，不计时，以粥饮调下二钱匕。与生荷叶、生艾叶、生地黄合用，为四生丸，用治血热妄行之吐血、衄血。

与芍药合用，为芍药汤，治女性月水久不断。亦可治疗寒性出血，需与干姜，艾叶等温经止血药合用，如《金匮要略》柏叶汤。

《药品化义》谓其"味苦滋阴，带涩敛血，专清上部逆血。又得阴气最厚，如遗精、白浊、尿管涩痛属阴脱者，同牛膝治之甚效"。

2.清热止咳

用于肺热咳嗽，痰稠难咳者，对痰中带血者尤为适宜。青岛市名老中医刘季三有一首治疗慢性支气管炎的验方，名"加味三拗汤"，由麻黄、杏仁、甘草、侧柏叶、海浮石组成，适用于咳喘痰多而黏稠者。笔者临床习用，亦颇有效验。

黄竹斋《伤寒杂病论会通精纂·伤燥脉证并治》载："燥病，口渴咽干，喘咳胸满痛，甚则唾血，脉浮短而急，此燥邪干肺也，柏叶石膏杏子甘草汤主之。"该方由麻杏石甘汤去麻黄，加侧柏叶，取侧柏叶清血而降肺气之逆，石膏凉气以泻胃浊之燥，杏仁滋润利肺定喘止咳，佐甘草以缓中，则燥润津生，气和血敛，咳喘胸满诸证皆愈。秋季燥咳，可辨证选用本方。

3.祛风利湿

《本草正》谓其"去湿热痹痛，骨节疼痛"。《本草切要》载"治痹方"，用侧柏叶、木通、当归、红花、羌活、防风，治历节痛。

4.润肤养发

本品有润泽肌肤、养发生发的功效。既可内服，亦可用侧柏叶浸酒，取药液涂搽毛发脱落部位。唐慎微所撰《证类本草》里的"梅师方"中就特别介绍说，将侧柏叶阴干，研成粉末，和着麻油涂于头皮上，可以促进头发再生。

据《攸县志》记载："七月七日，妇女采柏叶、桃枝，煎汤沐发。"在七夕这个属于情人的节日里，女性们用柏叶煎汤养护秀发，愈加美丽。

清代医学家徐灵胎说得好："柏得天地坚刚之性以生，不与物变迁，经冬弥翠，故能宁心神敛心气，而不为邪风游火所侵克也。"侧柏叶能够禀受天地之正气，它便有了正气存内、邪不可干的傲然与昂然。而人要身心健康，也必须做到心静、神宁、气和，不为邪所困，方能得道，而与松柏同享天地。

七〇、松树

松树浑身是宝，松叶、松皮、松根、松节、松子、松脂、松花等皆可入药。恰如宋人朱弁《曲洧旧闻·卷五》所说："松之有利于世者甚博，松花、松脂、茯苓，服之长生。其节煮之以酿酒，愈风痹，强腰足。其根皮，食之肤革香，久则香闻下风数十步外。其实，食之滋血髓，研为膏入漓酒中，则醇酽可饮。"

（一）松子仁的功效应用

为松科乔木红松等的种仁，主产于东北。《千金翼方》载："凡采松实，以7月未开时采之。才开口，得风便落，不可见也。子宜陈者佳。"

松子仁味甘，性温。《丁甘仁药性辑要》载："松子，甘能益血，润大便；温能和气，主风虚。"用于津亏肠燥便秘，常与火麻仁、柏子仁同用。松子仁因含有油脂，其通便作用要强于火麻仁、郁李仁。治疗肺燥咳嗽，可与胡桃仁共捣成膏状，服用。

松子仁具有一定的延缓衰老的功用。《千金翼方·卷十三》载松子丸："松子味甘酸，益精补脑。久服延年不老，百岁以上，颜色更少，令人身轻悦泽。又方：松子、菊花各等份，以松脂若蜜丸服，如梧子大十丸，日三，可至二十丸。"《神农本草经疏》："味甘补血，血气充足，则五脏自润。仙人服食，多饵此物，故能延年，轻身不老。"

（二）松花粉的功效应用

松花粉又名松花、松黄，始载于《唐本草》，为松科植物马尾松或其同属植物的花粉。干燥松花粉为淡黄色的细粉末，气微香，味甘，性温，具有润肺、益气、和脾、养血、祛风、收湿、止血之功能。《奇效良方》松花散，用松花粉与人参、鹿角胶、生地黄、百合等配伍，主治咳嗽咯血，气阴俱虚之证。

松花粉可以酿酒。《唐本草》载："松花即松黄，拂取正似蒲黄。酒服令轻身，疗病胜似皮、叶及脂也。"《普济方》用松花酒治疗头风、目眩。唐代白居易《枕上行》诗曰："腹空先进松花酒，乐天知命了无忧。"

松花粉可以做饼。《本草纲目》："松花，今人收花，合白砂糖印为饼膏，充果饼食之。"我国民间素有用松花粉制成松花糕、松花糍粑、松花麦饼等的习惯。

（三）松叶、松皮的功效应用

松叶酒，用松叶（松针）酿之，酿出的酒辟瘟疫，祛风湿。北周时期庾信《赠周处士》诗曰："方欣松叶酒，自和《游仙》吟。"《备急千金要方》载松叶酒。唐代王绩《赠血仙者》诗中有"春酿煎松叶，秋杯浸菊花"。

《千金翼方》载："五精酒，主万病，发白返黑，齿落更生方：药用黄精四斤，天门冬五斤、去心，松叶六斤，白术四斤，枸杞五斤、洗。上五味，皆生者，内釜中，以水三石煮之一日，去滓，取汁渍麹，如家酿法，酒熟取清，任性饮之，长年补养。"

唐代王绩《食后》有"始曝松皮脯，新添杜若浆"之诗句。其中所说的"松皮脯"，是指用松皮里层含脂部分作香料晒制的肉干。

七一、桑树

桑树可谓全身都是宝，包括桑椹、桑叶、桑枝、桑白皮等，都具有丰富的药用价值，被誉为"天赐药盒"。

（一）桑椹的功效应用

桑树枝结出的果穗，叫桑椹。鲜者可作水果食用，甘甜可口。其味甘，性寒，归肝、肾经。功效应用如下。

1.滋补肝肾

用于肝肾虚损所致的眩晕耳鸣、消渴、目暗昏花、须发早白、腰膝酸软等。常与熟地黄、何首乌等配伍应用，如首乌延寿丹。《神农本草经疏》谓其可使神清聪明内发，阴足则变白不老……故常作为延缓衰老之用药。用于阴亏血亏便秘，常与胡麻仁、何首乌配伍应用。

2.生津止渴

用于热病伤津，阴虚津伤口渴，内热消渴等，鲜品食用有效，亦可熬膏服用。本品熬膏便于久服，对肝肾阴虚者尤为适宜。在桑椹成熟季节，采集颜色紫黑、颗粒饱满、干净之果实，清水洗净，然后用纱布作袋，挤取其汁，置砂锅或搪瓷锅中，文火慢熬，加冰糖、蜂蜜收膏，置冰箱中保存，每服1～2匙，每日3次。

（二）桑叶的功效应用

桑叶为桑树中的树叶，初冬经霜打过的最好，称为霜桑叶，所以比较讲究的老中医在处方中特别注明霜桑叶。本品味甘、苦，性寒，入肺、肝经。功效应用如下。

1.疏散风热

用于外感风热或温病初起的肺卫表证，如发热、咳嗽、喉痒等，本品既能疏散风热，又可宣肺止咳，对风热犯肺咳嗽喉痒者尤为适用，常与菊花、薄荷等同用，如桑菊饮。桑叶疏风清肺润燥，对于肺燥咳嗽，干咳痰少，不易咳出者，常与杏仁、沙参、麦冬相配伍，如桑杏汤。

2.清肝平肝

本品入肝经，能清肝明目，用于风热或肝火上炎引起的头痛、目赤肿痛等症，常与菊花、龙胆草、栀子等同用。单用桑叶煎汤外洗，可治风眼泪下；对沙眼目赤目痒，可先将桑叶煎汤去渣，再加入芒硝溶化，趁热熏洗。对于肝阴不足，阴虚阳亢所致的头晕目眩等症，常与钩藤、决明子、白芍等同用。霜桑叶与黑芝麻相伍，治疗须发早白，眼目昏花，久服不老延年。

本品既能清肺热，又能平肝火，为美容要药。特别是对面部的痤疮、黄褐斑有比较好的疗效，可与醋香附、薏苡仁等药联合应用。

3. 止汗

《丹溪心法》谓其"最主盗汗"。宋代洪迈《夷坚志》中有这样一则故事：严州山寺有一游僧，形体羸瘦，饮食甚少，夜卧遍身汗出，常湿透衣服，历经多年。监寺僧赠一妙方，单用桑叶一味，焙干为末。每日6g，空腹以温开水冲服。服药三日则汗出止。可见，桑叶为治疗盗汗之妙药。笔者遇盗汗，常在辨证施治的基础上，酌加桑叶，亦收佳效。对更年期综合征烘热汗出，用桑叶研末，空腹米汤送服，有治疗效果。

现代药理研究证实，本品有一定的降糖作用。

（三）桑枝、桑白皮的功效应用

桑枝为桑树的嫩枝，味苦，性平，归肝、肺经。桑枝主要用于祛风通络，对风湿痹痛，无论新久、寒热均可应用。《本草图经》谓其"疗四肢拘挛"，《本草汇言》言其"去风气挛痛。"常与桂枝相配伍，治疗肩臂疼痛。血虚络瘀疼痛者，可与鸡血藤相配伍，可用于卒中后遗症所致的肢体麻木疼痛。

桑白皮为桑树除去栓皮的根皮，味甘，性寒，归肺、脾经。桑白皮功效为泻肺平喘，利水消肿。用于肺热喘咳，痰多，常配伍地骨皮，如泻白散。治疗全身水肿，胸腹胀闷，小便短少，以及妊娠期水肿等，常与陈皮、大腹皮、茯苓皮、生姜皮相配伍，如五皮饮。《本草述钩元》称本品"得芍药、薏仁、木瓜、茯苓、橘皮、赤小豆，为治水肿之神剂"。

七二、酸枣仁

每年的3月21日，是世界睡眠日。自古以来，被睡眠障碍困扰的人群不在少数，如何用中药来改善睡眠一直备受关注。酸枣仁是治疗失眠的一味专药，许多人用过，但其效果有时难以显现。用酸枣仁治疗失眠，有啥讲究吗？

（一）认识酸枣

酸枣，又名棘、山枣、野枣，系鼠李科枣属多年生落叶灌木或小乔木。有一个成语"披荆斩棘"，这个"棘"在古代指的就是酸枣丛。酸枣是野生的棘，大枣是人类栽培酸枣后优化选育后形成的，经多年栽培，无数次优化选种，酸枣由酸变甜，渐成大枣。所以最初没有酸枣，恐怕难来大枣。

酸枣树上有很多的刺，果在刺中央，所以到山上采摘酸枣是需要勇气的，弄不好手背会被刺伤。但那酸酸的果肉，会让人吃得口中酸水直淌，别是一番乐趣。况且，酸枣在《神农本草经》中列为上品，"久服安五脏，轻身，延年"。酸枣的果肉确有很高的营养价值，研究发现其具有防病抗衰老与养颜益寿的作用。如今，酸枣经过人们的深加工，生产出酸枣汁、酸枣粉、酸枣糕等，成为大家所喜爱的食品。

酸枣树其根皮、棘刺、叶、花亦可入药。酸枣叶可制茶。

（二）酸枣仁的功效应用

酸枣仁，处方用名又称炒枣仁、枣仁。味甘、酸，性平，归心、肝、胆经。其主要功效是养心安神。

作为安神药，酸枣仁对心肝有一定的滋补作用，用于心肝阴血亏虚所导致的心悸、怔忡、健忘、失眠、多梦等。在很多养心安神方剂里面都以酸枣仁为主药，如张仲景的酸枣仁汤，后世的天王补心丹、归脾汤等。

酸枣仁药用在医籍中初见于《金匮要略·血痹虚劳病篇》："虚劳虚烦不得眠，酸枣仁汤主之。"酸枣仁汤方：酸枣仁二升，甘草一两，知母二两，茯苓二两，川芎二两。上五味，以水八升，煮酸枣仁，得六升，内诸药，煮取三升，分温三服。

酸枣仁汤是治疗虚性失眠的经典方剂。该方重用酸枣仁以补肝养血安神，以知母滋阴清热除烦，茯苓宁心安神，川芎疏肝调血，甘草调和诸药，共奏养肝清热，宁心安神之效用。治疗抑郁症、焦虑症以及各种原因导致的失眠。患者表现为心烦不安，心神不宁，入睡困难，或睡眠维持障碍，或早醒而难以再入睡。肝阴不足，郁热内扰者，是其适应证。

学习和运用该方有两点值得特别重视。一是作为主药的酸枣仁，张仲景是重用的，用了二升。据相关专家研究资料表明，东汉时的容量一升相当于现在的200ml，为了比较准确，笔者对当今药房的酸枣仁做了称重，200ml能装110g酸枣仁。仲景用的是两升，相当于现在的400ml，也就是220g酸枣仁。效法于仲景，对本方主药酸枣仁，临床多主张重用。山东名老中医刘惠民指出，酸枣仁为治疗神经衰弱必用之品，一般成人一次用量多在30g以上，甚至可达75～90g。刘惠民之经验，在神经衰弱的治疗中，如能根据病情和体质酌情应用重剂酸枣仁，实乃取得良好效果的关键。二是煎药方法。张仲景是把酸枣仁先煎煮，再与它药同煎。后世的医家也多遵循此法。如《千金翼方·卷十八·虚

129

烦心闷》记载大酸枣汤：治虚劳烦悸，奔气在胸中，不得眠。用酸枣仁五升，人参、茯苓、生姜（切）、川芎、桂心各二两，炙甘草一两半。先煮枣仁，去渣，用煎的枣仁水再纳诸药共煎服。治疗伤寒及吐下后，心烦乏气，不得眠的酸枣汤，是用酸枣仁四升，麦门冬一升，干姜、川芎、茯苓、知母、甘草各二两。也是先煮枣仁取水去渣，再与它药同煎煮，服之。由此看出，酸枣仁煎煮的时间长，才能更好地把有效药理成分煎取出来，从而提高治疗的效果。

国医大师张志远用酸枣仁、龙眼肉、丹参三药配伍应用，命名为"正神汤"，治疗偏于以惊、悸、恐、失眠、多疑为主要表现的神志异常的病症。曾治疗一因遭恐吓所致精神失常，心悸、易忘、失眠、多疑，每日惶惶不安，躲在屋内怕见亲友的患者。正神汤：龙眼肉50g，炒酸枣仁40g，丹参20g。水煎分3次用。连服10剂，病告痊愈。

酸枣仁还有收敛止汗的作用，用于体虚自汗、盗汗，常与黄芪、五味子等同用。如吴谦《医宗金鉴》中的酸枣仁汤，由酸枣仁、当归、白芍、生地黄、知母、黄柏、茯苓、黄芪、五味子、人参组成，主治心虚不固引起的盗汗。该方亦适用于更年期综合征表现为心悸不安、失眠、潮热盗汗等的患者。

（三）酸枣仁的用法

1.酸枣仁是生用还是炒用

古今许多医家的经验都提示熟者为优。《本草纲目》说："熟用疗胆虚不得眠，烦渴虚汗之证，生用疗胆热好眠。"动物实验也证明，炒酸枣仁的镇静作用优于生酸枣仁。倘用生酸枣仁，仍当遵照张仲景的煎煮方法，须先煎，或捣碎入煎，方能奏效。

2.研粉冲服

治疗失眠，可将炒酸枣仁研成细粉睡前吞服，安神效果好，常用量为每次6g。

七三、益智仁

益智为姜科植物益智的果实，将去壳后的种仁称为益智仁。本品味辛，性温，归肾、脾经。

益智仁的功效应用

1.暖肾固精缩尿

《本草纲目》谓其主治遗精虚漏，小便余沥。治疗肾气不固而致夜尿频多、遗尿最有名的方剂是《妇人良方》的缩泉丸，方中主药是益智仁，与山药、乌药相配伍。何梦瑶《医碥·小便数》载："夜多小便，益智仁二十个，为末，盐五分，水一碗煎，临卧温服，或苁蓉丸。"《辨证录·遗尿门》治疗遗尿的温泉饮，药用白术一两，巴戟天一两，益智仁三钱，肉桂一钱。谓"益智能断膀胱之漏"。名老中医谢海洲用益智仁、桑螵蛸、黄芪、麻黄四味，治疗小儿遗尿，每获良效。笔者治疗小儿尿床，常在缩泉丸的基础上加桑螵蛸、鸡内金，多有效验。

2.温脾止泻摄唾

用于脾肾虚寒之泄泻，或久泻不止，可与砂仁、山药等配伍应用。《范氏方》云："凡腹胀经久，忽泻数升，昼夜不止，服药不效，乃为气脱，宜用益智仁煎浓汤，服之立愈。"若腹中冷痛泄泻，宜与干姜、小茴香等药配伍应用。

益智仁在温脾方面长于摄唾涎，脾肾阳虚不能温化水湿，水湿上泛造成唾液很多，口水不止，益智仁是首选药物。小儿长牙时，多涎唾，往往不是脾肾阳虚，是因为胃火旺，热迫津液外溢，为胃火上炎的表现，需要和此区别开来。

此外益智仁还能"香口辟臭"，与佩兰、甘草同用，治疗口臭。睡中磨牙，以益智仁与六味地黄丸同用，有一定效果。

3.安神益智

这味药冠名"益智"，是能增加人的智慧吗？《千金翼方》载有镇心省睡益智方："远志五十两，益智子、菖蒲各八两。上三味为末，以糯米酒服方寸匕，一百日有效。"

李时珍在《本草纲目》讲述这味药时，引用《夷坚志》的一个故事：秀川进士陆迎，忽吐血不止，气厥惊颤，狂躁直视，一到深夜就想破门而出，这样已有两个晚上，遍用方药不见好。有一晚上睡梦中梦见观音菩萨授一方，命其但服一剂，永除病根。他记住了这个药方，如方抓药，其病果愈。方用益智仁一两，生朱砂二钱，青橘皮五钱，麝香一钱，碾为细末，每服一钱，空心灯心草煎汤服下。

《千金翼方》记述了益智仁与菖蒲、远志相配伍应用；《夷坚志》记述了益智仁与朱砂、麝香、橘皮配伍应用。这两个处方，都是用来治疗神志病的，病人的精神出现了异常。李时珍说："脾主智，此物（益智仁）能益脾胃也。"在南方有的地方称益智仁为"状元果"，也喻示着该药具有益智功用。现代药理研究，益智仁中所含的原儿茶酸具有神经保护作用。益智仁水提物对脑缺血再灌注神经元损伤有良好的保护作用，亦可显著改善脑老化昆明小鼠的学习记忆能力。

七四、决明子

"愚翁八十目不瞑,日书蝇头夜点星。并非生得好眼力,只缘常年食决明"。这是古代的一首打油诗,说的是有位老翁由于常饮决明茶,眼明体健。

诗中所说的"决明",是指决明子。决明子为豆科植物决明的干燥成熟种子,与石决明相对称。

(一)最早的眼科用药

决明子入药,在《神农本草经》中就有记载:"主青盲,目淫肤赤白膜,眼赤痛泪出。久服益精光。"且列为上品。本品味甘、苦,性微寒,归肝经,主清肝明目。治疗肝经风热或肝郁化火所致的目赤肿痛,畏光流泪或目生翳膜等,多与车前子、菊花、青葙子、石决明等同用,如《证治准绳》之菊花决明散。治疗肝虚失养,阴虚火旺所致视物昏暗,畏光流泪以及内障等,多与石斛、麦门冬、枸杞、牛膝等同用。

古今用决明子清肝明目,或研成末冲服,或炒泡茶,或煮粥,或作丸剂。《广群芳谱》说:"决明子可作茶食,治目中诸病,助肝益肾。"对于手不释卷、读书成癖的文人们来说,眼目昏花是常有的疾患,所以古今文人常用决明子以疗眼疾,这就给中国的文学史上留下了不少"种决明""吟决明"的诗作。

决明子还可以外用。《本草纲目》记载:"以水调末涂,消肿毒……作枕,治头风明目,胜于黑豆。"如明代《摘元方》外治目赤肿痛:用决明子炒研,茶调,敷两太阳穴,干则易之。亦治头风热痛。用于作枕,宋·黄庭坚《次韵吉老十小诗·其八》有"茵席絮剪茧,枕囊收决明"之诗句。

(二)决明子的功效应用

1.润肠通便

本品主要含蒽醌类成分,可以润肠通便,用于内热大便秘结、肠燥便秘、习惯性便秘等。

人步入老年,体质渐虚,肠道功能亦有衰减,习惯性便秘者为数不少。决明子通便的作用较缓和,可改善老年人常有的便秘症状。北京著名老中医蒲辅周常用决明子治疗便秘,凡是体虚者或老年人大便秘结,不可强攻,他常于复方内加决明子,或单用决明子粉冲服。

2.降脂降压

现如今,高血脂、脂肪肝、高血压、肥胖发病的越来越多,决明子对改善脂质代谢、调节血压有一定作用,决明子可作为保健食品来用,如药膳方决明粳米粥、决明海带汤等。本品具有缓下的功效特点，对于血脂、血压高而大便秘结者，可发挥其通便、降脂、降压的功用。常饮决明子茶，能有效防治高血压、血管硬化和便秘。

（三）决明子的使用宜忌

临床上多将决明子微炒后用，这样有利于有效成分被煎煮出来，若久煎后，通便作用减弱，故提倡微炒后用。生品可以代茶饮，用于通便。大便泄泻者，慎用。

七五、郁李仁

郁李，别名爵梅，是一种蔷薇科植物的果实，比水果中的李子小一些，如樱桃。郭璞《尔雅注》说："今山中有棣树，子如樱桃，可食。"《毛传》曰："郁，棣属。"历史上也多将"常棣"释为郁李一类的植物。

郁李仁，为蔷薇科落叶灌木欧李、郁李或长柄扁桃的成熟种子。作为药用，始载于《神农本草经》，谓其"主大腹水肿、面目、四肢浮肿，利小便水道"。其味甘、苦，性平，归大肠、脾、小肠经。

郁李仁的功效应用

1.润肠通便

本品具甘苦之性，甘能润，苦能降，行大肠气滞，故其通便作用优于火麻仁。对肠燥便秘者，常与火麻仁、柏子仁配合应用，如五仁丸。《圣济总录》郁李仁散，用郁李仁、陈橘皮、京三棱，捣箩为散服，治疗风热气秘。《小儿药证直诀》郁李仁丸，用郁李仁、大黄、滑石，治襁褓小儿，大小便不通，惊热痰实，欲得溏动者。

2.利水消肿

在历代本草中，多载本品利水消肿之功用。如《太平圣惠方》郁李仁粥，取郁李仁、粳米，治疗脚气肿满喘肿，大小便涩。

3.疏利肝胆之气

教材中，很少谈到郁李仁疏利肝胆之功效，但历代医籍中，对此有记载。如《小儿药证直诀·钱仲阳传》载一病案："又乳妇因大恐而病。病虽愈，目张不能瞑。人不能晓，以问乙（指钱乙），乙曰：煮郁李酒饮之，使醉则愈。所以然者，目系内连肝胆，恐则气结，胆衡不下，惟郁李去结，随酒入胆，结去胆下，目则能瞑矣。如言而效。"是说有一哺乳期的女性因惊恐而病，目张不能闭，钱乙开出的处方是用郁李仁酒，取郁李仁通利肝胆以去结，目则能闭。

何廉臣《重订通俗伤寒论》治疗瘥后不寐："凡伤寒温热病，热退之后，若终夜清醒，目不得瞑，或目瞑则惊悸梦惕者，余邪内留肝胆，胆气未舒，肝魂不安也，宜酒浸郁李仁、炒枣仁、猪胆皮、黄连、焦栀、淡竹茹、桑叶等，滑以去着，苦以泄热。"

江西名老中医杨志一治疗失眠，大便结，梦多者，往往用郁李仁，并以红酒为引。此也效法于钱、何二氏。

《华佗神方》载华佗治脑痛神方：药用柴胡、郁李仁、麦冬各五钱，辛夷、桔梗各五钱，白芍三两，甘草一钱，水三盅，煎汁，加陈酒一升，热饮之，以醉为度。这首"治脑痛神方"，适于治疗鼻渊性头痛。鼻渊是以鼻流浊涕量多，鼻塞，嗅觉减退，头晕胀闷，甚则疼痛为主要临床表现的一类病证。《素问·气厥论》说："胆移热于脑，则辛頞鼻渊，鼻渊者，浊涕不止也。"临床上，由于胆腑郁热，循经上犯鼻窍，引起的鼻渊病证，治以清胆泄热，化浊通窍方药。

陈士铎《辨证录·头痛门》治疗肝胆气郁偏头痛用"散偏汤"，药用柴胡疏肝散去陈皮、枳壳，加郁李仁、白芥子、白芷。其中白芥子是消痰，白芷祛风止痛，而郁李仁能舒利肝胆之气。他在解结舒气汤（白芍、当归、炒枣仁、郁李仁）释郁李仁善能去肝胆之结。他在《石室秘录》谓郁李仁是"入胆之妙品"。

七六、覆盆子

覆盆子是一种野果，类似于草莓，只不过没有草莓大，成熟后的颜色是乌黑的。又叫树莓。覆盆子果供食用，曾被联合国粮食及农业组织（FAO）推荐为第三代黄金水果。

覆盆子含有相当丰富的维生素A、维生素C、钙、钾、镁等营养元素。含有水杨酸，能有效缓解心绞痛等心血管疾患。覆盆子含有的花青素是一种强有力的抗氧化剂，能清除体内有害的自由基，改善睡眠。

作为药用，始载于《名医别录》。覆盆子为蔷薇科植物掌叶覆盆子、插田泡等的未成熟果实。之所以叫覆盆子，《医宗必读·本草徵要·草部》说："覆盆子益闭蛰封藏之本，以缩小便，服之当覆其溺器，故名。"

覆盆子味甘、酸，性温，归肝、肾、膀胱经。

覆盆子的功效应用

1.补肾固精

覆盆子甘能补益，酸能收敛，微温而不燥热，善补五脏之阴而益精气，兴阳道，补阳而无伤阴之弊；补而能固，涩而无凝滞之害，有益下封藏之功，长于收敛耗散之气而生津液，故善治肾虚不固之证。用于遗精、遗尿、阳痿、不孕等症，多与益智仁、桑螵蛸、补骨脂等相配伍。与枸杞子、菟丝子、五味子、车前子同用，为五子衍宗丸，治疗肾虚阳痿，遗精滑精，不育不孕等。《丁甘仁药性辑要》称覆盆子："男子有固精之妙，妇人著多孕之功。"

现代研究表明，覆盆子可调整子宫肌肉的松紧度，增加骨盆的力量，且滋补强身，能帮助子宫恢复并促进乳汁分泌。

2.补肝明目

用于肝阴亏虚之目翳内障，多与山茱萸、五味子、巴戟天等相配伍，如《圣济总录》之覆盆子丸。

由于覆盆子可以保护和提高视力以及治疗老年性眼疾。国外的人们经常以覆盆子作为眼睛保养的天然食材。服用覆盆子还能促使视紫质（视紫质是眼睛产生视觉的最基本物质）重生，改善糖尿病引起的视网膜病变（青光眼、白内障）。本品对眼干燥症也有一定的治疗作用。

3.乌发养颜

《名医别录·上品》记载覆盆子"令发不白"。《本草从新》亦载其"美颜色，乌须发"。与菊花、白茯苓、牛膝、白芷等配伍，如《圣济总录》之真人换白丸。

覆盆子乌发养颜与其具有补益肝肾的作用有关。现代研究认为，覆盆子含有一定量的黄酮类物质和水杨酸，这两种物质可以去除老化角质堆积、改善皮肤纹理、淡化色斑等。

📖 用方精选

四子明目丸（经验方）

覆盆子、楮实子、枸杞子、菟丝子各等份，共研为粉，制水丸，每服6g，日服3次。滋补肝肾明目，主治老年眼目昏花不明。

七七、梅花

梅是我国特有的花果树之一，为蔷薇科落叶乔木。梅的品种很多，我国梅花现有230多个品种，分为食用梅和观赏梅两大类，食用梅有青梅、白梅和花梅几种。南宋诗人范成大所著的《梅花谱》一书是我国第一本梅花专著，也是世界上最早的梅花专著。

（一）梅花

1.咏梅

梅是"花中四君子"（梅、兰、竹、菊）之首，又与松、竹一起被称为"岁寒三友"。它有奇崛的枝干，淡雅的颜色，清芬的香味，以及凌霜傲雪、百折不挠、粲然迎春的品格，使多少文人墨客为之赋诗填词，挥毫泼墨，咏物言志，以志抒怀。"冰雪林中著此身，不同桃李混芳尘。忽然一夜清香发，散作乾坤万里春"。这是元朝诗人王冕写的一首《白梅》诗。

2.梅花药食两用

梅花入药称为白梅花、绿梅花、绿萼梅，以萼绿花白、质轻清香为佳。梅花的功效是疏肝、和胃、化痰，用于治疗梅核气、肝胃气痛、食欲不振、头晕、瘰疬诸疾。明代李中立所著《本草原始》记载梅花："清头目，利肺气，去痰壅滞上热。"《百花镜》中记载梅花："开胃散邪，煮粥食，助清阳之气上升，蒸露点茶，生津止渴、解暑涤烦。"

取绿萼梅10g，绿茶4g，代茶饮。主治梅核气、肝胃气痛、食欲不振、头晕以及精神抑郁等。多愁善感的女性朋友不妨适量饮用梅花茶。

（二）乌梅的功效应用

未成熟的梅果，经熏烤炮制后入药称为"乌梅"，是梅作为药的主体。经盐渍而成的梅果，在药典上称为"白梅"，常作为治疗喉痹、梅核气、泻痢、外伤出血的要药，煎汤内服或外用擦牙、捣敷、煅研调敷均可。

乌梅味酸、涩，性平，归肝、脾、肺、大肠经。主要功效应用如下。

1.收敛固涩

本品具有较强的收敛作用，主要表现在敛肺止咳，敛肠止泻。《本草求真》指出乌梅酸涩而温："此入肺则收，入肠则涩……无不因其收涩之性，而使下脱上逆皆治。"

用于肺虚久咳，少痰或干咳无痰之证，可与五味子、杏仁、罂粟壳相配伍。如《世医得效方》之"一服散"。

用于体虚久痢久泻，可与党参、苍术、肉豆蔻等同用，如固肠丸。对于湿热泻痢，便脓血者，可与黄连、当归同用，如乌梅丸。

此外，本品还能固崩止血，对于便血、尿血，而无瘀滞者，亦可应用。临床体会，本品与蝉蜕同用，一散一收，对慢性肾炎蛋白尿、血尿亦有治疗效果。

2.生津止渴

"望梅止渴"这一成语出自《世说新语》，说的是东汉末年曹操率领大军行军途中，天气太热，又没有水源，将士们都口渴难忍。这时，曹操灵机一动，出了个妙策，说前面不远就有梅林，众将士一听到梅子，想起梅子那酸甜的味道，个个唾液就会增加，口中流出了口水。乘此机会，大军终于到了有水源的地方。李时珍说望梅止渴，是"感召相应"，就是现在说的条件反射，是乌梅的酸味刺激了唾液腺分泌津液，缓解了口渴。

乌梅生津、止渴，对消渴、烦热口干等，常配伍麦冬、石斛、玉竹、木瓜等。与天花粉、葛根、党参、麦冬等相配伍，如玉泉丸。

《岭南卫生方》载乌梅木瓜汤，由木瓜、乌梅、炒麦芽、甘草、草果组成，治疗酒食过度，中焦蕴热，烦渴枯燥，小便并多，遂成消中，兼治伤寒瘴疾作渴。乌梅本身又有开胃消食的作用，《备急千金要方》中的消食丸，即用乌梅。宋代医家脾胃方中，亦用乌梅作为药引。清代医家叶天士用乌梅配伍木瓜以酸甘化阴，和胃生津。现临床上常用于治疗萎缩性胃炎胃酸缺乏者。

值得一提的是，《名医别录》谓其"止好唾，口干"，本品能增加唾液分泌，这里又提出止多唾，说明该药有双向调节功效。

3.安蛔止痛

用于胆道蛔虫所致的腹痛、呕吐、四肢厥冷等，常与黄连、川椒等相配伍，如乌梅丸。

4.抗过敏

实验研究证明，本药具有一定的抗过敏作用。血虚风燥所致的皮肤瘙痒、荨麻疹、顽癣，均可用之。本品具有润肤止痒和抗过敏双重功效，鼻炎、哮喘、紫癜等属过敏性疾病者，亦常用本品。

📖 用方精选

桑叶乌梅汤（《铁杆中医彭坚汤方实战录》）

桑叶15g，乌梅30g，黄芪30g，甘草10g。煎成煎剂，当作饮料喝，预防风热感冒。有些患儿，经常出汗，容易感冒，但舌红，口干，食欲好，这是有内热，服玉屏风散则没有作用，可以服桑叶乌梅汤。

七八、菊花

《礼记·月令》载："季秋之月，鞠有黄花。"鞠是菊的古字，鞠花即菊花。

菊花为著名的观赏花木。古往今来，文人墨客风雅贤士，秋来赏菊、品菊、咏菊，留下了不少赞美的诗篇和画卷。如东晋·陶渊明有："采菊东篱下，悠然见南山。"唐·元稹以"菊花"题名，谓："不是花中偏爱菊，此花开尽更无花。"宋·陆游《晚菊》诗曰"菊花如志士，过时有余香"。

菊花亦是一味名药，《本草纲目》指出："菊春生夏茂，秋花冬实，备受四气，饱经露霜。叶枯不落，花槁不零，味兼甘苦，性禀平和。"菊花可内服，可外用，泡茶、浸酒、熬膏、作膳，品尝美味的同时还能祛病养生。

（一）菊花的功效应用

菊花作为药用，在《神农本草经》中被列为上品。其药材按产地和加工方法不同，分为"亳菊""杭菊""贡菊"等。由于花的颜色不同，又有黄菊花和白菊花之分。通常而言，黄菊花偏于疏风清热，白菊花偏于清肝明目。

菊花味甘、苦、辛，性微凉，归肺、肝经。主要功效应用如下。

1.疏散风热

用于外感风热或温病初起表现为发热咳嗽，咽痛目赤等，常与桑叶相须为用，如桑菊饮。治疗风热头痛，用菊花、川芎、生石膏等份为末，名菊芎散。《神农本草经百种录》对菊花描述道："凡芳香之物，皆能治头目肌表之疾，但香则无不辛燥者。惟菊得天地秋金清肃之气，而不甚燥烈，故于头目风火之疾，尤宜焉。"

2.清肝明目

菊花被《本草正义》誉为"目科要药"。用于肝经风热，目赤肿痛，可单用，也可与桑叶、龙胆草、夏枯草等同用。与滋补肝肾药物相配伍，则滋补肝肾、平肝清肝明目，如与枸杞、地黄等同用，名杞菊地黄汤。《普济方》治肝肾不足目昏多泪的菊睛丸，由菊花、枸杞、肉苁蓉、巴戟天组成。若用于肝阳上亢之头目眩晕、头痛者，常配伍白芍、钩藤等。

3.清热解毒

本品有一定的清热解毒作用，但较野菊花效用为差。用于热毒痈肿，常用野菊花。野菊花，为菊科植物野菊的头状花序。主要功效为清热解毒，清泄肝火。其味道较菊花味苦，对于小儿疾病一般用菊花，成人则用野菊花。

（二）菊花益寿可延年

早在《神农本草经》就指出菊花："久服利血气，轻身耐老延年。"菊花在古时雅称"延寿客"。宋代苏辙《五月园夫献红菊二绝句》有"南阳白菊有奇功，潭上居人多老翁"之咏。扬州八怪之一郑板桥在《题菊诗图》中赞美菊花的功效，诗曰："八十老人勤采啜，定教双鬓变成鸦。"道家及养生学家对食菊颇有讲究，形式多样，可泡茶、浸酒、入菜、制膏等。

1. 菊花泡茶

民间有"菊花两朵一撮茶，清心明目有寿加"的谚语。几朵菊花，一壶清泉，茶香沁脾，回味无穷。菊花还可以与不同的配料合用，带来其他的保健效果。与槐花同用，有降压之功；与胖大海同用，能清音利咽，通便秘；菊花、山楂、决明子配伍，可治疗高血脂、动脉粥样硬化等。

2. 菊花浸酒

古时每逢重阳佳节，人们有饮用菊花酒的传统习俗，用以消百病，祈福长寿，故有"吉祥酒"之誉。清代沈李龙所撰《食物本草会纂》载有复方的菊花酒："治头风，明耳目，去痿痹，消百病。用甘菊花煎汁，同面、米酿酒或加地黄、当归、枸杞诸药亦佳。"

3. 菊花制膏

菊花延龄膏（鲜菊花瓣用水熬透，去渣再熬浓汁，少兑炼蜜收膏，每服三、四钱，白开水送服）就非常著名。菊花制膏多与其他药物配伍，常以菊花、枸杞、生地黄、桑椹、女贞子、桑寄生、白芍、谷精草、石斛、阿胶等配伍，起到滋肾养肝，健脑益智，清肝明目的效用，治疗两眼干涩、头晕目眩、神疲乏力、失眠多梦、记忆力下降等。

此外，菊花入馔的食法很多，烧菜、煮粥、做糕等等。菊花"囊之可枕"，用菊花做的枕头，可借助菊花的清芳渗透之力，发挥其刺激头部，清利头目的作用，可用于治疗高血压引发的头晕头痛等。

七九、玫瑰花

玫瑰花，因其具有形美、色艳、芳香的特点，常常被人们视为纯洁、崇高、光明的象征，备受大家的喜爱。有不少国家就把玫瑰花定为国花。

（一）玫瑰花是传达爱情的信物

国内外有关玫瑰花的爱情典故颇动人有趣。每到情人节，玫瑰花更是身价倍增，成为情侣之间的宠爱。送上一束玫瑰花给心爱的人，自然是无可挑剔又浪漫的礼物。

（二）玫瑰花的功效应用

玫瑰花为蔷薇科植物玫瑰的干燥花蕾。入药始载于《食物本草》，其味甘、微苦，性温，入肝、脾经。关于其功效作用，《食疗本草》谓之："主利肺脾，益肝胆，食之芳香甘美，令人神爽。"

1.疏肝解郁

玫瑰花有"解郁圣药"之美称，常常被作为人们急脾气的"灭火器"。脾气急躁，情志不遂而伤肝，就会造成肝气不疏而郁滞，犯胃则见胸胁胀满、胃脘疼痛、呕恶食少、嗳气频作等，常与香附、佛手等理气解郁药相配伍。

简易的用法可以取玫瑰花泡茶或煮粥。

玫瑰花茶：玫瑰花5～10g，开水浸泡10分钟，即可代茶饮。注意玫瑰花不要与茶叶泡在一起喝。因为茶叶中有大量鞣酸，会影响玫瑰花疏肝解郁的功效。

玫瑰花粥：用糯米煮成粥，粥熟后加入适量的玫瑰花蕾，待粥熬成粉红色时，即可食用。

2.调经止痛

玫瑰花的药性温和，能理气解郁，活血散瘀和调经止痛。女性在月经前或月经期有烦躁，经前乳房胀痛，或痛经，月经不调等，可与当归、白芍、川芎等配伍应用。需要注意的是，月经量多者不宜在月经期间服用。

二花调经茶：玫瑰花9g，月季花9g，共为粗末，以沸水冲泡，加盖10分钟，即可饮用。可以在经行前几天服用，主治肝郁气滞血瘀所致的痛经或经色暗有瘀块等。

3.解忧安神

浓郁的玫瑰芳香具有镇静与松弛的特性，可平衡滋润疲惫的肌肤，舒缓紧绷的情绪，起到镇静、安抚、抗抑郁的功效。除了用玫瑰花代茶饮以外，还可以把晒干的玫瑰花制成香囊放在身上、床头、枕边、车里或是办公桌上。

《本草正义》称玫瑰花"香气最浓，清而不浊，和而不猛，柔肝醒胃，流气活血，宣通窒滞而绝无辛温刚燥之弊。断推气分药之中，最有捷效而最为驯良者，芳香诸品，殆无其匹。"

4.美容养颜

玫瑰花通过行气活血调经、解忧安神达到美容作用。中医认为，若情绪不佳，肝气郁滞，容易引起气血流通不畅，而表现为脸色暗淡或长斑，应用玫瑰花具有良好的作用，气血运行正常，自然就会面色红润。

八〇、茯苓

茯苓是一种菌类的药食两用的珍品，为多孔菌科真菌茯苓的菌核，主要寄生在松科植物赤松或马尾松的树根上。正如唐代李商隐《送阿龟归华》所吟："草堂归意背烟萝，黄绶垂腰不奈何。因汝华阳求药物，碧松之下茯苓多。"

本品早在《神农本草经》中已有记载，味甘、淡，性平，列为上品。由于茯苓寄生于松根，葛洪在他的《神仙传》中亦有"老松精气化为茯苓"的说法。由于茯苓具有健脾益气，宁心安神的功用，在魏晋时期服食茯苓蔚然成风，《梁书·陶弘景传》记载陶弘景辞官隐退时，梁武帝令"月给茯苓五斤，白蜜二升，以供服饵。"足见其备受重视。《小儿药证直诀·钱仲阳传》载宋代著名小儿科名医钱乙体质瘦羸，又喜嗜酒，晚年患周痹病，见左手拘挛不能用，自按法服食茯苓，言其"虽偏废而气骨强悍，如无疾者"。

明清时代对茯苓的抗衰老作用十分推崇。慈禧太后认为松树长寿，茯苓是"千年松根，食之不死"，经常命御膳房专用精白面和茯苓粉等原料，精工制作茯苓饼供其食用。《红楼梦》第六十回中还详细介绍了茯苓霜（碾碎的白茯苓末）的服法：即用牛奶或滚开水将茯苓霜冲化，调匀，于每日晨起吃上一盅，其滋补效力最好。现今食品工业将茯苓制成茯苓酥、茯苓糕、茯苓饼等，是深受大众欢迎的保健食品。

（一）茯苓的功效应用

1.健脾补中

用于脾胃虚弱所致的倦怠乏力，食少便溏者，常与人参、白术同用，如四君子汤。用于脾虚泄泻，与山药、白术相配伍，如参苓白术散。

2.利水渗湿

广泛应用于水湿内停所致的水肿、小便不利等，常与泽泻、猪苓等同用，如五苓散、猪苓汤。用于痰饮症，与桂枝、白术同用，如苓桂术甘汤；气虚水停者，与防己、黄芪同用，如防己黄芪汤；肾阳虚水泛症，与附子、生姜等同用。

治疗水肿，医生开处方时常茯苓和茯苓皮同用，茯苓表面上的棕褐色表皮，把它剥下来，就叫茯苓皮，利水退肿效果更加明显。

3.宁心安神

用于心脾两虚之心悸、失眠、健忘等症，多与当归、黄芪等配伍，如归脾汤。若心气虚之心神不宁者，常与人参、远志等配伍，如安神定志丸。

4.美容作用

据报道，用茯苓粉和蜂蜜调成糊状敷于面部，具有营养肌肤，消除老年斑和黄褐斑的功效。岳美中老中医用茯苓粉口服，治疗脂溢性皮炎引起的脱发。

（二）茯苓的分类

医生处方中，有时分赤茯苓和白茯苓。茯苓切开以后，颜色偏白的，叫白茯苓；如果带一点淡淡的红色，就叫赤茯苓。通常认为，白茯苓偏入气分，赤茯苓偏入血分；白茯苓偏补，赤茯苓偏利；补脾益心，则白茯苓为优；分利水湿，行血消瘀，则赤茯苓为优。

（三）茯神与茯苓

由于寄生在松根的茯苓菌核，常常侵害抵抗力弱的松树的生长，能使松树茎叶萎黄，所以枯松树下多藏有茯苓或茯神。唐代曹松的诗《僧院题松》中就描述道："空中涧畔枯松树，古老禅堂鳞甲身。传是昔朝僧种着，下头应有茯苓神。"可见他的观察入微，对其采源了解，系不可多得的神来之笔。这里所称的"茯苓神"，简称"茯神"，指紧抱松树支根生长的茯苓，即"抱木而生者"，更加珍贵。不少名医医案中，常用"抱木茯神"之药名。茯神以宁心安神的功用为优。

八一、淡竹叶

清代黄凯钧在所著《友渔斋医话·桔旁杂论》中记述"淡竹回生"医案。

一患者年十六七岁，以卖水果度日，深秋病热，乏资医治，迁延一月而病情重危，患者的亲戚约黄医生诊之，患者脉细欲绝，目珠翻上，唇齿间血迹干焦，呼吸莫续，病情垂危。黄医生说："热入五液俱涸，甘露饮冀回万一，但母老子孤，设难转关，不敢任其咎。育婴堂华真人每着灵验，曷勿诚恳一方？"其戚旋往，得淡竹叶十片，煎汤服下，目转能视；再服，能言思粥，病情逐渐缓解，转危为安。按淡竹叶解暑毒，利小便而已，何有如是之神哉？真仙方也。

淡竹叶为禾本科一种矮小的草本植物，一般30～40cm高，整个植物就叫淡竹叶。其茎为圆柱状，有节，表面淡绿色，切断面中空，体轻，质柔韧。淡竹叶首载于《本草纲目》，该药味甘、淡，微寒，归心、小肠、胃经。

（一）淡竹叶的功效应用

1.清心除烦

用治热病心烦、不寐，可单用本品代茶饮，亦可配合生地黄、麦冬、连翘等。治疗心火亢盛之口舌生疮、牙龈肿痛等，可与生地黄、黄连等同用。治疗外感风热或热病余热未尽者，配金银花、芦根等同用。

2.清热利尿

治疗心火亢盛，热邪下移所致的小便赤涩、尿道疼痛、尿血等，可单用本品代茶饮，与白茅根同用效果更佳。与生地黄、甘草梢等同用，如导赤散。

（二）竹叶与淡竹叶并非一物

竹叶的使用历史较淡竹叶要悠久，早在汉代张仲景的《伤寒论》中就有竹叶石膏汤应用的实例。竹叶石膏汤由竹叶、石膏、人参、半夏、麦冬、甘草、粳米组成，治疗伤寒解后，虚羸少气，气逆欲吐者。这个方子有生津益气，清热降逆的功效，所以对患热病后气阴两伤，余热未解者，颇为对证。后世医家在临床上扩大了竹叶石膏汤的应用范围，如《备急千金要方》载竹叶汤，疗产后虚渴少气力。药用竹叶、人参、茯苓、甘草、小麦、麦门冬、半夏、生姜、大枣。《外台秘要》载方，用竹叶一撮，麦一升，地骨皮三分，水煮服。治疗目赤肿痛。宋代《岭南卫生方》载治瘴毒内寒外热，咽嗌间烦躁不解。用人参、大附子、甘草、大枣，加淡竹叶。这是在温热剂中配伍淡竹叶。

需要指出的是，据本草学专家考证，在明代李时珍《本草纲目》以前的本草和方剂中所称的竹叶、淡竹叶，是禾本科多年生常绿竹状乔木或灌木植物淡竹的干燥叶片。亦即竹茹、竹沥同一植物的叶。自《本草纲目》记载淡竹叶以后，后来的医家竹叶、淡竹叶两种都用，目前临床所用主要是淡竹叶。二者功效基本一样，可以互相代替使用。其区别点在于竹叶偏于清心除烦，淡竹叶偏于利尿。

八二、玉竹

玉竹，顾名思义，为洁白如玉、节形似竹的植物。正如《本草经集注》谓其"茎干强直，似竹箭杆，有节"。玉竹的叶子像竹叶，开出的花朵是白色的，其地下根茎横走，黄白色。玉竹的嫩叶、花和根均可食用。

玉竹，为百合科黄精属多年生草本植物，作为药用，主要是玉竹的根茎。《尔雅》中称之为"委萎"，《神农本草经》中称之为"女萎"，《吴普本草》中称为"葳蕤"，在《名医别录》中，始有玉竹之名。玉竹味甘性平，归肺、脾、胃经。

玉竹的功效应用

1.养阴润肺

治疗阴虚肺燥有热的干咳少痰，咯血，声音嘶哑等，常与沙参、麦冬等同用，如沙参麦冬汤等。

本品比较平和，滋阴而不滋腻敛邪，故对于素体阴虚，又感受风热的阴虚外感，临床上会首先选择玉竹和解表药配伍，如孙思邈的葳蕤汤和后世温病学的加减葳蕤汤，都体现了这一用药特点。

2.益胃生津

用于热伤胃阴，口干舌燥，食欲不振等，常取本品配麦冬，如《温病条辨》玉竹麦门冬汤、益胃汤。临床所见干燥综合征，因分泌物减少，以口干、眼干、鼻干、阴道干、皮肤干较多，常取玉竹煎服，可得到缓解。

3.养肝明目

本品能养肝阴，有明目止泪的功效。陈士铎《辨证录·目痛门》之磨翳丹，治疗胬肉攀睛，拳毛倒睫者。药用葳蕤一斤，甘菊花一斤，当归一斤，白芍一斤，陈皮二两，柴胡三两，同州蒺藜一斤，白芥子四两，茯神半斤。各为末，蜜为丸，每日早晚白滚水送下各五钱。服一料痊愈。他在治疗目痛后迎风流泪的"固根汤"中亦主用葳蕤，并谓"葳蕤最善止泪"。《友渔斋医话·药笼小品》亦指出玉竹润燥祛风，能治病眼见风流泪出。

4.养心阴，益心气

《日华子本草》谓其"润心肺"。玉竹滋养心阴，对心悸、心绞痛有治疗作用。配伍麦冬、酸枣仁等，可治疗热伤心阴之烦热多汗、惊悸等。

5.生血起废

《辨证录·中风》载"生血起废汤"，治疗血虚不能养筋，症见左手半边不仁，语言謇涩，口角流涎，重用葳蕤，加熟地黄、山茱萸、当归、茯苓、白芥子。谓："特用葳蕤者，以葳蕤生血而又能起废，同熟地、当归用之，尤善建功。"

6.美容润肤

《神农本草经》谓其"久服去面黑皯，好颜色，润泽，轻身不老"。说明玉竹有一定的美白功效，补肾防衰老的作用，但服用时间须久，恰如《本草新编》所云："葳蕤性纯，其功甚缓，不能救一时之急，必须多服始妙。"

药理研究发现，玉竹中含铃兰苷、山茶酚苷、槲皮醇苷、维生素A、黏液质等成分，其中维生素A有助于改善皮肤干裂、粗糙状况，使皮肤柔润，而黏液质则使皮肤滑腻。玉竹与白蜜制膏服用，具有润燥养肤、养颜消斑、益寿抗衰之功。玉竹1000g磨成粗粉末，加水煎煮3次后弃渣取汁浓缩，加白蜜250g调成膏状装瓶。每日早晚空腹服用30g，开水冲服。

7.延缓衰老

作为补益药，玉竹性平味甘，柔润缓补，滋养五脏之阴，不寒不燥。《本草拾遗》谓其"主聪明，调血气，令人强壮"。现代研究显示，玉竹有降血糖、降血脂、抗衰老、抗肿瘤、提高机体免疫功能等药理作用。

八三、黄精

黄精属百合科植物。关于其名之来由，葛洪《抱朴子》记载："昔人以本品得坤土之气，获天地之精，故名。"

（一）益阴补虚之上品

黄精入药，为百合科黄精的根茎，始载于《名医别录》，列为上品。其味甘，性平，归肺、脾、肾经。

《名医别录》谓其"主补中益气，除风湿，安五脏"。《本经逢原》又谓其"宽中益气，使五脏调和，肌肉充盛，骨髓强坚，皆是补阴之功"。本品对五脏气阴两虚证均可应用，但以滋补肺、脾、肾为主。

治疗阴虚肺燥之干咳少痰，或痰中带血，手足心热等，多与沙参、贝母等同用；亦治疗肺肾阴虚之劳嗽，常与生地黄、阿胶等同用。

用于脾虚气阴两亏之面色萎黄，困倦乏力，饮食无味等，常与玉竹、麦冬、石斛等相配伍。气虚明显者，与党参、白术、茯苓等相配伍。小儿脾弱，消化吸收障碍，影响生长发育，可用黄精研末温水冲服。

用于肾虚精亏所致之腰酸、头晕、须发早白等，常与枸杞、熟地黄、何首乌等相配伍。《奇效良方》用黄精与枸杞等份，捣作饼，晒干后，制成蜜丸服用，有滋补肾精的作用。《太平圣惠方》黄精丸（又名九转黄精丹），由黄精、当归等份组成，混合研粉后制成丸剂，每日2次服用，对身体衰弱、腰膝酸软、面黄肌瘦、自汗盗汗等有良好的疗效。

此外，药理研究证明，黄精对抗酸杆菌及致病性皮肤真菌有抑制作用。黄精研粉以醋调糊涂敷患处，可用于治疗皮肤癣疾。

（二）仙家服食求长生

黄精，仙家把它列为"芝草之类"，在《神仙芝草经》中记述道："黄精宽中益气，使五脏调良，肌肉充盛，骨髓坚强，其力倍增，多年不老，颜色鲜明，白发变黑，齿落更生。"西晋张华《博物志》载："太阳之草曰黄精，饵之可以长生。"

《臞仙神隐书》中详细介绍了黄精用法："黄精细切，用水煮极烂，以布袋拧汁，煎使浓缩，渣晒干为末，入釜中煎熬为丸如鸡子大，每服一丸，日三服，除百病，身轻耐老。""黄精根茎，不拘多少，细锉，阴干为末，每用水调，多少任服，久服轻身延年。"

（三）平家服食可保健

黄精的根茎肉质肥大，黄白色。过去人们在饥荒年亦常把它代粮食用。早在《抱朴子》中就说："黄精甘美易食，凶年可与老少代粮，谓之米脯。"故后又有"余粮"之称谓。当今，由于黄精的保健作用，人们常把黄精作为礼品馈赠。正如近代名医张山雷在《本草正义》所说："黄精产于徽州，徽人常以为馈赠之品，蒸之极熟，随时可食。"

研究表明，黄精是一种传统的药食同源性植物原料，富含淀粉、维生素、矿物质元素等多种活性物质。黄精多糖是黄精的主要功能成分，具有一定的抗氧化、增强免疫调节、抗疲劳、抗病毒、调节血糖血脂、抑菌抗炎等作用。可用于中老年代谢性疾病的辅助用药，其延缓衰老的作用机制亦与此相关。

国医大师张志远认为本品能降血压、血脂、血糖。入口甘美，属保健良品。清初山西傅青主取之当饭，终享高龄。笔者用其蒸熟，每日吃30～60g，降血糖十分明显，与山药、黄芪、玄参、桑叶、枸杞子、苍术、玉竹配伍，收效更佳。制何首乌、泽泻降血脂。其次医精神不振，身体乏力，纳呆，米酒拌蒸，当点心用，补脾益气、养胃温中，能延年益寿。

需要注意的是，黄精滋腻，易助湿邪，因此脾虚有湿、咳嗽痰多及中寒泄泻者不宜服用。

八四、葛根

葛根，为豆科植物葛的块根。作为药用，始载于《神农本草经》。张仲景在《伤寒论》中善用葛根，如葛根汤、桂枝加葛根汤、葛根芩连汤等。《本草纲目》中说："葛根，性味甘、辛、平，无毒，主治消渴、身大热、呕吐、诸痹，起阴气，解诸毒。"

葛根的功效应用

1.解肌退热

本品用于外感表证发热，无论风寒、风热，均可选用。《名医别录》谓其"疗伤寒中风头痛，解肌发表，开腠理"。本品善解阳明经热，故《神农本草经疏》指出："葛根，解散阳明温病热邪之要药也。"《伤寒六书》柴葛解肌汤中，葛根与柴胡等相配伍，治外感高热证。葛根还用于透发麻疹，疹出不畅者，常配伍升麻等同用，如升麻葛根汤。

2.解痉通脉

张仲景用葛根治疗项背部的拘急不舒。本品除用于外感热病，项背强痛外，亦用于小儿抽动秽语综合征所出现的颜面颈肩抽动，对颈椎增生引起的颈肩痉挛疼痛，重用本品，常获佳效。

研究认为，葛根黄酮具有扩张冠状动脉以及脑血管的作用，可改善微循环，故又常用于心脑血管病的治疗。重用葛根，对突发性耳聋亦有治疗效果。

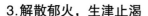

3.解散郁火，生津止渴

本品作为阳明经主药，善散阳明郁火，清泄阳明里热。如《症因脉治》葛根清胃汤，用葛根、竹茹、黄连、陈皮、甘草，治疗呕吐苦水，邪在阳明。《伤寒论》用葛根配伍黄芩、黄连，为葛根芩连汤，治疗太阳阳明合病之协热下利，亦取其清解阳明之热的效用。

《开宝本草》有葛根"作粉：止渴，利大小便，解酒，去烦热……"之记载。葛根清胃泻火，养阴生津，故常用于热病口渴或阴液不足引起的口渴，可与知母、天花粉相配伍。用于气阴两虚所致的消渴乏力，又常与黄芪、山药、山茱萸等相配伍。

古代文献有大量记载葛根治疗消渴病，如《太平圣惠方》单用葛根捣汁饮服，治疗消渴烦躁，皮肤干燥。《古今医统》用葛根配天花粉治疗消渴肾渴，痰饮石水。清代名医叶天士之"玉泉散"，由葛根配天花粉、麦冬、生地黄、五味子等制成，被誉为"治消渴之圣药"。革命前辈谢觉哉老人在60多岁时患上糖尿病，自称夜眠醒时口干欲裂，服用玉泉散，收效颇佳。笔者亦习用葛根与天花粉、黄连等配伍，治疗糖尿病。

4.升阳止泻

本品能升举脾胃的阳气，多用于脾气下陷的腹泻，常与党参、白术、茯苓、木香等相配伍，如七味白术散。国医大师朱良春先生临证体会，对顽固性久泻者，必重用葛根，取其升发清阳，鼓舞胃气上行之势。如所制仙桔汤：仙鹤草、煨葛根各30g，桔梗、煨木香各9g（后下），生白芍、炒白术、白槿花各15g，徐长卿12g，甘草6g。治疗慢性过敏性结肠炎、慢性痢疾。但须注意，升阳止泻一般用煨葛根。

5.美容减肥

研究表明，葛根含葛根素、大豆黄酮苷、花生素等活性成分，具有滋补营养、养颜护肤、降脂减肥、调节雌激素水平的作用。对呵护女性青春，更显得尤为重要。相传唐代佳丽杨贵妃被选入宫中之前，面部染有红疹很不雅观，经一位采药老人指点，用泉水将葛粉冲洗涂抹面部，很快治愈了红疹，美貌脱颖而出，受到唐明皇的青睐。泰国的医学专家注意到，生活在泰国北部山区素有食用野葛根习惯的孟族女性形体丰满，体态美妙，肤色白皙，健康长寿。

八五、山茱萸

山茱萸入药，始载于《神农本草经》，为山茱萸科植物山茱萸的干燥成熟果实。传统认为，使用本品要去核，以免滑精，去核后称山萸肉。本品去核后晒干，其颜色类似于大枣，故又名枣皮。

山茱萸味酸、涩，性微温，归肝、肾经。

山茱萸的功效应用

1.补益肝肾

山茱萸具有补肝肾，益精血的功效，广泛应用于精血不足的多种病症。用于精血不足，可配伍枸杞子、桑椹、熟地黄等。用于肝肾阴虚之腰酸，头晕目眩，耳鸣等，常与熟地黄、山药相配伍，如六味地黄丸。

本品补而不腻，既能补阴，又能补阳。《医宗必读·本草徵要·木部》谓其"补肾助阳事，腰膝之疴不必虑也"。用于肾阳虚证，常与温补阳气的药物相配伍，如张仲景之金匮肾气丸，《景岳全书》的右归丸、右归饮等。

2.收敛固涩

本品味酸收敛，可用于肝肾亏虚所致的遗精、遗尿、泄泻、崩漏下血，大汗不止等症。治疗遗精早泄，遗尿等，常与熟地黄、金樱子、菟丝子、益智仁等配伍；用于泄泻，常与补骨脂、肉豆蔻相配伍；用于肝肾亏虚，冲任不固之崩漏下血，常与黄芪、牡蛎等同用。临床常用本品与石韦相配伍，治疗肾炎蛋白尿，二药配伍，具有摄精泄浊，开合互济之妙。

用于肝肾亏虚，心气不足之自汗、多汗，常与黄芪、白芍、龙骨、牡蛎等相配伍。张锡纯认为，山茱萸既能敛汗，又善补肝。谓其"凡人身阴阳气血将散者，皆能敛之。故救脱之药，当以萸肉为第一"。他创立的"来复汤"，由山茱萸、生龙骨、生牡蛎、生芍药、野台参、甘草组成，治疗大汗淋漓，阳虚欲脱者。

本品具有滋补肝肾，安神定悸之功效。《药品化义》谓："山茱萸，滋阴益血……夫心乃肝之子。心苦散乱而喜收敛，敛则宁静，静则清和，以此收其涣散，治心虚气弱，惊悸怔忡，即虚则补其母之义也。"用于肝血虚，心气涣散所致之心悸，配五味子、柏子仁、白芍等。

《医学衷中参西录》指出："山茱萸，大能收敛元气，振作精神，固涩滑脱。收涩之中兼具条畅之性，故又通利九窍，流通血脉……且敛正气而不敛邪气，与其他酸敛之药不同。"山茱萸味酸，主于收敛，但也具有疏通之性。《神农本草经》中说它"主心下邪气，寒热、温中，逐寒湿痹"；《名医别录》记载它主寒热疝瘕，这些都体现了它的疏通作用。张锡纯有一首治疗肝虚腿疼的方子，名为"曲直汤"，山茱萸与当归、丹参、乳香、没药等相配伍。临床体会，用本方加黄芪治疗冠心病心绞痛，收效亦显。

八六、肉苁蓉

肉苁蓉，特指列当科植物荒漠肉苁蓉的带鳞叶肉质茎，是一种寄生在沙漠树木梭梭根部的草本植物，主产于内蒙古、甘肃、新疆、青海等北方沙漠或半沙漠地带。肉苁蓉入药较早，《神农本草经》中列其为上品，说它能"养五脏，益精气，久服轻身"，所以肉苁蓉又有"沙漠人参"之美誉。肉苁蓉别名还有"大芸""寸芸"等，又有"淡苁蓉""盐苁蓉"（咸苁蓉）之分，临床多用淡苁蓉。

（一）食用佳品

肉苁蓉这一植物没有绿叶，整个茎是肉质的，很鲜嫩，产地的老百姓把它炖肉吃，谓之"刮去鳞甲，以酒净洗去黑汁，薄切，合山药、羊肉作羹，极美好，益人，食之胜服补药"。其食用方法可炖肉、炒菜、煲汤、泡酒、熬膏等。迄今，苁蓉膏、苁蓉酒、苁蓉养生液、苁蓉酵素等产品相继被研发出来。

（二）肉苁蓉的功效应用

肉苁蓉味甘而咸，性温，归肾、大肠二经。它是平补之药，温而不热，补而不峻，暖而不燥，滑而不泄，故有苁蓉之名。作为补肾之名药，其主要功效应用如下。

1.补肾助阳

《本草汇言》谓："肉苁蓉，养命门，滋肾气，补精血之气药也。"由于本品作用平和，既温肾阳，又补精血，故对于老年病比较适合。亦常作为延缓衰老、延年益寿药物应用。如治疗虚劳早衰，用肉苁蓉、羊肉、粳米，煮粥常食。《本草纲目》称"肉苁蓉配羊肉，强阴，益精髓"。用于阳痿不起，小便余沥者，与菟丝子、续断等配伍，如肉苁蓉丸。用于肾虚不孕，与鹿茸、原蚕蛾、山药等配伍应用。

2.润肠通便

本品既能补精养血，又能润肠通便，故常用于老年体弱的便秘。阳虚明显者，配巴戟天、锁阳；年老气衰，血虚肠燥者，合当归、牛膝等。对于老年性便秘，以肉苁蓉、当归为主药，酌加火麻仁、黑芝麻、蜂蜜，可达滋肾养血，润肠通便之效用。《玉楸药解》称肉苁蓉："滋木清风，养血润燥，善滑大肠，而下结粪，其性从容不迫，未至滋湿败脾，非诸润药可比。"

明代医学家缪希雍治病。患者面容苍瘦，憔悴枯槁，胸闷不舒，大便燥结，数日不得大便，用苁蓉治之而愈。缪氏指出："苁蓉滋补精血，唐年迈力衰，精血不足，运化失常，肠燥便结，胸闷不舒，大剂量的苁蓉能补精益血，填虚润燥，故服之必效。"

3.长肌肉

《日华子本草》谓其"润五脏，长肌肉"。本品温润五脏，补益精血，可使先、后天得补，以使肌肉得以濡养。对早衰者，常服本品，可防止体重衰减。治疗肌无力、肌营养不良、肌萎缩等症，可在辨治方中重用本品。如《三因极一病证方论》加味四斤丸，取肉苁蓉、牛膝、鹿茸、熟地黄等，治疗肝肾不足所致的筋骨痿软，行走无力。

八七、黄芪

黄芪，又名王孙、箭芪，为豆科植物蒙古黄芪或膜荚黄芪干燥的根。芪的本字，在古代本草里面，是老字下面一个日字，即"耆"，是年长的意思，通常说耆年之人，就是最年长者。黄芪补气第一，作用最好，可能是命名为黄芪的原因。如黄宫绣在《本草求真》谓："黄耆，为补气之药之最，是以有耆之称。"

黄芪的药用已有悠久的历史，最早可以追溯到汉代以前，湖南马王堆汉墓出土的《五十二病方》中，就记载有以黄芪为主药的组方。《神农本草经》中，把黄芪列为上品。

（一）黄芪的功效应用

黄芪味甘，性微温，归肺、脾经。主要功效应用如下。

1.补脾肺之气

补益脾肺之气是本品的主要作用，通过补气又能实现以下几个方面的功效。

（1）补气升阳：用于气虚体弱，面色少华，四肢乏力，食少便溏等，多与人参同用，如参芪膏。用于脾肺气虚，中气下陷，而见脏气下垂，如胃下垂、脱肛等，多与党参、白术、升麻等同用，以升阳举陷，如补中益气汤、举元煎等。用于中阳虚弱，食少倦怠，大便稀薄等，与小建中汤同用，如黄芪建中汤。

（2）补气生血：用于气虚血少，或心脾亏虚，气血不足，面色萎黄，心悸失眠等，重用黄芪，与当归配伍，为当归补血汤；与党参、白术、当归等相配伍，如归脾汤。

（3）补气固表止汗：用于表虚不固之自汗，多与白术、防风同用，如玉屏风散。肺脾气虚，卫气不能抵御外邪的侵袭，则容易感受外来病邪，发生感冒、变应性鼻炎等，所以这类人群可以服用玉屏风散以预防外感。若气虚自汗、盗汗不止，可用黄芪与浮小麦、煅牡蛎等配伍应用。

（4）补气祛瘀：气行则血行，用于气虚血瘀所引起的肢体不利，胸闷疼痛，多与活血化瘀药相配伍，如治疗卒中后遗症的补阳还五汤，其中黄芪作为主药，用四两。

2.利水消肿

清代陆以湉在《冷庐医话》记载一医案：王某夏秋间忽患肿胀，自顶至足皆肿，气喘声嘶，大小便不通，危在旦夕。治用生黄芪四两，糯米一酒盅，煎一大碗，用小匙逐渐呷服。服至盏许，气喘稍平，即于一时间服尽，小便大通，肿亦随消，惟脚面消不及半。自后仍服此方，黄芪自四两至一两，随服随减，佐以祛湿平胃之品，两月复原。独脚面有钱大一块不消，翌年复发，后继续服用黄芪至数斤，随病愈。

单用黄芪就治愈了王某的遍身水肿，正是因为黄芪具有利水消肿的作用。用于气虚水肿，多与防己、茯苓、白术等同用，如《金匮要略》防己黄芪汤。防己黄芪汤治疗肾病水肿严重者，常取生黄芪、炙黄芪同用，以增强其益气消水之功。

3.托毒生肌

《神农本草经》谓其"主痈疽久败疮，排脓止痛，大风癞疾，五痔鼠瘘"。用于气血疮疡内陷，脓成不溃或久溃不敛，可与当归、肉桂等同用，如内补黄芪汤、托里透脓散等。

（二）气虚体质的当家药——黄芪

气虚体质表现为平素气短懒言，语音低怯，精神不振，肢体容易疲乏，易出汗，舌淡红、胖嫩，边有齿痕，脉弱。形体特征为肌肉松软、不实。心理特征为性格内向，不喜冒险。发病倾向为易感冒、病后抗病力弱，恢复缓慢等。

黄芪为补气之圣药，全身之气皆能补益，且药性温和，大补脾肺之气，长肌肉，充腠理，久久为功。对于气虚体质者，最为适合服用。黄芪食用方法方便，可炖汤煮粥、泡茶煮菜、熬膏泡酒等，一般每日15～30g。

苏轼写过很多中药诗，其中《咏黄芪》诗曰："孤灯照影夜漫漫，拈得花枝不忍看。白发敧簪羞彩胜，黄芪煮粥荐春盘。"说明早在唐宋时期，黄芪粥就在民间食用流传了。

八八、当归

当归为伞形科多年生草本植物当归的干燥根，味甘、辛，性温，归肝、心、脾经。主要功效应用如下。

当归的功效应用

1.补血养血

心主血，肝藏血，脾统血，而当归能入心、肝、脾三经，故能治一切血证，补血养血是其主要功用。名方当归补血汤，重用黄芪大补肺脾之气，以资生血之源，合以当归补血和营，以使阳生阴长，气旺血生。主要用于治疗气血两虚之证。

当归作为补血药治疗血虚证，往往考虑它的兼有功效，当归既是补血药，又是活血药，所以能化瘀，因其药性偏温，就能温通散寒。可见，当归颇适合有瘀、有寒的血虚证，前人说"当归补血而主动"，动就是活血化瘀，也包括温通。

四物汤是由当归、川芎、白芍、熟地黄组成，被医家尊称为"补血第一方"。药用熟地黄、白芍静养营血，合以当归、川芎活血和营。四药相配伍，体现了动静相合，补中有通的配伍特点。功以补血调血，主治营血虚滞、惊惕头晕、目眩耳鸣、面色萎黄、唇甲无华等。

笔者习用当归治疗慢性肾衰竭。慢性肾脏病发展到了"肾功能不全"的阶段，常常表现为血虚，面色萎黄或晦暗，乏力等，而肾纤维化本身就具有血液瘀滞的特征。血虚兼血瘀，当归自是首选药物。配伍芍药、川芎、茯苓、白术等，以养血和络，利湿化浊解毒，可延缓慢性肾衰竭进展，提高患者的生命质量。

2.通经血、止崩漏

四物汤是调理月经的基础方剂，被誉为"妇科第一方"。当归，《神农本草经》载其主"妇人漏下绝子"。漏下，是指月经的周期、经期、经量发生了异常变化，出现异常的子宫出血。出血量少，淋漓不绝者为"漏"；发病急骤，暴下如注，大量出血者为"崩"。绝子，就是不孕。

《金匮要略·妇人妊娠病脉证并治》谓："妇人有漏下者，为半产后因续下血都不绝者，有妊娠下血者，假令妊娠腹中痛，为胞阻，胶艾汤主之。"这段条文说妇人三种下血，一是非经期阴道流血，淋漓不止；二是半产后连续下血不断；三是妊娠下血伴腹痛。治疗用胶艾汤，胶艾汤由当归、川芎、芍药、干地黄、阿胶、艾叶、甘草组成，具有养血、温宫、止血的功效。由此，后世医家多认为四物汤是从胶艾汤化裁而来。

当归具有养血活血调经的作用，常用于治疗月经量少、经期延后、经闭、痛经等。因为月经不调更多与血虚、寒凝、血瘀有关。当归养血散寒化瘀，又具芳香之气，自当是妇科病首选。《金匮要略·妇人篇》中用当归组方的方剂有当归芍药散、当归散、温经汤、当归生姜羊肉汤等。《傅青主女科》女科卷中，共载方80首，用到当归的就有54首。

由上所见，当归既能通经血，以治疗月经量少、月经延期、闭经痛经等，又能温经止漏下，以治疗月经量多、崩漏等。体现了当归双向调节的治疗作用。

3.补血散寒止痛

寒邪凝滞收引，血行受阻，不通则痛；血虚不能濡养筋脉，不荣则痛。当归具有补血、行瘀、散寒的作用，所以可治疗多种疼痛。如《伤寒论》中治疗"手足厥寒，脉细欲绝"的当归四逆汤，由当归、桂枝、芍药、炙甘草、大枣、细辛、通草组成，以养血通脉，温经散寒。临床上，雷诺氏综合征见肢端麻木厥冷疼痛，其脉细者，血栓闭塞性脉管炎、痹证关节痛及头目牵引作痛等，凡属血虚有寒者皆可选用本方。

《医学启源》说："当归，其用有三，心经本药一也；和血二也；治诸病夜甚，三也。"有不少疾病夜间加重。在中医看来，白昼属阳，夜间属阴，血分亦属阴，诸病夜甚多为阴血不足或血虚有寒所引起。《本草正义》指出："诸病夜甚者，血病也。"因此，临证中遇到夜间病情加重者，可酌加当归以养血散寒。

笔者曾治一男性中学生，每到夜间发作性脐周疼痛，时常被疼醒，影响睡眠，白天则无任何表现，多次到医院检查无阳性发现，病已2月余，曾服用肠道益生菌以及健胃止痛一类的中成药，但疼痛时轻时重，家长十分担忧。笔者予以当归建中汤加减（当归、桂枝、炒白芍、炙甘草、生姜、大枣、黄芪等），服用7剂，其腹痛不作。

4.通便止痢

当归既能通便，亦能止痢。当归质润多脂，能养血通便，主要用于血虚肠燥便秘，常与肉苁蓉、麻仁、桃仁、杏仁配伍。细菌性痢疾，多为湿热毒邪导致大肠气血运行受阻所致，表现为腹痛、下痢、便脓血、里急后重等。治疗痢疾，金元医家刘河间提出"调气则后重自除，行血则便脓自愈"。而行血常用当归。如《素问病机气宜保命集》所载的芍药汤，即由芍药、当归、黄连、黄芩、大黄、木香、槟榔、肉桂、炙甘草组成。临床上，溃疡性结肠炎、克隆恩氏病，常表现为便脓血、里急后重等，当归、芍药为常用药对。

5.止咳平喘

《神农本草经》记载当归治咳逆上气，即具有止咳平喘的作用。治疗咳喘的苏子降气汤、金水六君煎中，都配伍了当归。对于当归止咳平喘的作用机理，《本草求真》指出："是以气逆而见咳逆上气者，则当以此和血，血和而气则降矣。"现代研究认为，当归可改善肺循环，增加肺泡张力，缓解支气管痉挛，同时使痰液变稀，易于咳出，气道通畅，达到平喘止咳的目的。

6.美容抗老化

研究发现，当归的水溶液有极强的抑制酪氨酸酶活性作用，酪氨酸酶能产生致人雀斑、黑斑、老年斑的黑色素，其活性愈高，则老年斑等出现愈早，而且数量也多。当归能抑制这种酶的活性，则有可能延缓衰老体征的出现。此外，当归还能防治脱发，滋润皮肤毛发，并使头发乌黑发亮。

八九、天麻

翻开历代本草书，天麻有很多名字，如《神农本草经》称之为"赤箭"，三国时期名医华佗的大弟子吴普在《吴氏本草》中称之为"神草"，东晋葛洪的《抱朴子》称之为"独摇芝"，唐代甄权的《药性本草》称之为"定风草"等。天麻之名是自宋代《开宝本草》首次提出。对此，宋代科学家沈括在《梦溪笔谈》中指出："赤箭，即今之天麻也。"

天麻，作为中药使用的部位是下面的块茎，这个块茎类似于马铃薯而细长，有特殊的气味。前面有一个红色的芽，所谓的鹦哥嘴，这些是鉴别天麻的重要特征。外观很好看，细长细长的，晶莹透亮，那一般是人工种的。野生的天麻表面比较皱缩，而且带褐黑色。春季出苗后采挖的叫春麻，冬季采挖的叫冬麻，以冬麻质量较优。

天麻味甘，性平，归肝经。主要功效应用如下。

天麻的功效应用

1.平肝潜阳

用于肝阳上亢之眩晕、头痛，常与钩藤、石决明相配伍，如天麻钩藤饮。对于痰浊上扰引起的眩晕、头痛、恶心呕吐、痰多胸闷，多与半夏、陈皮相配伍，如半夏天麻白术汤。治疗头风病（偏头痛），与川芎同用，如刘河间的大川芎丸。临床体会，天麻对脱发亦有确切疗效。

2.息风止痉

用于肝风内动引起的惊痫抽搐。对于小儿急惊风，常与羚羊角、钩藤等同用。治疗小儿脾虚慢惊风，多与人参、白术等同用。

3.祛风通络

用于中风手足不遂，筋骨疼痛，常与没药、麝香配伍，如天麻丸。治疗风湿病，关节屈伸不利，多与秦艽、羌活等配伍。治疗颈椎病伴随手指发麻者，多与葛根、鸡血藤相配伍。

4.补虚损

早在《神农本草经》就指出："赤箭，久服益气力，长阴，肥健，轻身增年。"《本草纲目》更指出："补益上药，天麻为第一，世人止用之治风，良可惜也。"

后世文人对天麻的医疗保健功能也颇关注。唐代诗人白居易常年体弱，喜服天麻等滋补身体，其《斋居》诗曰："香火多相对，荤腥久不尝，黄芪数匙粥，赤箭一瓯汤。"大书法家柳公权的《赤箭帖》亦谓："倘有赤箭时，寄及三五两，以扶衰病，便是厚惠。"

九〇、灵芝

灵芝，通称灵芝草，古称瑞草、仙草、长寿草，素有"太上之品，方中妙药"的美誉。在我国历史长河中，这是一味富有神奇色彩的药物，最早在《山海经》中，记载炎帝幼女瑶姬芳龄早逝，被天帝封为巫山云雨之神，"精魂为草，摘而为芝"，即为"芝草"。民间故事《白蛇传》中，白娘子为救昏死的许仙，不远万里到昆仑山盗回灵芝仙草，使许仙起死回生。在汉乐府《长歌行·灵芝》即有对灵芝神奇药效的描述："主人服此药，身体日康疆。白发还复乌，延年寿命长。"可见，灵芝历代被人们视为吉祥与美好的象征，并被当成是起死回生、返老还童的神药。

当然，灵芝并非"仙草"，而是多孔菌科真菌灵芝或紫芝的干燥子实体，除了野生外，现多为人工栽培。《神农本草经》谓其"味甘温，主耳聋、利关节、保肾益精气、坚筋骨、好颜色，久服轻身，不老延年"。补气养血、益精安神是其主要功用。

（一）灵芝的功效应用

1.益精保肾

对肺肾两虚所致的咳嗽、气喘、虚劳，可与人参、麦冬相配伍。灵芝配三七，可用于防治胸痹、睡眠不佳。灵芝、丹参各30g，三七参15g，共研细末，每服3g，每日2次，可治疗冠心病、心绞痛。

2.养气养血

用于气血不足，可与人参、当归、黄精相配伍。对于血细胞减少、贫血，肿瘤放化疗所致的白细胞减低，应用灵芝有一定的治疗效果。临床表明，灵芝制剂对胃癌、食管癌、肺癌等多种癌症有一定的辅助治疗作用，能改善癌症患者的恶病质，提高癌症患者的免疫功能。灵芝对多种免疫性疾病亦有一定的治疗效果。

3.健脾和胃

可用于心脾不足引起的食欲不振、胃脘疼痛、心悸失眠等。

（二）灵芝的药理研究

灵芝已知有350余种成分，主要为多糖及肽多糖、氨基酸、蛋白质、微量元素、萜类等。其药理作用如下。

1.免疫调节作用

能增强细胞免疫与体液免疫功能，促进巨噬细胞吞噬功能。

2.抗肿瘤作用

灵芝抗肿瘤的作用并非直接杀伤肿瘤细胞，而是通过提高机体免疫功能实现的，其中主要有灵芝多糖、多糖蛋白、有机锗的作用。

3.对心血管系统作用

灵芝有明显的强心和降压作用，能增强冠脉血流、降低冠脉阻力和心肌耗氧，改善心肌缺血。

4.保肝作用

灵芝能促进肝脏核酸、蛋白质的合成，增加肝细胞色素含量，保护肝抗化学毒物的损伤。

（三）灵芝的品种与用法

灵芝，在《神农本草经》中有紫芝、赤芝、黄芝、白芝、黑芝等品种，目前仅有赤芝和紫芝两个品种。灵芝以体大、完整、色紫赤、有漆状光泽者为佳品。一般可用煎剂，用量为6~12g，也可研粉冲服，用量为每次3g。

九一、白芷

《神农本草经》说："白芷，一名芳香，一名莞。"在屈原的《离骚》中，就有辟芷、芳芷、白芷、白莞、芳香等记载。"芷"的本义是香味令人止步的草。白芷为伞形科植物兴安白芷、川白芷、杭白芷或云南牛防风的根。

本品气味辛温，芳香特甚，归肺、脾、胃经。

白芷的功效应用

1.散寒解表

白芷辛温，通常被列为解表药，但治疗一般的风寒感冒，白芷的解表作用并不明显。本品止头痛、通鼻窍的功效尤为突出，常用于治疗风寒外感所致的头痛、鼻塞等，与防风、细辛等同用，如九味羌活汤。

据载，苏轼在杭州任刺史时，与三台山寺庙中的一位老和尚交往颇深，经常一起探讨诗歌。初秋的一天，两人谈到深夜才尽兴。苏轼在从山上寺庙回家的途中受了风寒，第二天就觉得头痛、鼻塞，非常难受。老和尚听说后，托人带来一包药材，即用白芷煎汤服用，苏轼服后病即愈。

2.治疗头痛

《神农本草经》谓其"主风头"。王缪《是斋百一选方》最早记载了一味香白芷组成的单方都梁丸："香白芷一味，洗晒为末，炼蜜为丸如弹子大，每嚼一丸，以茶清或荆芥汤化下。"该药治头痛眩晕甚效。本品有"阳明引经药"之称，尤对于前额、眉棱骨疼痛以及牙龈肿痛有奇效。常与川芎、生石膏配伍，如芎芷石膏汤。

3.善通鼻窍

白芷善通鼻窍，用于鼻炎、鼻渊引起的头痛，常与苍耳子、辛夷、黄芩等同用。

4.止痛作用广泛

《本草汇言》称"白芷上行头目，下抵肠胃，中达肢体，遍通肌肤以至毛窍，而利泄邪气。"说明其功效之广泛。如胃炎、胃溃疡等所致的胃脘疼痛，常取本品以辛散散寒止痛。凡周身疼痛，偏于风寒、风湿、气滞血瘀者，均可参用。

5.通乳散结

下乳，可单用本品煎汤代茶饮。《清太医院配方》中下乳涌泉散中就用白芷。蒲辅周老中医喜用白芷治疗气血不足所致缺乳。用于急性乳腺炎之初期，常与浙贝母配伍，如《寿世保元》之立效散，用白芷、浙贝母各等份，为末，每服二钱，好酒调服。

6.消肿排脓

仙方活命饮主治痈疡肿毒初起，热毒壅聚，气滞血瘀证，白芷与贝母、赤芍药、皂角刺等配伍，取其白芷的消肿散结排脓之功用。据报道，重用白芷治疗痤疮，取效甚佳。《外科证治全生集》曾用白芷内服、外敷治鹤膝风。

7.祛湿化浊

《神农本草经》谓其"主女人漏下赤白，血闭，阴肿"。白芷芳香燥烈，有较强的祛湿化浊作用，用于湿浊所致的带下、泄泻等。如治疗寒湿带下，可与鹿角霜、白术、炮姜、山药等相配伍，方如白带丸。治疗湿热带下，可与车前草、黄柏等相配伍。用于小便淋浊，与滑石、草薢相配伍。

白芷祛风湿、止痒，可用于瘾疹瘙痒、紫白癜风、顽癣等皮肤病，内服外用均可。《岭南卫生方》载"李杲药性赋"称白芷其用有四：能去头面皮肤之风；除皮肤瘙痒之痹；止足阳明头痛之邪；为手太阴引经之剂。

8.消斑美白

白芷在皮肤疾病中的应用主要体现在三个方面：止痒、消疹除斑、美白。《神农本草经》中就有白芷能"长肌肤，润泽，可作面脂"的描写。

白芷为美容要药，古今美容方中多用之。如七白膏、洗面玉容丸、洗面如玉膏等，适用于皮肤粗糙、萎黄、黄褐斑、色素沉着等。有学者对170种古籍中千余首美容方剂进行统计，涉及中药300余味，白芷为出现频率最高者。

9.化污浊为洁净

明代医家卢之颐在《本草乘雅半偈》中说："《楚辞》以芳草比君子，而言茝为多，茝，白芷也……对待污浊者，齐之以洁。如女子漏下赤白，血闭，阴肿寒热，此一阴之下血浊及气浊也；如头风侵目泪出，此清阳之上气浊及血浊也。"近代医药学家冉雪峰也指出白芷具香远益清之功。由此可见，白芷是化污浊为洁净之药。

白芷芳香具有辟秽去腥之用，常配伍用于一些含有动物药的药酒中，既能确保这些药物的药效又能祛除药物的腥味。用于鱼虾以及其他具有腥味食物的烹饪，熬制羊汤、牛杂汤等，加入白芷去腥膻味效果为佳。如寻常家庭用的十三香就含有白芷。

自古以来白芷就因其芳香之性而广泛用作香囊。佩带白芷是古人的一种雅兴，还受诗人的青睐。如苏轼在《王维吴道子画》诗里说："摩诘本诗老，佩芷袭芳荪。"

九二、夏枯草

夏枯草为唇形科多年生草本植物，生于荒地、路旁及山坡草丛中。冬至过后便会长叶，阴历三四月在茎顶抽穗开花，到了夏至以后，地上的植株部分便开始枯萎，所以叫作夏枯草。夏枯草与众不同，"不与众卉俱生，不与众卉俱死"，所以清代植物学家吴季深所著《植物名实图考》里称夏枯草："百英炜煌，独沉寂兮。"此真"隐君子"也。

正由于夏枯草的特性是在冬至一阳生的时候开始萌芽；夏至一阴生的时候，而已枯死，《本草衍义补遗》谓其"禀纯阳之气，得阴气则枯也"。

（一）夏枯草的功效应用

夏枯草味苦、辛，性寒，归肝、胆、脾经。主要功效应用如下。

1.清肝泻火

用于肝火上炎之头胀头疼，目赤肿痛，畏光流泪等，可单用，代茶饮。若与菊花、决明子配伍应用，效果更佳。本品是主治目珠赤痛之要药。《本草纲目·卷四》谓夏枯草治目疼如神，"取其能解内热，缓肝火也""枯草禀纯阳之气，补厥阴血脉，故治此如神，此阳治阴也"。用于肝阳上亢之眩晕耳鸣、面升如火、性情急躁、失眠等，可与钩藤、桑叶相配伍。

2.散结消肿

常用于痰热互结所致的瘰疬、瘿瘤、乳癖等。《神农本草经》载："主寒热，瘰疬、鼠瘘、头疮、破癥，散瘿结气，脚肿湿痹。"《证治汇补》谓："痰入经络成结核者，用夏枯草。"临床常与浙贝母、连翘、莪术、昆布等配伍应用。笔者用夏枯草配合浙贝母、玄参等治疗甲状腺肿大、乳腺结节取效显著。

动物实验研究表明，本品有延缓主动脉中粥样斑块的形成，即防治动脉粥样硬化的作用。夏枯草熬膏，可治疗高血压、动脉硬化。

3.安神宁志

本品常与清半夏同用，治疗失眠。配伍之意，乃取交通季节，顺应阴阳也。清代陆以湉《冷庐医话》谓："余尝治一人患不睡，心肾兼补之药，遍尝不效。诊其脉，知为阴阳违和，二气不交。以半夏三钱，夏枯草三钱，浓煎服之，即得安睡，仍投补心等药而愈。盖半夏得至阴而生，夏枯草得至阳而长，是阴阳配合之妙也。"《重庆堂随笔·卷下》云其"散结之中兼有和阳养阴之功，失血后不寐者，服之即寐"。另有报道用夏枯草泡水代茶饮治疗考前恐惧症，收到满意效果。

（二）夏枯草可作菜肴食用

夏枯草及其花穗均可制作菜肴食用，每年5～6月采集嫩茎叶，人们将其幼苗用水浸去苦味，油盐拌食，味道极佳。如《本草纲目》中谓："嫩苗瀹过，浸去苦味，油盐拌之可食。"此外，夏枯草长期以来被南方人用作凉茶或者煲汤的材料，许多凉茶配方中均有夏枯草。

九三、桔梗

桔梗为桔梗科多年生草本植物，茎高20～120cm，叶部分轮生至全部互生，花单生于茎顶，暗紫色或暗紫白色，可作观赏花卉，其根可入药。桔梗在我国大部分地区都有分布，它也是青岛崂山颇具特色的药食材之一。

（一）桔梗的功效应用

桔梗始载于《神农本草经》，为桔梗科植物桔梗的根。其处方用名为桔梗、苦桔梗。其味苦、辛，性平，归肺经。主要功效应用如下。

1.宣肺解表，止咳化痰

外感咳嗽痰多，无论风寒咳嗽，还是风热咳嗽，均可应用。风寒咳嗽，配紫苏、杏仁等，如杏苏散；风热咳嗽，则宜配桑叶、菊花等，如桑菊饮。若治痰滞胸痞，常配枳壳同用，如止嗽散。本品为治疗咳嗽的要药。

2.利咽开音

治疗外感、热毒、阴虚所致的咽痛音哑，常与甘草配伍，如甘桔汤。甘桔汤为历代医家治疗咽喉疾病的主方，《本草纲目》谓其"通治咽喉口舌诸病"。治疗风热犯肺，咽痛失音者，加牛蒡子更效。若外感风热较重，咽喉肿痛，咳嗽，发热，常与金银花、玄参、桔梗、甘草同用，名银玄甘桔汤。对于肾炎因外感风热诱发或加重者，常选该方。如阴虚咽痛，宜配伍生地黄、玄参等。

3.消痈排脓

《金匮要略·肺痿肺痈咳嗽上气篇》谓："咳而胸满，振寒脉数，咽干不渴，时出浊唾腥臭，久如吐脓如米粥者，为肺痈，桔梗汤主之。"方用桔梗一两、甘草二两，水煎服之。对于肺痈咳吐脓痰，临床常与鱼腥草、冬瓜仁等配伍。张仲景还用桔梗治疗肠痈，在排脓散和排脓汤两首方剂中均用桔梗，可见，桔梗为排脓之要药。

（二）关于桔梗与"崂山参"

桔梗是崂山的特色中药材，通常山民称它为"崂山参"，还有很多其他名字，如梗草、包袱花、铃铛花、苦根菜等。近年来，人们将桔梗入菜，做成美味佳肴。桔梗不但可以腌渍、凉拌、热炒，还可挂糊炸食。一到旅游季节，桔梗还常常作为农家宴的招牌菜吸引食客。不过，桔梗不可直接食用，将经过处理过的桔梗在开水里过一下，再用清水浸泡去苦味后，可凉拌，可热炒。

应该了解的是，崂山四叶参也属桔梗科，学名轮叶党参，俗名山戎萝卜，假党参，它的营养价值较高，具有强身壮力，养阴清肺，止咳化痰的功效。被称作"崂山三宝"之一的崂山四叶参可以直接食用，但野生的已较难寻，现在有大棚种植。桔梗和崂山四叶参有本质的区别，四叶参甘甜、清香，而桔梗味道比较苦、麻。

九四、甘草

甘草，为豆科植物甘草、胀果甘草或光果甘草的干燥根及根茎。主产于内蒙古、甘肃、新疆等地。

早在公元前200年左右，我国最古老的辞书《尔雅》已经有甘草的记载。甘草药用始自《神农本草经》，列为上品。而后，甘草成为使用频率最高的一味中药。《伤寒论》《金匮要略》中记载了256个处方，其中含甘草的处方就有154个，占总处方的60%以上。无怪乎陶弘景在《本草经集注》如此说："此草最为众药之主，经方少有不用者。"并誉称甘草为"国老"。陶弘景指出："国老即帝师之称，虽非君而为君所宗，是以能安和草石而解诸毒也。"

（一）"倍力"甘草

《神农本草经》记载甘草能"坚筋骨，长肌肉，倍力"，表明甘草具有补益中气的作用。西汉时期所编纂的《淮南子》亦记述"甘草主生肉之药也"。后世医家用甘草补益中气以治疗虚损疾病，如张仲景的薯蓣丸、小建中汤等。《外台秘要》中有载"用甘草三两炙，每旦用小便煮三四沸，服之，可救消瘦疾"。可见甘草主生肌肉而能治体弱消瘦。此外张仲景治疗"脉结代，心动悸"的炙甘草汤，方中重用炙甘草。

（二）甘草和诸药，解药毒

甘草，用来调和诸药，或者用来解药毒。张景岳在《本草正·山草部》中说："甘草味至甘，得中和之性，有调补之功，故毒药得之解其毒，刚药得之和其性，表药得之助其外，下药得之缓其速……随气药入气，随血药入血，无往不可。"可谓论述比较全面。甘草不仅能解毒，针对一些有毒物质起到缓解作用，还能协调不同性味的药物，使其中和平衡。

（三）甘草因炮制不同而功用有异

甘草在临床上有生甘草、炒甘草、炙甘草之分。

1.生甘草

生甘草者，乃直接晒干切片制成饮片。其味甘而性凉，长于清热解毒，缓急止痛。多用于治疗外感热病或内伤热病的方剂中，可达清热解毒的功效。如张仲景治疗咽痛的甘草汤和桔梗汤皆用生甘草。据报道，用单味生甘草水煎外洗、坐浴，用来治疗老年性阴道炎，疗效显著。其作用机制应与甘草的抗炎、解毒、抑菌等有关。

2.炒甘草

炒甘草者，为曝干的甘草，不加辅料直接炒制焦黄而成。味甘，性燥，善于补中益气，顾护胃气。

3.蜜炙甘草

南北朝时期，雷敩所著《雷公炮炙论》提出了对甘草的酒炙、酥炙、炒的方法。而在唐朝的《千金翼方》、宋代《太平惠民和剂局方》才有蜜炙甘草的方法。

蜜炙甘草为甘草炮制过程中加入蜂蜜炮制而成。其甘之味大于炒甘草，性温而不燥，在补中气之余又能润肺止咳。长于治疗内伤咳嗽，或其他阴损疾病。其加蜜炙，增其甘味，故善顾护中气，又能增加甘味的缓和之性。

（四）乱用甘草亦致祸

甘草具甘甜之性，甘能令人中满，故中满者不宜多用。中焦湿邪内盛、胸闷胀满、恶心呕吐、舌苔厚腻的患者，服用甘草会加重病情。长期食用甘草，还会出现心悸、眩晕、浮肿等症状。

对正在接受洋地黄苷类强心药治疗的患者，不宜与大剂量的甘草同用。久用甘草可增加水肿。现代医学实验也证明，甘草有减缓人体排出水液的功效，所以很多泌尿系统有问题的疾病使用甘草要注意辨证。

清代吴鞠通在《医医病书·甘草论》中说："甘草纯甘，不兼它味，故独擅甘草之名。其性守而不走，甘属土，土主信也，为其守也。故中满腹胀者忌之，宣通络脉者避之。今人则一概用之，不问何方，必加甘草，以为能和百药，此必用甘草之病也。"

九五、鸡蛋

鸡蛋富有营养，是大家饭桌上几乎天天食用之品，又常用来治疗疾病，也是一味良药。

（一）鸡蛋的营养价值

鸡蛋中富含蛋白质及8种人体必需氨基酸、卵磷脂、甘油三酯、胆固醇、卵黄素，以及钙、磷、铁、维生素A、维生素B_2、维生素B_6、维生素D、维生素E、烟酸等。

鸡蛋中的蛋白质及卵磷脂对肝脏组织有修复、促进肝细胞再生作用，并能提高人体血浆白蛋白含量，增强机体代谢和免疫功能。肾病综合征患者，血浆白蛋白值多低下，可多吃鸡蛋清，以提高血浆白蛋白水平。

蛋黄中的卵磷脂、甘油三酯、胆固醇和卵黄素，对神经系统和身体发育有很大作用，卵磷脂被人体消化后释放的胆碱，又可改善记忆力，因此又是儿童、青少年身体健康成长所需的重要的营养食品。蛋黄内的无机盐、钙、磷、铁含量丰富，是婴幼儿铁的良好来源。

（二）鸡蛋的功效应用

张秉成在《本草便读》说："鸡子内黄外白，入心肺，宁神定魄；和合熟食，亦能补益脾胃；生冲服之，可以养心营，可以退虚热。"通常而言，蛋清味甘，性凉，蛋黄味甘，性平。鸡蛋有滋阴润燥，养血安神，强筋壮骨的作用。其中，蛋黄偏于滋阴润燥，养血安神，用治心烦不眠，虚劳吐血等。蛋清偏于润肺利咽，清热解毒，用于咽痛，目赤，咳逆，热毒肿痛等。

1.鸡子黄

（1）治泄泻：黄元御《长沙药解》："鸡子黄，补脾精而益胃液，止泄利而断呕吐。"《医学衷中参西录》中的薯蓣鸡子黄粥，用于治泄泻日久，而肠滑不固者。小儿拉肚子日久不愈，可用煮好的鸡子黄碾碎与山药粉搅和在一起服用，很有效验。清代医家吴鞠通认为，鸡子黄能上补心，下补肾，乃安奠中焦之圣品。

（2）治阴虚失眠：《伤寒论·少阴病篇》有一首治疗心烦失眠的名方，即黄连阿胶汤，由黄连、黄芩、芍药、阿胶、鸡子黄组成。上五味，以水六升，先煮黄连、黄芩、芍药，取二升，去滓，内胶烊尽，小冷，内鸡子黄，搅令相得。温服，日三服。病在少阴，肾阴亏虚，心火亢盛，心肾不交，而表现为心中烦，不得卧。所以，药用黄连、黄芩清心火，除烦热，阿胶、芍药、鸡子黄滋肾阴，养营血，安心神。该方对心肾不交的顽固性失眠尤有功效。对于鸡子黄的作用，不少医家释其能通心气以滋心阴。

临床上只要存在长期用脑过度、精神紧张所导致的脑局部阴分不足，虚火炽盛，引起脑的阴阳失衡，阴虚火旺证候，即可应用黄连阿胶汤。即使脉证不符，往往也收效甚捷。抓住心烦、失眠两个主症及情志失调的诱因，是辨治脑局部阴虚火旺所致失眠的关键。

（3）滋阴清热：鸡子黄与百合相配伍，为百合鸡子黄汤，出自张仲景的《金匮要略》："百合病，吐之后者，用后方主之。"后方即百合鸡子黄汤。用百合七枚，擘，鸡子黄一枚。先以水洗百合，渍一宿，当白沫出，去其水，更以泉水二升，煎取一升，去滓，内鸡子黄，搅匀，煎五分，温服。患百合病不应吐而用吐法治疗，虚作实治，其结果是阴液更损，燥热愈甚，可见烦躁不安、胃中不和、嘈杂、干呕等表现。方用百合清养心肺，益气润燥，鸡子黄滋阴养血，和胃安神。本方对阴虚久咳亦有效。

（4）鸡子黄为"定风珠"：清代医家何廉臣在《增订通俗伤寒论》中说："吴鞠通先生曰鸡子黄为定风珠，立有大定风珠、小定风珠二方，允推卓识。"

小定风珠和大定风珠二方，是吴鞠通《温病条辨》治疗肝肾阴虚风动的代表方剂，小定风珠由鸡子黄、真阿胶、生龟甲、淡菜组成。大定风珠由生白芍、阿胶、生龟甲、干地黄、麻仁、五味子、生牡蛎、麦冬、炙甘草、鸡子黄、鳖甲组成。两方中都用了鸡子黄与阿胶配伍。俞根初在此基础上创制阿胶鸡子黄汤，为滋阴息风法，方以阿胶、鸡子黄为君药，补血滋阴，配伍白芍、生地黄、钩藤、生牡蛎、石决明、茯神木、络石藤、炙甘草。何廉臣赞称鸡子黄、阿胶二味血肉有情，质重味厚，大能育阴息风，增液润筋。

临床上，遇到阴血虚引起的肌肉蠕动，手足筋脉抽紧，疼痛难伸者，可用鸡子黄两枚，煎汤代水，溶入阿胶三钱，服下，收效明显。

（5）外用治疗疮毒：《金匮要略》排脓散用鸡子黄，后世对鸡子黄治疗疮毒运用甚为广泛。在此基础上发展用鸡子黄油治疗痈脓肿毒，疗效更佳。《本草纲目》对蛋黄油治疗疮疡症有叙述，如治疗小儿秃疮、脚上臭疮、水火烫伤等。

2.鸡子白

鸡子白味甘性凉，有清心火的作用。陆懋修《医林琐语》谓："鸡子黄走血分，故心烦不卧者宜之。其白走气分，故言声不出者宜之。"

（1）内服清心祛火：《外台秘要·心劳实热方》："疗心劳热不止，肉毛焦，色无润，口赤干燥，心闷，麦门冬饮方。生麦门冬一升、去心，陈粟米一升，鸡子二七枚、取白，淡竹叶切、三升。上四味，先以水一斗八升，煮粟米、竹叶，取九升，去滓，澄清，接取七升，冷下鸡子白，搅五百转，去上白沫，下麦门冬，煮取三升，去滓，分三服。"

此外，清代赵晴初《存存斋医话稿》谓："鸡蛋能去喉中之风也。余治一幼童喉风症，与清轻甘凉法，稍加辛药，时止时发，后有人教服鸡蛋，顶上针一孔，每日生吞一枚，不及十枚，病愈不复发，此鸡蛋能去喉风之一症也。"

（2）外用主治痈肿：鸡蛋对易生疱疮、热疖、热痱或神经性皮炎者都有改善作用。现代临床研究发现，蛋清有收敛作用，能降低毛细血管的通透性，涂后能在局部形成痂膜，能减少液体渗出和外来刺激，对局部起保护作用并减轻局部疼痛。

《外台秘要》载白蔹薄贴，主痈肿方。白蔹、大黄、黄芩各等份。上三味，捣筛，和鸡子白如泥，涂布上薄贴肿上，干则易之。

3.鸡子白皮（凤凰衣）

本品为孵化小鸡后鸡蛋壳的内膜。《名医别录》名其"鸡卵中白皮"，它有一个很美丽的处方名字叫"凤凰衣"。本品味甘，性平，入脾、胃、肺三经，具有养阴益肺化痰的功效，可用于燥热之邪犯肺所引起的干咳、连声作呛、咽干疼痛、声音嘶哑等。还能补益和中，缓急止痛，可用于小儿抽搐，腹部疼痛等。外用则护疮生肌。

国医大师朱良春取其"以皮治皮"或"以膜治膜"之意，将凤凰衣灵活运用于治疗胃溃疡、十二指肠球部溃疡、慢性萎缩性胃炎、肠上皮化生、糜烂性胃炎、溃疡性结肠炎，在辨证施治的同时必加8～10g凤凰衣，以提高疗效。

4.鸡蛋壳

鸡蛋壳含碳酸钙、碳酸镁、磷酸钙及胶质等，具有收敛制酸止痛的功效。可用于脾胃不和，胃酸过多，各种出血，慢性胃炎，胃及十二指肠球部溃疡等。

宋代《类编朱氏集验医方》载黄柏散，治汤火伤。药用鸡子壳、黄柏树皮、朴硝。上等份为末，白水调涂，极妙。

九六、鸡内金

鸡内金为雉科动物家鸡的砂囊内壁。又名鸡肫脏里黄皮。砂囊，不是胃，是鸟类或禽类的一个特殊器官。大家都知道，鸡没有牙齿，食物都是整个吞下去，就在砂囊里面，它要吞进很多沙粒，没碎的食物利用砂囊的收缩、蠕动，把它磨碎，然后再进入到胃里面去进行消化，才可以进一步地吸收。

鸡内金作为药用，始载于《神农本草经》，其味甘，性平，归脾、胃、膀胱经。

鸡内金的功效应用

1.消食健脾

鸡内金是常用的消食药，用于食积胀满，不思饮食，大便酸臭等，既可单味研末冲服，亦可配伍白术、陈皮等健脾药。《滇南本草》谓其"消食磨胃，治小儿乳食结滞，肚大筋青，痞积疳积"。研究认为，鸡内金主要含有一种促胃激素，服用以后，能够增强胃肠运动，更主要的是能够促进人体对消化酶、消化液的分泌，使消化功能增强。

2.化石通淋

用于治疗胆囊结石、肾结石等，多与金钱草、海金沙、郁金等配伍。

3.软坚散结

《医学衷中参西录》谓其"无论脏腑何处有积，鸡内金皆能消之，是以男子疝癖，女子癥瘕，皆能治愈"。与三棱、莪术配伍应用，可治疗癥瘕积聚。

4.涩精止遗

用于治疗遗精，可单用炒焦研末，温酒送服；用于治疗遗尿，常与桑螵蛸、菟丝子等配伍。《三因极一病证方论·遗尿失禁证治》载鸡内金散，治尿床失禁。《三因极一病证方论·三消治法》古瓦汤，治肾消消中，饮水无度，小便频数。药用干葛、天花粉、人参、鸡内金。

《太平圣惠方》载治痟肾方，药用鸡内金（微炙）一两，黄芪、五味子各半两。上药粗捣，以水三大盏，煎至一盏半，去渣，食前分温三服。主治痟肾，小便滑数白浊，令人羸瘦。本方用于糖尿病肾病大量蛋白尿者，有效验。

5.催月经佳药

张锡纯说鸡内金善化瘀血，能催月经速于下行。用于治疗女子经闭，可与山药同用。《史道生医集》谈道："读近贤张锡纯《医学衷中参西录》谓：鸡内金善化瘀血，能催月经速于下行，读后颇感惑昧费解。1958年秋，笔者开展尘肺及石棉肺的临床研究工作，曾给部分患者每日生鸡内金粉内服，以清肺内粉尘，其中女性患者多数服后月经超前，甚至一月两行，如停止服用鸡内金，则月经不超前，此后用于闭经及经行后期患者，经不断临床观察，奏效颇奇。至此始知张氏之言，洵不诬也。"

国医大师朱良春治疗子宫肌瘤，善用张锡纯"理冲汤"加减。基本方：生黄芪30g，党参、生白术各15g，怀山药、鸡内金各18g，三棱、莪术各6～12g，天花粉30～60g，海藻20g，甘草6g，贯众25g。若经行崩冲，加花蕊石30g。

另据报道，用鸡内金治疗内燥类斑秃。取100g鸡内金，炒后将其研成极细的药末，在饭前用温开水送服，每日3次。

九七、海蛎子

海蛎子，即牡蛎，又叫蚝，是贝类动物，我国沿海一带均有分布。从字义上讲，"牡"为雄性，《本草纲目》谓牡蛎："纯雄无雌，故得牡名。曰蛎曰蠔，言其粗大也。"

牡蛎肉营养丰富，是人们喜欢的海鲜美食，吃法甚多，但最常见的吃法是直接放入锅里蒸食。

牡蛎作为药用的是其外壳，味咸，性寒，归肝、胆、肾经。

海蛎子的功效应用

1. 平肝潜阳

用于阴虚肝阳上亢所致的眩晕耳鸣等，常与龙骨、龟甲等配伍，如镇肝熄风汤。用于热病伤阴，虚风内动所致的四肢抽搐，与白芍、阿胶相配伍，如大定风珠。

2. 软坚散结

本品味咸，咸能软坚散结，用于痰火郁结之痰核、瘿瘤、瘰疬等，常与浙贝母、玄参等配伍，如消瘰丸。现临床常用于甲状腺结节、肺结节等的治疗。用于治疗气滞血瘀的癥瘕积聚，常与鳖甲、三棱、莪术等配伍。

3. 收敛固涩

收敛固涩多煅用，治多汗，遗精，遗尿，带下，崩漏，泄泻等。《备急千金要方》载止汗方：用杜仲、牡蛎等份。上二味，治下筛，临夜卧，以水服五钱匕。牡蛎散：牡蛎、白术、防风各三两。上三味，治下筛，酒服方寸匕，日二。此方，一切泄汗，服之三日皆愈。《三因极一病证方论》载牡蛎散，治诸虚不足，及新病暴虚，津液不固，体常自汗，夜卧即甚，久而不止，羸瘠枯瘦，心忪，惊惕，短气，烦倦。药用牡蛎、麻黄根、黄芪、小麦。

治疗肾虚遗精、滑精，常与沙苑子、龙骨等配伍，如金锁固精丸。治疗尿频、遗尿，可与金樱子、桑螵蛸等配伍。治疗崩漏，常与茜草、海螵蛸等配伍。

煅牡蛎也是止酸药，牡蛎可以平肝，故肝气犯胃之吞酸嘈杂，可用牡蛎治之。实际上，牡蛎含碳酸钙，有止酸的功用。与乌贼骨、浙贝母共为细末，用于胃痛泛酸。

4. 重镇安神

《素问·脏气法时论》谓："心欲软，急食咸以软之，用咸补之，甘泻之。"心火太过则为躁越，牡蛎咸寒，能潜降心火以安心神。隋代崔禹锡的《食经》记载牡蛎"治夜不眠，志意不定"。用于心神不安，惊悸怔忡，失眠多梦等，常与龙骨配伍。如张仲景的桂枝甘草龙骨牡蛎汤，柴胡加龙骨牡蛎汤等。现代药理研究，牡蛎具有镇静镇痛，抗惊厥作用。《金匮要略》载瓜蒌牡蛎散方，由天花粉、牡蛎组成，治疗百合病，渴不差者。

此外，牡蛎可利水化湿。从腰以下有水者，牡蛎泽泻散主之。牡蛎泽泻散是治疗水肿的著名方剂。在肾脏病，用牡蛎既可补肾固涩以控制蛋白的流失，又可达到利水化湿以消水肿之旨。

总之，牡蛎生用重镇平肝，煅用收敛固涩。其质坚重，入药须先煎，以利于有效成分煎出。

九八、乌贼

乌贼鱼为乌贼科动物金乌贼、针乌贼和无针乌贼的肉。又名墨鱼、墨斗鱼。

（一）乌贼肉的食用功效

乌贼肉含丰富的蛋白质、钙、磷、铁及多种维生素。《本草纲目》称墨鱼为"血分药"。《医林纂要》谓其"补心通脉，和血清肾，去热保精。作食大能养血滋阴，明目去热"。可用于年老体弱，精血亏损，头晕耳鸣，遗精早泄及女性月经不调、崩漏带下等。

乌贼肉的食用方法：鲜品切片或丝炒食或切块红烧、炖食，干品可长期保存，食用前先用水浸泡，再做烹调。

乌贼肉不宜多食。《本草求真》载："……其味珍美，食则动风与气。"

（二）乌贼骨的功效应用

为乌贼科动物无针乌贼或金乌贼的内壳，又名海螵蛸。作为药用，始载于《本草纲目》。其味咸、涩，性微温，归肝、肾经。主要功效应用如下。

1.收敛止血，固精止带

用于多种出血证，如吐血、便血，既可单味药捣细为末调服，也可与白及、地榆相配伍。对于崩漏下血尤为适用，常与茜草相配伍，活血祛瘀，且能止血，相辅相成。对于尿血，可与小蓟、白茅根等配伍应用。

本品作为收敛之专药，用于各种原因引起的带下过多及早泄、遗精等。用于肾虚带下，可与芡实、山药配伍。用于肾虚失于固藏所致的遗精、滑精，可与益智仁、菟丝子配伍。本品外用则收湿敛疮，用于湿疮、湿疹、疮疡不敛，多与黄柏、青黛等清热解毒药配伍。

2.制酸止痛

乌贼骨中含有丰富的碳酸钙，内壳含碳酸钙85%以上，其煅品含量增大。可作为制酸剂，用于胃痛泛酸，可与浙贝母、延胡索相配伍，对消化性溃疡引起的泛酸胃痛，疗效确切。朱良春老中医用海螵蛸、地龙相配伍，取其化痰通络平喘之用，治疗支气管哮喘日久不愈者。

本品所含的甲壳素有吸附有毒物质，促进胃肠蠕动，抑制胃酸，抗胃溃疡，调节肠道菌群，降低血清胆固醇、抗肿瘤等多种功能。

本品咸能软坚，治疗瘿瘤结块，常与昆布、海藻、海蛤粉等配伍，如四海舒郁丸。

📖 **用方精选**

桃仁乌贼汤

乌贼鱼60g，桃仁5g，精盐、葱段、姜片适量。取干乌贼鱼60g，用温水发泡，洗净，放入锅内，加入桃仁、葱段、姜片、精盐和清水适量，先用旺火烧沸后改用小火炖煨至乌贼鱼熟透即成。本方滋阴养血，通络活血。适用于阴血不足或瘀血导致的月经不调、闭经等。

九九、鲍鱼

鲍鱼其名为鱼，实则非鱼，它是一种原始的海洋贝类，单壳软体动物，是中国传统的名贵食材，四大海味之首（鲍鱼、鱼翅、海参、鱼肚）。鲍有坚壳一片，外面粗糙，有一些小孔，多的是九个孔，这是它的一个特征，所以有的说九孔石决明是比较优质的。鲍壳内壁珠光美丽，古有"千里光"的雅号，也有"九孔螺"之称。作为药用，始载于《名医别录》，药物名称为"石决明"。鲍鱼集药食两用于一身，可谓"鲍鱼美食，决明药灵"。

（一）鲍鱼美食

鲍鱼是名贵的海珍品之一，肉质细嫩，鲜而不腻，营养丰富。烧菜、调汤，清而味浓，妙味无穷。

鲍鱼性平，味甘、咸，具有滋补肝肾的作用。《随息居饮食谱》说蝮鱼（鲍鱼）："补肝肾，益精明目，开胃养营，已带浊崩淋，愈骨蒸劳极。"研究表明，鲍鱼高蛋白，低脂肪，氨基酸种类齐全、配比合理，含有丰富的维生素E和微量元素。鲍鱼的肉中还含有一种被称为"鲍素"的成分，能够破坏癌细胞必需的代谢物质，有一定的抗癌作用。

需要注意的是，本品体坚难化，脾弱者饮汤为宜。高尿酸血症者不宜。

（二）鲍鱼的功效应用

鲍鱼的壳又名"石决明"，它的质地确实像矿石一样，很硬，其主要成分是碳酸钙。其味咸，性寒，归肝经，能平肝潜阳，镇肝息风。《医学衷中参西录》谓："石决明味微咸，性微凉，为凉肝镇肝之要药。肝开窍于目，是以其性善明目。研细水飞作敷药，能治目外障；作丸、散内服，能消目内障。为其能凉肝，兼能镇肝，故善治脑中充血疼痛眩晕，因此证多系肝气、肝火挟血上冲也。"

1.清肝明目

本品清泄肝火而明目，为治疗目疾的要药。对于肝火上炎、目赤肿痛，常配桑叶、菊花、谷精草等同用；对于肝肾阴虚所致的视物模糊等，常与熟地黄、山茱萸等配伍。《华佗神方》治畏日畏光方，药用石决明、黄菊花、甘草各一钱，水煎冷服。

2.平肝潜阳

《类证治裁》指出"风依于木，木郁则化风，如眩如晕"。肝为木脏，肝阳上亢所致头晕目眩，必用重镇之药以清肝潜阳。临床上，石决明是治疗肝阳上亢所致高血压、脑卒中之主要药物。用于肝阳上亢所致头晕目眩，常配夏枯草、钩藤等药物。

3.恢复受损神经

国医大师朱良春认为，石决明有恢复受损神经之功，常用其治疗神经衰弱、卒中后遗症、带状疱疹神经痛等。他曾拟"平肝祛风汤"，取全蝎、僵蚕等配伍石决明，治疗面瘫，恢复面部神经功能，多有效验。

石决明的不同炮制方法使其功用各有偏重。石决明洗净晾干，敲成碎块，作为药用为生石决明，平肝潜阳，清热明目功力较强。取刷净的石决明用火煅烧，碾碎，为煅石决明，其收涩之力强，多能平肝敛肝。将石决明煅至微红，取出，喷淋盐水，碾碎，为盐石决明，其咸寒滋阴力量增加，长于补益肝肾，滋阴清热。

一〇〇、鲤鱼

"眼似真珠鳞似金，时时动浪出还沉。河中得上龙门去，不叹江湖岁月深。"这是唐代章孝标颂咏《鲤鱼》的诗句。

鲤鱼是我国流传颇广的吉祥物之一，文献有尊它为"鳞介之主"。典故有"鲤鱼跳龙门"之语，这逆流而进，纵身一跃，就有可能变化成龙，呼风唤雨了。鲤鱼更是美味，《诗经·陈风·衡门》就称"岂其食鱼，必河之鲤"。陶弘景《本草经集注》称"鲤鱼为诸鱼之长，为食品上味"。鲤鱼是大家餐桌上的美食之一，且营养价值较高。所含蛋白质不但含量高，而且质量佳，人体消化吸收率可达96%，并含有能供给人体必需氨基酸、矿物质、维生素A和维生素D等。所含脂肪多为不饱和脂肪酸，能最大限度地降低胆固醇，可以防治动脉硬化。

鲤鱼，味甘，性平，入脾、肺、肝、肾经。具有补脾胃，益肾气，利水消肿，通乳祛瘀，清热解毒之功效。适用于治疗小便不利，水肿胀满，咳逆气喘，湿热黄疸，妊娠水肿，胎动不安，乳汁不通等。

（一）鲤鱼的服食方法

涉及心源性、肾源性、肝源性、妊娠水肿，癌性胸腹水等。鲤鱼的服食方法有以下几种。

1.鲤鱼炙黄熟，服食

《千金翼方·卷十九·水肿》载炙鲤鱼主肿满方："取鲤鱼长一尺五寸，以尿渍令没一宿，平旦以木从口贯之尾，炙令黄熟，去皮，宿勿食，空腹顿服之，不能者再服令尽，勿与盐，神方。"

2.鲤鱼与赤小豆等同煮

《外台秘要·卷二十·水病方》载疗水病身肿方："鲤鱼一头极大者，去头尾及骨，惟取肉。上一味，以水二斗，赤小豆一升，和鱼肉煮，可取二升以上汁，生布绞去滓。顿服尽，如不能尽，分为二服，后服温令暖。服讫下利，利尽即瘥。慎牛肉、面、猪、鱼、油酪。药滓埋之，勿令人食。"

《太平圣惠方·食治水肿诸方》："治水气，腹大脐肿腰痛，不能转动，以赤小豆五合，桑根白皮三两，白术三两，鲤鱼（一头）三斤，以水一斗，放一处煮，候鱼熟，取出鱼，尽意食之。"

3.鲤鱼冬瓜葱白羹

《圣济总录》食治水肿方："鲤鱼（一头重一斤者）一味，煮令熟，取汁入冬瓜、葱白做羹食之，一日尽，再作食。治水气浮肿小便涩。"

（二）鲤鱼汤治疗妇科病

《备急千金要方》用鲤鱼治疗妇人诸种水气病颇具特色。如《备急千金要方·妇人方》："由鲤鱼一头重二斤，白术五两，生姜、芍药、当归各三两，茯苓四两组成，主治妊娠腹大，胎间有水气。"此病近似于今之妊娠期羊水增多症。

此方系由张仲景的当归芍药散去川芎、泽泻，加鲤鱼、生姜组成，具有调营安胎，崇土消水之功。《千金方衍义》释为：此方专主脾气不化而水溢胞宫，故用鲤鱼专行利水，苓、术专行燥湿，归、芍专行护胎，生姜专行辛散，使周身之枢机利而水自除矣。

《备急千金要方·妇人方》用鲤鱼汤，治妇人体虚，流汗不止，或时盗汗。用鲤鱼二斤，豉、葱白切各一升，干姜、桂心各二两。先煮鱼，用鱼汤煎煮中药服。

（三）用鲤鱼煮汤煎药治疗水肿、咳喘

古方中常用鲤鱼煮汤，去滓，用鱼汤煎药服，治疗水肿。如《古今录验方》：夫水在五脏，令人咳逆喘上气，腹大响响，两脚肿，目下有卧蚕，微咳，不得安卧，气奔短气，有顷乃复，小便难少而数，肺病胸满隐痛，宜利小便，水气迫肺，吸吸寒热，泽漆根汤方：生鲤鱼一头五斤，粗剉，麦门冬二两，去心，甘草二两，炙，人参二两，茯苓二两，泽漆根八两，生者。上六味，切，以水一斗七升煮鱼，取一斗，去鱼以煮药，取四升，分服，日三，小便利为度，不利，增服之。大便如利，而小便未利者，增至四合。服一日，气即上，得安卧。有寒可内生姜八两。

用鲤鱼及其方剂治疗水肿在古今医籍中均有记载，鲤鱼治疗水肿的机理在哪里？中医学认为，水肿大多是由于脾胃的运化、肾的气化功能失调，导致了水液的代谢失常而形成的。鲤鱼具有健脾益肾，利水消肿的功能，所以能消除水肿。

笔者曾主持国家自然科学基金项目"鲤鱼赤小豆汤对免疫-阿霉素肾病大鼠水肿的治疗作用机制的研究"，研究认为：鲤鱼方剂，一是可增加膳食优质蛋白的供给，提高血浆蛋白水平，增加血浆胶体渗透压，将潴留在血管外组织中的水分重吸收到血液中，发挥消肿利尿作用；二是通过对肾脏损伤的修复或保护作用，改善肾小球滤过功能；三是通过对肾脏水通道蛋白的影响，改善水液代谢调控机制。

肾病性水肿，特别是肾病综合征以高度水肿，低蛋白血症为主要特征。在血浆白蛋白很低的情况下，用利尿剂也很难起到利尿效果。往往需要补充白蛋白。鱼类蛋白是优质动物蛋白，鲤鱼既能补充蛋白，又能利尿，自然是优选品种。

《外台秘要·卷九》鲤鱼汤治上气咳嗽。药用杏仁、贝母、桂枝、橘皮、人参、炙甘草、厚朴、麻黄、茯苓、胡麻、白前、生姜、半夏，鲤鱼五斤。上以水二斗，煮鱼得一斗二升，去鱼内药，煎取三升二合，分四服。徐大椿在《兰台轨范》称"此方治咳嗽有水声，身浮肿最妙。"

（四）黄芪鲤鱼汤治疗肾病综合征水肿、低蛋白血症

1.黄芪鲤鱼汤

为了提高鲤鱼方利尿消肿的作用效果，古今医家将鲤鱼与一些中药相配伍，并进行不断地探索和总结经验。加用的中药主要包括：一是利水消肿药，如赤小豆、冬瓜皮、茯苓、桑白皮、车前子等；二是结合不同的病症选用相应的药

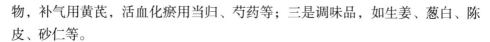

物，补气用黄芪，活血化瘀用当归、芍药等；三是调味品，如生姜、葱白、陈皮、砂仁等。

笔者在治疗肾病综合征高度水肿、低蛋白血症时，在综合辨证用药治疗的基础上，常配合食疗方黄芪鲤鱼汤。药用生黄芪、赤小豆、冬瓜皮各30g，砂仁（或陈皮）10g。上述药物用纱布包好，选活鲤鱼250g左右，加生姜、大葱适量。同煎，不入盐，文火炖30分钟后，弃去药包，吃鱼喝汤，每周1～2剂。

2.能否用鲫鱼替代鲤鱼

《本草纲目》谓："赤小豆和鲤鱼、鲫鱼、黄雌鸡煮食，并能利水消肿。"临床上，亦有以鲫鱼替代鲤鱼者。但国医大师朱良春体会，利尿消肿，以鲤鱼效果最好，其他鱼效差。（《朱良春医集》）

记得20世纪90年代，莒县农村的一位女小学生患肾病综合征，曾用激素等治疗，仍高度水肿、白蛋白很低。因家庭经济困难，没有能力输注白蛋白，用药也难以承受，治疗起来很棘手。笔者嘱其父亲到当地河沟里去抓小鲫鱼，给孩子炖着吃。3个月后，她的水肿慢慢消退，经过一段综合治疗，她的肾病得到改善，后来还上了大学。这一案例也表明，单用鲤鱼、鲫鱼炖着吃，或少加陈皮、葱姜等以调味，亦有利尿消肿的效果。

3.注意事项

用鲤鱼（或鲫鱼）治疗水肿，古今医家都强调不放盐，含盐的豆豉、酱以及调味品也不宜应用。

一〇一、龟

乌龟是地球上最古老的动物之一，华夏先民奉龟为神灵。龟是动物的寿星，"龟之长寿，与鹤相并，人皆重之"。龟的生命力极强，耐饥忍渴，抵御恶劣环境。人们要养生，须知龟鹤之遐寿，故效其导引以增年。

龟是一味滋补强壮的良药，其肉、血、蛋、甲壳等，皆可供药用，但主要还是用其甲壳。龟甲为龟科动物乌龟的腹甲与背甲。《神农本草经》载此药于上品中。从传统的用药部位来看，此药以腹甲多用，通常把龟腹甲称为龟甲，背甲称为龟壳。根据文献，本品自《日华子本草》至近代多用腹甲而弃背甲不用。实际上，现代药理研究结果，背甲、腹甲具有同样的滋阴作用。故2005年版《中国药典》则载龟的上甲（背甲）、下甲（腹甲）均入药。

（一）龟甲的功效应用

龟甲味甘、咸，性寒，归肝、肾、心经。主要功效应用如下。

1.滋阴潜阳

龟甲既是滋补肝肾药，又是平肝潜阳药。滋补肝肾并能降火，主要用于阴虚火旺证，表现为骨蒸潮热、盗汗、五心烦热等。常配伍知母、黄柏、熟地黄，如《丹溪心法》之大补阴丸。对于更年期综合征、慢性肾盂肾炎表现为潮热盗汗、五心烦热、心烦易怒等的患者，宜选择该方治疗。

用于平肝潜阳、镇肝息风，症见头目眩晕，目胀耳鸣，或眩晕颠仆等，常与龙骨、牡蛎、芍药、牛膝、天冬等配伍，如《医学衷中参西录》之镇肝息风汤。对于温热病伤阴，虚风内动，表现为神疲乏力，手指蠕动、抽搐者，常与阿胶、生地黄、麦冬、鳖甲等配伍，如《温病条辨》之大定风珠、三甲复脉汤等。

扶阳学派的著名代表人物郑钦安在其所著《医理真传·阳虚症门问答》一书中有一首"潜阳丹"，药用砂仁、附子、龟甲、甘草。用治"头面忽浮肿，色青白，身重欲寐，一闭目觉飘扬无依者"。郑氏指出，此为阴盛逼阳外越，治宜潜阳。方中重用砂仁宣发中焦阴寒，又能纳气归肾；用附子辛热，以温补肾阳；配伍龟甲，在于"龟甲一物，坚硬，得水之精气而生，有通阴助阳之力"。佐以甘草补中，有伏火互根之妙。可以看出，所谓潜阳，重在龟甲，龟甲咸寒，滋补心阴，以伏心火。

2.补肾健骨

用于肾虚之筋骨不健，腰膝酸软，步履乏力及小儿鸡胸、龟背、囟门不合诸症。如《丹溪心法》之"健步虎潜丸"，药用龟甲、虎骨、熟地黄、锁阳、黄柏等。现临床常用以治疗进行性肌萎缩，脊髓或颅内病变引起的肌萎缩性瘫痪等。从临床来看，龟甲的健骨强骨作用是其独特的作用，所以肾虚骨痿，此为要药。

由于龟甲滋补阴精，益肾健骨。在肾病中可以用于腰痛、耳鸣、遗精、蛋白尿、慢性肾炎、肾病综合征、慢性肾衰竭等。一般用量10～30g，因内含动物胶、角质、蛋白、脂肪及钙、磷，起到补充人体血清蛋白的作用。国医大师邓铁涛自拟消尿蛋白方：黄芪30g，龟甲30g，怀山药15g，薏苡仁15g，玉米须30g。治疗慢性肾炎尿蛋白长期不除者。

3.养血补心

用于阴血不足，心肾失养之惊悸、失眠、健忘，常与石菖蒲、龙骨、远志等配伍。如《备急千金要方》之孔圣枕中丹。当今用于治疗小儿多动症，学习障碍，合六味地黄丸同服。

对于龟甲的功效应用，李中梓在《医宗必读·本草徵要·虫鱼部》总结为：

"龟甲入心、肾二经。补肾退骨蒸，养心增智慧。固大肠而止泻痢，除崩漏而截咳疟。小儿囟门不合。臁疮朽臭难闻。"

（二）龟甲胶

龟甲胶为龟科动物乌龟等的甲壳经煎煮、浓缩制成的固体胶块。又称龟板胶、龟板膏。

对于龟甲胶与龟甲的对比，张景岳在《本草正》指出："龟甲膏，功用亦同龟甲，而性味浓厚，尤属纯阴，能退孤阳。阴虚劳热，阴火上炎，吐血、衄血，肺热咳嗽，消渴，烦扰，热汗，惊悸，谵妄，狂躁之要药。然性禀阴寒，善消阳气，凡阳虚假热，及脾胃命门虚寒等证皆切忌之，毋混用也；若误用，久之则必致败脾妨食之患。"龟甲胶多入膏方使用。

（三）常用药对（龟甲与鹿角）

龟甲与鹿角，均能补肾健骨，用于肾虚骨软，腰膝痿弱，步履乏力，或小儿行迟，囟门不合等。龟甲养肾阴通任脉，用治血热崩漏出血，又能补血养心。鹿角助肾阳通督脉，用治阳虚崩漏出血，又能托毒生肌。二药一能助阳，一能滋阴，同用之阴阳双补，如《医便》之龟鹿二仙胶（鹿角、龟甲、人参、枸杞子）。李中梓在《医宗必读·虫鱼部》在解释龟甲与鹿角相配伍应用时说：龟鹿皆永年，龟首藏向腹，能通任脉，取下甲以补肾补血，皆阴也；鹿鼻反向尾，能通督脉，取上角以补火补气，皆阳也。

笔者曾治一女性患者，年近50岁，已绝经2年余，所服中药方中有龟甲、鹿角霜，后月经复至，体力也佳。龟甲通任脉而补阴补血，可用于女性卵巢功能早衰患者。

一〇二、鱼鳔

明代缪仲淳在《先醒斋医学广笔记·虚弱》载有这样一个医案：娄东王官寿患遗精，闻妇人声即泄，瘵甚欲死。医者术穷。仲淳之门人，以远志为君，莲须、石莲子为臣，龙齿、茯神、沙苑蒺藜、牡蛎为佐使，丸服，稍止然终不断。仲淳以前方加鳔胶一味，不终剂而愈。

王某患遗精，用补肾、固涩、镇静安神药物治疗，虽然有效，但终不断。缪仲淳以前方加一味鱼鳔胶，病则告愈。此足见鳔胶这味药所发挥的关键作用。那么，鱼鳔胶是如何发挥疗效的呢？

鱼鳔，就是鱼肚。将鱼鳔煎熬溶化后，冷凝成的冻胶，称为"鱼鳔胶"。鱼鳔入药，始载于《本草纲目》。其味甘咸，性平，入肝、肾经。鱼鳔胶是补肾益精、固精之圣品，《本草纲目》谓其"补肾益精，滋养筋脉"。《本经逢原·卷四》说鳔胶："合沙苑蒺藜名聚精丸，为固精要药。"王肯堂《证治准绳》之"聚精丸"，治肾虚封藏不固，梦遗滑泄。药用黄鱼鳔、沙苑蒺藜、五味子。

清代名医叶天士不仅是温病大家，在应用血肉有情之品治疗虚损病症也是高手。在其所著《临证指南医案》中，鱼鳔胶、海参、鲍鱼、牛骨髓、羊骨髓、乌骨鸡、黄鳝等，不时出现在处方中。如治顾案，阴精下损，虚火上炎，脊腰髀酸痛。髓空，斯督带诸脉不用。法当填髓充液。以熟地黄、枸杞、鱼鳔、五味子、茯神、山药、湖莲、芡实、金樱子九味制丸用。又如治疗虚损吐血，药用熟地黄、山药、山茱萸、茯神、建莲、五味子、芡实、金樱子、鱼鳔。

《清太医院配方》载鱼鳔丸：补五脏，调六腑，和中补气，益髓荣筋，安神生血。诸虚百损，皆能克益；老弱肾衰，不生子嗣，久服生男；阳痿不举，服之立验。每服一钱或一钱半，用白开水送下。鱼鳔、蒺藜各八两，枸杞、补骨脂、山药、牛膝、苁蓉、续断、菟丝子各二两，当归、杜仲各四两。共研细末，炼蜜和丸。

鱼鳔胶也是益精道之药，能提高睾丸生精的功能，故临床常用于男子弱精症、精子异常。

另有报道：防治习惯性流产，用鱼鳔胶15~30g，炖，冰糖适量，每日或隔日服一次。《本经逢原·卷四》载其治痔疮：以一味炒研，砂糖调，日服一钱匕，治痔最良。经久痔自枯落。

《本草新编》指出："鱼鳔胶稠，入肾补精，恐性腻滞，加入人参，以气行于其中，则精更益生，而无胶结之弊也。"叶天士治案中，用鱼鳔胶，常配伍茯神、山药、芡实、湖莲，以健运脾胃，补益中气，又有制约胶滞之弊。

鱼鳔是海味中的名品，富含胶原蛋白，所以入口黏唇，做菜需要特殊加工，常配鸡肉、火腿等。作为药用，善于补肾填精，滋养筋脉，凡素体精血亏虚或年老体衰，病后体虚；虚性遗精滑泄，精弱不育，腰膝酸软，心悸失眠，均可用其调补。

📖 用方精选

鱼胶（鱼鳔）瘦猪肉汤（《邓铁涛临床经验辑要》）

鱼鳔30g，瘦猪肉90g，生姜、食盐适量，煲汤至奶白色。本食疗方法有补血滋阴之效。用于肝肾阴虚型重症肌无力，阴血不足之神经肌肉疾病患者。如兼有湿邪可加薏苡仁30g，一同煲汤。

一○三、鹿

鹿在古代被视为神物，认为鹿能给人们带来吉祥、健康、幸福和长寿。鹿茸也是我国传统的名贵药材，汉代就有"鹿身百宝"的说法，是灵丹妙药的象征。《本草纲目》指出："鹿之一身皆益人，或煮或蒸或脯，同酒食尤良。大抵鹿乃仙兽，纯阳多寿之物，能通督脉，又食良草，故其肉、角有益无损。"

（一）鹿茸的功效应用

鹿茸为雄性梅花鹿和马鹿头上所生之尚未骨化的幼角，上面密生黄褐色的茸毛。来自梅花鹿的习称为花鹿茸（也称黄毛茸），来自马鹿的习称马鹿茸（也称青毛茸）。

鹿茸味甘咸，性温，归肝、肾经。鹿茸具有壮元阳，补精血，益精髓，强筋骨，调冲任的功效。常用于虚劳羸瘦、精神倦怠、眩晕、耳聋、目暗、腰脊冷痛、阳痿、宫冷不孕、崩漏带下等。

1.壮阳补肾

可单用鹿茸研末服，或与山药浸酒服，亦可配伍人参、熟地黄、枸杞等补气养血益精药同用，如参茸固本丸。

2.强壮筋骨

对于肝肾精血不足所导致的筋骨酸软、小儿发育不良、囟门不闭合、齿迟、行迟，可配合熟地黄、山药、山茱萸等同用，如加味地黄丸。

3.调补冲任

鹿茸通过补督脉而起到调补冲任的作用，用于女性冲任虚寒和带脉不固的崩漏、带下过多，常配伍阿胶、当归、山茱萸等。治疗宫寒不孕，可与当归、熟地黄、艾叶等相配伍。药理研究显示，鹿茸能促使子宫重量增加、充血，并促进排卵。

4.延缓衰老

鹿茸自秦汉始，一直作为抗衰老药应用。如著名的抗衰老名方"龟龄集"，就是以鹿茸为主药，其也是益肾方药的代表。

5.服食禁忌

鹿茸常用量为每次1～2g，研末吞服，或入丸、散剂中。服用鹿茸宜从少量开始，缓缓增加，不宜骤用大剂量，以免升阳助火，引起皮肤潮红、瘙痒、月经周期延长、鼻衄、头晕目赤等。

由于鹿茸偏补阳，若阴虚火旺、血分有热、胃火炽盛者，慎用。外感热病者，忌服。

（二）鹿角胶的功效应用

梅花鹿或马鹿的角熬成的胶块，为鹿角胶，又称白胶。鹿茸乃鹿初生嫩角，补阳益血之功最大。鹿角为鹿长成之老角，补阳益气，封填精髓，稍逊于茸。将鹿角切成小段，加水煎取胶汁，用文火浓缩，或加适量豆油、黄酒等，至稠膏后冷凝，切成小块阴干，即为鹿角胶。鹿角胶偏于温补精血。

本品温和而滋养力强，兼有止血作用，用于精血不足之体弱消瘦、吐血、衄血、崩漏、阴疽内陷等。男子虚劳精衰，腰膝酸软，眩晕耳鸣，阳痿，女子闭经，大病后身体虚弱，老年体弱畏冷多病等，均可选用本品。既可单用，也常与阿胶、龟甲胶同用。是中药膏滋药的常用之品。

阳和汤是一首治疗阳虚气寒、血脉凝滞型阴疽的名方，由熟地黄、鹿角胶、肉桂、麻黄、白芥子、姜炭、甘草组成。该方用熟地黄、鹿角胶、肉桂温补精血，用麻黄、白芥子、姜炭散寒，祛除沉寒凝痰。

（三）鹿角霜的功效应用

鹿角霜为梅花鹿或马鹿的角熬鹿角胶后剩余的残渣，功效应用同鹿角胶。其特点是作用缓和，不必烊化，可打碎入煎剂，也可研末服。《太平圣惠方》载鹿角霜方：鹿角霜，细研如面，每日空腹时以温酒调服6g，晚睡前再服。治腰痛、夜多小便，膀胱宿冷。

除了上述的鹿茸、鹿角胶之外，鹿的鞭、筋、胎、血、骨等，均可作为食药用。

一〇四、茶

茶是人们日常生活中不可缺少的饮料。中医认为茶是"万病之药"，所以历代不少医家用茶来调理身体或治疗疾病，而服用中药期间能否饮茶，饮茶是否解药等问题也是大家所关注的。

（一）茶叶作为饮料，历史悠久

唐代陆羽在《茶经》中说："茶之为饮，发乎神农氏。"从文献记载来看，早期的茶叶可能曾作为食材入馔，而作为专用饮料，应不晚于西汉。有研究资料表明，我国茶叶的兴盛时期是唐朝，在佛教的禅宗发展的基础上兴盛起来的。由于坐禅闭目静思，极易睡着，所以坐禅时"唯许饮茶"。唐宋时期，佛教盛行，寺有茶，教必有茶，禅必有茶。佛教认为茶有三德，即坐禅时通夜不眠，满腹时帮助消化，茶且不发，有助佛规。

唐代诗人卢仝品尝友人谏议大夫孟简所赠新茶之后即兴作了一首诗，诗名为《走笔谢孟谏议寄新茶》："一碗喉吻润，两碗破孤闷，三碗搜枯肠，惟有文字五千卷。四碗发轻汗，平生不平事，尽向毛孔散。五碗肌骨清，六碗通仙灵。七碗吃不得也，唯觉两腋习习清风生。"简称《七碗茶歌》。本诗对后世的茶文化产生了较大的影响。宋代苏轼在《游诸佛寺一日饮酽茶七碗之事》留下了"何须魏帝一丸药，且尽卢仝七碗茶"之诗句。

（二）茶入药

茶，作为药物首载于《唐本草》："茶茗，除好眠""茗，味甘、苦，微寒，无毒。主瘘疮，利小便，去痰、热渴，令人少睡。苦茶，主下气，消宿食。"

茶入药的历史已很悠久，《千金翼方·卷二十二》："治石痢方，淡煮真好茶叶，服二三升，轻者一二服，即瘥。"据统计，宋代三本官修方书《太平圣惠方》《圣济总录》和《太平惠民和剂局方》中共载43首含茶药方，包括2首茶药单方和41首茶药复方。

清代俞根初《通俗伤寒论》的柴胡枳桔汤，为和解表里之轻剂。用小柴胡汤去人参、炙甘草、大枣，加桔梗、枳壳、新会陈皮、雨前茶组成。组方中用雨前茶，以助黄芩之清泄。

历代方书中不乏以茶送药方。《备急千金要方·卷十》中的乌梅丸："治寒热劳疟久不瘥……上十六味，为末，蜜丸。空心煎细茶下三十丸。"《太平惠民和剂局方》治疗头痛的名方"川芎茶调散"，药用薄荷叶、川芎、荆芥、香附、防风、白芷、羌活、甘草。服药，茶清调下。常服清头目。治疗热厥头痛的小清空膏，是用黄芩切细片，用酒拌匀，晒干为末，茶清调下。尤怡在《金匮翼·头痛》说："细茶最能清上风热，久痛以之作引弥佳。"在这里，茶作为治疗日久头痛的药引子应用。

（三）关于服中药忌饮茶

在古今医籍中有服药忌茶的记载。如《外台秘要·卷七》治"心腹痛"的桔梗散方，提出"热以茶饮下，不利"，认为以热茶送服不利疗效发挥。在《本草纲目》中也载有服用威灵仙、土茯苓等药物"恶茶"。

"服药不饮茶"是出自清代文人陈元龙的《格致镜原·二十一卷》："神农尝百草，一日而遇七十毒，得茶以解之。今人服药不饮茶，恐解药也。"

现在一些研究资料认为，中药多含酸性物质或生物碱，容易和茶叶中的单宁产生沉淀反应，使药物变质，故不宜用茶服药。

至于服药前后是否可以饮茶，这个问题比较复杂，由于剂型、给药途径不同，药物吸收时间是不同的。相关研究资料表明，一般情况下，无论中药还是西药，服药2小时后（缓释、控释制剂除外）可以饮茶，不必过于担心影响药物的疗效。

（四）代茶饮，历史悠久

把一种或者几种中草药用开水冲泡，像喝茶一样随时饮用，中医称为"代茶饮"。由于冲饮方便，既可作为身体保健，也可用于疾病治疗，通常颇受大家青睐。上火了，泡上一杯蒲公英茶；眼干流泪，抓上几瓣菊花，再加上几克枸杞；暑热高温的夏季，冲一杯"防暑清凉茶"，岂不惬意！

代茶饮，可以只用中草药，亦可以与茶叶配用。从医疗保健角度来看中药代茶饮作为一种传统的中药剂型，有着悠久的历史。发端于唐代，在《食疗本草》《外台秘要》等医籍中就收载了大量药茶方。明代的《本草纲目》记载了多种茶方，如"痰喘咳嗽茶"。清代赵学敏编纂的《串雅内编》中，记载有甘露茶、灵芝茶、神曲茶、菊花茶、荷叶茶以及安神代茶饮、和胃代茶饮等多种品类。当今市场上代茶饮更是应有尽有，如玉竹茶、牛蒡茶、双花茶等等。

代茶饮大致分为两类，一类是用于平时的养生保健，代茶所用多为药食同源之品，诸如大麦、枸杞、灵芝之类。人们可以根据自己的体质情况选择应用，若在医生或保健营养师的指导下饮用更为妥切。一类是用于治疗的药茶，通常需要在医生开具处方的情况下应用。

1.质地较轻的药材适于泡茶

代茶饮的品类很多，常见的是单味药茶，特别是质地较轻的植物的叶、花、草之类，更适合作为代茶用。如菊花茶，清热明目，对眼睛疲劳、头痛、高血压有一定的效用。荷叶茶，化湿开胃，降脂减肥，对脾虚湿盛肥胖者有一定作用。淡竹叶代茶饮，既能清心除烦，用于治热病心烦、不寐，又能清热利尿，用于心火亢盛，热邪下移所致的小便赤涩、尿道疼痛、尿血等。

有些质地较硬的中药，其有效成分不易被开水冲出，如石斛，上好的铁皮石斛（枫斗）需要久煎，才能充分发挥药物的养生治疗功用。所以，煮茶是不错的选择。

茶饮中如含有人参、桂圆肉、荔枝、红枣等，可以在喝至味淡时取出嚼食，不要轻易丢弃。

2.并不是所有的中药都适合代茶饮

有的中药的有效成分不容易浸泡出来，有的中药药性峻烈及味道不佳、难以下咽，有的中药含有有毒成分等。上述中药都不适合代茶饮。

大家都知道银杏叶具有活血化瘀、抗氧化、延缓衰老的功用，但不适合代茶饮。因为银杏叶除了含有内酯和黄酮两大类有效成分外，还含有白果酸、氢氰酸等有毒成分。内酯、黄酮等活性成分很难溶于水，有毒的白果酸、氢氰酸等水溶性却较高。如果直接用未经加工的银杏叶泡茶喝，容易发生毒性反应，根本谈不上养生保健。

代茶饮无论是单味药还是多味药，都应遵循中药方剂的组方原则，而不宜简单叠加。如咽喉肿痛属风热热毒所致者，应选用具有疏风清热、利咽解毒之品相配伍，如金银花、麦冬、青果、胖大海水煎代茶。治疗肝肾阴虚所致的视力减退，用枸杞子、菊花、桑叶水煎代茶。

用方精选

清热化湿茶（《慈禧光绪医方选议》）

鲜芦根2枝，竹茹4.5g，焦山楂、炒谷芽各9g，化橘红2.4g，霜桑叶6g。将原料放锅内，加水煎煮，取汁饮用。此茶清利头目，调和脾胃。此茶适用于暑湿所致的头昏目胀，胸闷恶心，不欲饮食，口干舌燥等。

下篇　养生篇

第一章　四季养生

《素问·四气调神大论》指出："阴阳四时者，万物之终始也，死生之本也，逆之则灾害生，从之则苛疾不起，是谓得道。"四时，即春、夏、秋、冬。自然界四时气候的变化有一定的规律，并且每一季节都有它一定的气候特点。而这些特异的气候特点对各种生物及人的生长发育都有着密切的影响。中医充分认识到季节气候对人体的影响，因而将这种观念也带到对疾病的预测、治疗以及养生防病之中。

第一节　春季养生

冬去春来，根据我国的传统的季节划分方法，每年农历的一、二、三月为"春季"。春季包括了立春、雨水、惊蛰、春分、清明、谷雨六个节气。

一、谨防"风邪"伤身体

春季为风向转变时期，低气压和高气压（气旋和反气旋）的变化频率在春季最高，因此，春季有风多、风速大、风向变化快和天气多变的气候特点，尤其是早春，气候变化更大，昼夜温差悬殊，天气乍寒乍热。所以，古有"春主风""善行而数变"之说。严寒之余威尚未退尽，春日之阳光也尚未充沛，春风仍带着冬天的寒意，人们要注意气候的变化，以防气候乍变而引起的外感。

（一）风为百病之长

1.春季多风，多招致传染病发病

"风为百病之长"。风邪是主要的外来致病因素，为百病的先导，其他邪气多依附风邪侵犯人体。春季多见风寒、风湿、风温等合并兼挟为患。由于春天气候多变，天气乍寒乍温，加之人体在这个时节抗病能力下降，所以，春季正

182

是流感、脑炎及各种呼吸道疾病的多发和传播季节。

调查资料还表明，早春时，麻疹、猩红热、流行性出血热、带状疱疹等疾患的发病率，都远远高于其他季节。

2.春季是关节炎的好发季节

特别是"雨水"节气过后，由于阴雨天较多，既寒冷又潮湿多风，风、寒、湿三邪俱全，侵入人体就容易导致关节疾病。西医学已证实了关节痛的发作和恶化是气温、湿度、气压等气象因素的综合影响造成的，其中影响最大的是气压和湿度两个要素的综合变化。早春季节正是气压低、湿度大的阶段。

3.旧病易复发

春季是由寒转暖的过渡季节，需要人体不断地进行调节，以保持平衡。有些慢性疾病，即通常所称的"宿疾"或"旧病"，每逢季节交换，机体调节失常而容易发作。惊蛰，雷鸣动，蛰虫皆震起而出，故名惊蛰。惊蛰时节万物复苏，草木生发萌芽，人的新陈代谢也开始变得活跃起来，旧病也常常在这个时节复发，正所谓"百草回芽，百病易发"。许多常见病如高血压、哮喘、溃疡病等都容易在此季节复发。

（二）虚邪贼风，避之有时

1.养生要"春捂秋冻"

在此时节，人们应以春捂秋冻为养生原则，不可暴去衣服，应适当保暖，使人体在活动后稍有微汗，以开泄皮肤，使阳气能外泄，气机畅达。元代丘处机在《摄生消息论》中说："当春之时……天气寒暖不一，不可顿去棉衣。老人气弱骨疏，风冷易伤腠理，备夹衣遇暖易之，一重渐一重，不可暴去。"春捂得宜，阳气旺即所以正气盛，虚邪贼风便无缘侵袭人体。

2.重视饮食调养

（1）营养构成应以高热量为主：早春时节，气温仍较寒冷，人体为了御寒要消耗一定的能量来维持基础体温。所以早春期间的营养构成应以高热量为主，除谷类制品外，还应选用黄豆、芝麻、花生、核桃等食物，以便及时补充能量。

（2）重视优质蛋白质的补充：由于寒冷的刺激可使体内的蛋白质分解加速，导致机体抵抗力降低而致病，因此，早春期间还需要补充优质蛋白质食品，如鸡蛋、鱼类、虾、牛肉、鸡肉、兔肉和豆制品等。

（3）摄取足够的维生素和无机盐：春天，又是气候由寒转暖的季节，气温变化较大，细菌、病毒等微生物开始繁殖，活力增强，容易侵犯人体而致病，所以，在饮食上应摄取足够的维生素和无机盐。

小白菜、油菜、柿子椒、西红柿等新鲜蔬菜和柑橘、柠檬等水果，富含维生素C，具有抗病毒作用。胡萝卜、苋菜等蔬菜，富含维生素A，具有保护和增强上呼吸道黏膜和呼吸器官上皮细胞的功能，从而可抵抗各种致病因素侵袭。富含维生素E的食物也应食用，以提高人体免疫功能，增强机体的抗病能力，这类食物有芝麻、卷心菜等。

📖 用方精选

预防春秋季感冒方

葱白9g，豆豉15g，萝卜3片，金银花9g，生姜9g，白糖适量。前5味煮水，调白糖，睡前服一杯。经常服之，预防春秋季感冒。

二、养护"少阳春生之气"

冬去春来，经过隆冬的闭藏，阴退阳长。春夏养阳，秋冬养阴。春天是阳气初生之季，属少阳之气，少者，小也。阳气渐生，生机渐旺，应精心呵护"少阳春生之气"，以使其蓬勃向上。若不注意养护，机体往往会发生两个方面的问题，一是直接影响肝脏，二是对夏季的养生产生不利后果。

《素问·四气调神大论》指出："春三月，此为发陈，天地俱生，万物以荣，夜卧早起，广步以庭，被发缓形，以使志生，生而勿杀，予而勿夺，赏而勿罚，此春气之应，养生之道也。逆之则伤肝，夏为寒变，奉长者少。""逆春气，则少阳不升，肝气内变。"

这一段话，是《内经》对于春季养生的重点论述。春天三个月，是万物推陈出新的季节，天地间的生气发动，万物都欣欣向荣。人们在生活起居方面，可以早一些起床，到庭院中散步，拨开头发，舒缓形体。在精神方面，注意使情志活泼泼地充满生机，像对待初生的万物一样，只应让其生长，而不应伤害，只应赏心悦目，而不要摧残身体。这就是适应春天调养生气的道理。

如果不如此，就会损伤肝气。夏长之气是以春生之气为基础的，如果春天养生不好，阳气生发不足，提供给夏长的基础差，夏天就容易发生阳气不足的寒性病变。养护少阳春生之气之攻略如下。

（一）"春捂"以养阳气

春不忙减衣，"捂"住身体的热气，以保证阳气生发的体内环境。《老老恒言·燕息》说："春冻未泮，下体宁过于暖，上体无妨略减，所以养阳之生气。"

（二）饮食助春阳

具有温热特性的食物可以助阳，春季适当吃些能温补阳气的食物，可达到养护阳气的目的。《本草纲目》主张以葱、蒜、韭、蓼、蒿等辛温发散之品，但不宜大温大热的温补，如鹿茸、附子等。

（三）情志调养应春气

春气调和，万物新生。人们可以早些起床，多去庭院散步，使情绪舒畅，赏心怡情，才能与春生之机相适应。正如大文豪欧阳修在《阮郎归·南园春半踏青时》诗中对春分时节的精彩描述："南园春半踏青时，风和闻马嘶。青梅如豆柳如眉，日长蝴蝶飞。"

（四）适宜运动升阳气

如果气温许可，要逐渐增加一些和缓的户外运动，以利于气血运行。锻炼方式根据个人爱好，选择春游、放风筝、散步、慢跑、体操、舞蹈、爬山、太极拳等，不必拘于运动方式，总以舒畅、畅达为要。

（五）好睡眠以养阳气

晚上11点至凌晨1点为"子时"，子时对应的是足少阳胆经。清代沈金鳌在《杂病源流犀烛·胆病源流》说："每日子时，周身气血注于胆。"胆属少阳，为少火，此时阳气开始生发。子时把睡眠养住了胆经方能完成代谢。因此，人在此时入睡，对养阳气至关重要。俗语说"胆有多清，脑有多清"。凡是子时前入睡者，晨醒后多头脑清醒，气色红润。反之，日久子时不入睡者，不利于阳气升发，且容易发生胆囊炎、胆结石一类疾病。

三、疏达肝气顺气机

（一）春气易伤肝

1.高血压、眩晕等多发

肝木应于春时，从立春之日起，人体阳气开始升发，肝阳、肝火、肝风也随着春季阳气的升发而上升。日常生活中常见的高血压、眩晕、脑卒中等疾病大多都是肝阳上亢所导致的结果。春天高血压病多发，也容易产生眩晕、失眠等。

2.慢性肝炎患者往往症状加重

临床发现，一般慢性肝炎病人，每于春季则乏力，胁肋不适，食欲不振等症状就会加重，肝功能不正常。并常见鼻、牙齿、皮肤、上消化道出血以及头痛、眩晕等，中医认为这与肝阳上亢，藏血功能失调有关。

3.精神病好发时节

这段时间也是精神病的好发时间，研究表明，每年的 3~5 月份，精神病人的复发率极高，所以有"菜花黄，痴子忙"的民谚，因此春季调摄情志颇为重要。

（二）养生要顺乎肝之特性

1.起居调养

人们应顺应春季生机盎然的特点，多做户外活动，调摄情志。如野外放风筝，沐浴阳光，呼吸清新空气，将一切烦恼置之度外，迎天顺气、随风送忧。

2.春日宜省酸增甘，以养脾气

春气通肝，春季易使肝旺。肝气旺则会影响到脾，所以春季容易出现脾胃虚弱病症。春日宜省酸增甘，以养脾气。按理说，酸入肝，酸性食物对保养肝脏有好处。但在春季肝气本就活跃，酸味食物吃多了，会使肝气内郁溢盛而损害脾胃。所以，春季饮食调养，宜选辛、甘发散性质的食物，不宜食酸收之味，比如石榴、乌梅等。

肝开窍于目，若肝血不足，则易使两目干涩，视物昏花。所以《杏林箴言》说："春令进补有诀窍，养肝明目是首要。"

3.针对不同的身体情况辨证食疗

春季应多吃点初生的嫩芽、嫩菜，以应春生之气。春季是吃野菜的好季节，如荠菜、马齿苋、小蓟等，这些野菜禀受春生之气，略微苦寒，可以清肝火，清血热，有较好的保健作用，尤其是对那些营养过剩，易生肝火的人较好，春季有许多带叶的绿色蔬菜，如菠菜、油菜、生菜等可以清肝火，润肠道，排热毒，服用较好。

肝郁气滞的人，表现为闷闷不乐，食欲不振，精神不振的，应适当吃一点辛味食物，辛味有开发通达的作用，可以协助肝的疏泄功能。薄荷、香椿、芹菜，这些食物味辛性凉，能够散郁火，可以起到疏肝解郁而不伤肝血的作用。如果体质偏寒的一些人，疏肝可以选择辛温的食品，如春韭、青蒜、香葱、蒜薹等，但对于有胃火，烧心泛酸的人不宜多用。

对肝气横逆，克脾犯胃的人来讲，表现为胸胁胀痛，腹痛腹胀，大便干稀不调的，应适当吃一些味甘健脾胃的食物，如谷类、面食、大枣、山药等，还有白菜、蜂蜜等食品，这些都具有养脾胃之气的作用。

📖 **用方精选**

鲜芹苹果汁

鲜芹菜250g，苹果1～2个。鲜芹菜放入沸水中烫2分钟，切碎与青苹果榨汁，每次1杯，每日2次。该饮品具有平肝，镇静，解痉，和胃止吐，利尿作用。适用于眩晕头痛，颜面潮红，精神易兴奋的高血压患者。

第二节　夏季养生

春去夏来，轮到了炎热的季节。农历的四、五、六月为夏季。夏季包括了立夏、小满、芒种、夏至、小暑、大暑六个节气。

一、夏季气候特点及对人体的影响

（一）夏季阳气最盛，人生机旺盛

《素问·四气调神大论》在描述夏天的节气特点时写道："夏三月，此谓蕃秀，天地气交，万物华实。"意思是说，在夏天的三个月，天阳下济，地热上蒸，天地之气上下交合，各种植物大都开花结果了，所以是万物繁荣秀丽的季节，自然界的生物在夏季繁衍后代的最多，对于人体来说也是生长发育较快，修复损伤较好的季节。我们都有这样的感觉，受过外伤后经过一个夏季，疼痛、疤痕就会明显减轻，所以夏季对人体来说是一个繁花似锦的季节。根据这个道理，古人提出夏季进补，冬病夏治。

（二）夏季的邪气主要是暑邪和湿邪

暑为夏季的主气，为火热之气所化，独发于夏季。暑为阳邪，其性升散，容易耗气伤津。暑邪侵入人体，常见腠理开而多汗，汗出过多导致体液减少，此为伤津的关键，津伤时，即见口渴引饮、唇干口燥、大便干结、尿黄心烦、闷乱等症。如果不及时救治，开泄太过，则伤津可以进一步发展，耗伤元气，此时可出现身倦乏力、短气懒言等一系列的症状，甚至猝然昏倒，不省人事，而导致死亡。

暑多挟湿。湿为阴邪，易伤人体阳气，其性重浊黏滞，故易阻遏气机，病多缠绵难愈。湿邪伤脾可见脘腹胀满，食欲不振，大便稀溏，四肢不温。湿邪重浊，故外感湿邪后多有身重倦困，头重如裹等症状。湿邪黏滞，湿邪为病，病程较长，常有如油入面难分难解之临床特征。内湿病常见其病理性产物多呈秽浊不洁之物，如皮肤病变之渗出物，湿热带下之分泌物，质黏而腥臭。由于湿的形成往往与地之湿气上蒸有关，故其伤人也多从下部开始，临床所见之下肢溃疡，湿性脚气，带下等往往都与湿邪有关。

（三）脾胃功能较为迟钝，食欲减退

"三伏天"的特点是温度高，湿度大，白昼时间长。在这种环境中，人会相对晚睡早起、休息时间减少，易出汗，会造成人体内部各种营养物质，特别是无机盐类的大量消耗，爱喝清凉饮料，食欲不振，活动减少，不能坚持锻炼身体。整个人的身体状况处于相对低下的水平，摄入减少而消耗增多，故不少人夏季体重下降。

（四）夏天是很容易"伤神"的节令

通常，夏天是我国多数地区的人们感觉最难熬的季节，稍有不慎，高温带来的疾病就易发生，因而夏季又被人们称为"苦夏"。即便身强体壮的人，在连日的高温里也难避免睡不好、吃不香、没精神、易烦躁等情况。夏季来临，人们普遍还会有工作、学习效率降低的感觉，这对竞争压力大的人来说，无疑会增加精神压力。同时，这种压力还会导致肾上腺异常，进而引发血管收缩、血压升高等一系列症状。

二、夏季食养的原则与方法

（一）清补为先

夏天食补，以清补、健脾、祛暑、化湿为原则，即利用营养丰富、有益健康且能清热消暑的食物或药物来补充身体的不足，而不宜吃温热厚重之味。一般以清淡的滋补食品为主，如老鸭炖冬瓜是夏天食补之佳品。若用药物，最好选择偏于具有益气养阴生津的补品，如太子参、北沙参、麦冬、西洋参等，而不要用滋腻温热的补品，如阿胶、鹿茸、红参、附子、何首乌、熟地黄等。在炎热的夏季若用滋腻温热的补益中药会"火上加油"，适得其反。

（二）健脾养胃

天气炎热会影响人体脾胃功能，减少胃液分泌，加上睡眠不足，进而影响食欲，如果脾胃不能给人体有力支持，很可能导致营养不良，影响机体的生理活动。夏天吃些米粥，对食欲减退或消化功能下降的老年人更为合适，粥所含营养亦很丰富，又能帮助消化，清香宜人，还可再加上各种杂粮、蔬果等使之

具有养胃、补脾、清肺、利便等功效。如绿豆粥，清热解毒，清凉解渴；芹菜粥，去伏热，利大小便；藕粥，调中气，和胃生津；薏仁粥，除湿热，利肠胃；百合粥，润肺调中等等。

夏天的饮料应以解暑、清热、生津、益气、养阴为主，可饮些橙汁、苹果汁、柠檬汁、菠萝汁、山楂汁、西瓜汁等瓜果汁类的饮料。酸梅汤也是人们夏天喜爱的饮料，不但酸甜可口，而且止渴生津，还可以促进胃液分泌，增进食欲，帮助肠胃消化。

（三）及时科学补水

盛夏人常常大汗淋漓，特别是劳动锻炼之后，体液消耗极多，若不及时补水会严重影响健康。体内缺水，一是会使血液浓缩、血流变缓、出现血栓，从而增加脑血栓、冠心病的发病率；二是会使尿液浓缩，影响肾脏对毒素的清除，易形成尿路结石和感染；三是易使皮肤干燥，皱纹增多，加速人体衰老；四是会使津液减少，使胃肠分泌物更加不足，引起大便干燥，产生内毒素，引发腹胀、头晕等中毒症状。

（四）避免"疰夏"

疰夏是一种夏季特有的病症。夏季天阳下逼，地火上腾，酷热令人生畏。较多的雨水加之闷热的气候使水汽难以散发，水湿之邪侵入人体，造成发热缠绵，产生疰夏。疰夏引起的发热不高，但是全身重而乏力，湿困脾胃，脾不能健运，以至日渐消瘦，湿邪留在体内，蓄于经络，阻滞关节，则由此产生四肢无力，精神不振，舌苔白腻。一些芳香化湿，醒脾和胃的药物如藿香、佩兰、蔻仁、苏梗等，能祛湿化浊，使脾胃功能得以恢复。

三、夏日需防"双重寒"

暑为夏季的主气，为火热之气所化，独发于夏季。暑多挟湿。通常而言，夏季以防暑邪、湿邪为主。但现代人多生活在夏有空调的环境中，人体虽然舒适有加，若过于贪图冷气，犹如外寒侵袭，就往往导致"空调病"的出现。再加上人们大量喝冷饮，伤及脾胃阳气，虚寒内生，出现腹痛、腹泻等疾患。外寒与内寒交织在一起，是谓"双重寒"，对阳气损害更加严重。所以夏日养生需防双重寒。

（一）空调吹着感风寒

盛夏，人们常常感受暑热难耐，大汗淋漓，有些人在这个时期长时间地待在空调房间里，这不利于身体健康。有研究指出，如果人体长期生活在空调制造的冷环境里易损伤人体的"卫表之阳"和"肺阳"，则易患夏令感冒、咳嗽、哮喘。

德国科学家发现，长期在空调环境下工作，70%的人在3小时后会出现疲劳感，60%的人很容易感冒，50%的人有血液循环障碍的症状，空调病以女性、老人和儿童居多。常见的空调病如下。

1.风寒感冒

不少人长时间使用空调降温，室内外温差大，容易引发风寒感冒，出现鼻塞、流鼻涕、头疼等症状。针对夏季的风寒感冒，此时更需要"暖食"，比如煮一碗放了葱白、胡椒的热汤面，趁热吃下以发汗，有助于缓解症状。

2.空调咳

有不少咳嗽患者与其他患者不一样，一吹空调就咳嗽个不停，反反复复，咳嗽不止，称之为"空调咳"。这些患者多素体肺气虚寒，又遭遇空调之冷气，致肺气失宣则咳嗽不止。治疗空调咳就需要培补正气和阳气，驱散体内寒气，标本兼治。适宜选择冬病夏治三伏贴、三伏灸等中医外治法。

3.项背僵疼症

夏季人们多穿着单薄，特别是不少女性袒胸露背，若肩背部长时间被冷风吹着，导致项背疼痛，关节僵硬。常用的针灸、推拿、灸疗等治疗方法虽然能使其症状得到一定的改善，但往往时好时差。严重者常需要选用辛温发散祛寒的中药，如麻黄、葛根、桂枝、威灵仙等组方治疗，方能解除寒邪的凝滞，使病痛得以缓解。

（二）过食生冷内寒生

时值盛夏，人体功能本身处于较弱的状态，食欲差，体重减轻，抵抗力相对差，中医称之为"阳气盛于外而虚于内"。且"夏月伏阴在内"，这是说夏天气温比较高，但人体内还是有虚寒的，养生学家把它概括为"外热内寒"。老年人、虚弱体质的人更是如此。如果在这个时候喝冰啤酒，吃冰糕、冷冻食物，寒气进入体内后，与体内原有的寒气交织在一起，脾胃阳气受损，寒湿内生，则常出现腹痛、泄泻、寒湿带下等。

（三）夏季养阳防寒侵

《素问·四气调神大论》指出："春夏养阳，秋冬养阴"。对于夏季如何养阳，历代养生家有诸多阐发，概括起来主要措施如下。

1.避防风寒湿邪外袭

俗语有"暑不当风""夏不卧湿"等。若在空调的环境里生活和工作，要注意开窗通风，室内温度不宜过低，不要让通风口直接吹在身上等。

2.凉冷合宜，不可太过

宋代医家庞安石在《伤寒总病论·卷第六》谈养阳时说："时当温，必将理以凉；时当暑，必将理以冷，凉冷合宜，不可太过，故能扶阴气以养阳气也。"这里强调暑热天气，最容易耗伤人体的阴津，人们要注意防暑降温，如吃西瓜、喝冷饮等以清热解暑，益气养阴。但不可太过，凉冷合宜，才能起到"扶阴气以养阳气"的效果。

3.适宜温补

夏日伏阴在内，脾胃处于虚弱的状态，适宜暖食，如喝温开水，热粥等。俗语有"冬吃萝卜夏吃姜"，盛夏之时，人体的阳气易向外散，体内则阳热虚少，易生寒生冷。这个时候，吃一些温热的姜，刚好可以减轻体内的寒凉，所谓阴阳平衡。

4.艾灸助阳

艾灸有开郁、逐寒逐湿、助阳气的作用。

四、冬病夏治

"夏满芒夏暑相连"。随着小暑节气的临近，炎炎盛夏将至，步入三伏时节，三伏贴、三伏灸等各种"冬病夏治"的养生保健方式也纷至沓来。

（一）什么是"冬病夏治"

古今医家在实践中认识到，许多冬季常发生的疾患或以体质阳虚为特征的病症，在夏天进行调治，通过增加机体的抵抗力，可以达到疾病少发或不发，这就叫作冬病夏治。

（二）"冬病"为什么要"夏治"

"冬病"是指某些好发于冬季或在冬季易加重的虚寒性疾病。如哮喘、慢性支气管炎、阻塞性肺气肿、鼻炎、体虚感冒久咳、风湿性关节炎、类风湿性关节炎、颈肩腰腿痛、肌肉劳损症、慢性结肠炎、痛经、冻疮、冬季手足易冷以及小儿长期咳嗽、反复呼吸道感染等。

盛夏时节，天阳下济，自然界和机体的阳气处在最为旺盛之时，抓紧此时，通过温补阳气，散寒祛邪，活血通络等治疗措施，增强机体抵抗疾病能力，祛除阴寒之病邪，从而达到治疗和预防上述冬季易发生或加重的疾病的目的。

（三）阳虚体质具有的特征

阳气乃人身之大宝，生命之根本。《素问·生气通天论》说："阳气者，若天与日，失其所，则折寿而不彰。"人体与阳气的关系，就像天和太阳的关系一样，如果丧失了阳气的作用，人体就会减损寿命。

阳气具有温煦、长养、防御的功能，主推动、主兴奋。一旦体内的阳气不足，就会呈现出一种功能减弱或衰退、代谢活动减弱、反应性降低以及产热不足的病理状态。阳虚则寒，阳虚则热能不足。概括起来，阳虚的人常有以下表现，精神不振甚至萎靡，神疲乏力，畏寒怕冷，一到冬季手足特别凉，面色苍白，小便清长，大便稀溏，性欲减退等。阳虚不能推动水液的运行，还常常表现为眼睑或脚浮肿，口吐痰涎而清稀。阳气虚不能温煦血液，使其运行迟缓，则见面色晦暗、皮肤长斑、月经量少或延后，甚至不孕等。

（四）冬病夏治有哪些方法

冬病夏治的主要目的是温补阳气，所以凡是具有能够促进阳气升发、温通经络和脏腑的方法和手段，都可以辨证实施。主要包括穴位敷贴、穴位按摩和温灸、中药内服等。

1.穴位敷贴

即备受人们推崇的三伏贴。三伏是指初伏、中伏、下伏。值三伏时节，阳气最盛，人体毛孔开放，贴敷药物易于渗透皮肤，可疏通经络，温煦脏腑，激发人体阳气升发，提高散邪排邪的能力。通常敷贴常用白芥子、生姜汁、肉桂、苍术等辛温散寒的药物，透皮吸收效果较好，易于发挥其温阳散寒的功能。

2.穴位按摩和温灸

通常在医师的指导下实施。

3.中药内服

如回阳散寒的四逆汤，由附子、干姜、甘草组成；温补脾阳的理中汤，由党参、白术、干姜、炙甘草组成；温肠止泻的四神丸，由补骨脂、肉豆蔻、吴茱萸、五味子组成；温经散寒的当归四逆汤等等。

【冬病夏治的注意事项】

但是"冬病夏治"不是包治百病的万能方法，而是和任何一种治病方法一样，是有其适应证的。对于素体阳虚兼有虚寒的人群来说是适宜的，而对于阴虚火旺或者热象明显的病证，应当避免使用该法。3岁以内的小孩，孕妇等亦不适宜。

第三节　秋季养生

每年农历的七、八、九月为秋季。秋季包括了立秋、处暑、白露、秋分、寒露、霜降六个节气。立秋是进入秋季的初始，《管子》中记载："秋者阴气始下，故万物收。"

一、秋季的气候特点及对人体的影响

（一）秋季多燥病

秋季天气逐渐转凉，雨水减少，温度下降，气候变燥，日夜温差扩大，并且空气中水分明显降低，人体会发生一些"秋燥"反应。燥是秋天的主气，此时人们会明显地感到干燥。运动不足，锻炼不够，抵抗力下降，容易感受秋燥的困扰。其中口干咽燥、皮肤干燥、大便不畅等是最主要的症状。燥邪致病的特点是伤津耗液，使机体阴虚阳盛。肌肤得不到体内津液的滋润则变得干燥粗糙，失去弹性，肠道失去津液就会大便干燥或出现便秘。咽喉为肺之门户，肺阴不足则口干咽燥，或引起上呼吸道感染，甚至发展到支气管炎、肺炎。长期被秋燥困扰则会身虚体弱，乏力萎靡，或引起内分泌失调等。

（二）秋季易患呼吸系统疾病

秋季最容易患病的部位就是呼吸系统，如受风寒，吃燥热食物，都很容易导致气管发炎，出现咳嗽、咳痰。最初是干咳无痰，不久就会吐白色的稀痰，以后的痰会逐渐变成黄色而且黏稠。如果不及时治疗，炎症可能会不断蔓延，引起支气管炎或肺炎。

（三）秋季易产生郁闷情绪

很多人对季节变换很敏感，是"受气候支配"的人，例如秋季易伤感，易"悲秋"。秋季花木开始凋零、草枯叶落、大雁南飞、动物入蛰都可触景生情地引起愁绪，产生凄凉、苦闷之感，诱发消极情绪、灰色心理。

二、秋季养生的原则与方法

（一）秋季养生的原则

1.初秋要防暑

俗语说"热在三伏"，而第三伏一般都在立秋之后。初秋时期，盛夏的余热未消，天气仍然炎热，故有"秋老虎"之说。天气以湿热并重为特点，中医将这个时期称为"长夏",而长夏的主气就是"湿"。所以,这个时期的养生仍需重视防暑降温,及时补充水分,还应特别注意防止湿热、寒湿之邪侵袭机体。

2.中秋要防燥

白露过后,雨水渐少,天气干燥,昼热夜凉。这个时期的气候特点是燥邪当令,而燥邪最容易伤肺伤胃,所以养生重点是养阴防燥,润肺益胃。这个时期人的汗液蒸发快,因而常出现皮肤干燥,皱纹增多,口干咽燥,干咳少痰,甚至会毛发脱落和大便秘结等。所以,室内要保持一定湿度,同时注意补充水分,避免因剧烈运动、过度劳累等耗散精气津液。

3.晚秋要防寒

俗话说"一场秋雨一场寒"。中秋节过后,秋风萧瑟,天气渐凉,甚至会气温突降,寒潮来临,最容易引发慢性气管炎、肺气肿、风寒湿痹、关节疼痛,心脑血管疾病也特别容易在这个时期诱发与加重。故养生重点除仍需要预防燥邪损伤外,还必须防止寒邪伤人,并重视耐寒锻炼。但老年人和平素患有各种慢性宿疾者,则应该注意防寒保暖,防止"冻"出病来。

4.起居应与"秋收"相适应

金秋时节,人们应早睡早起,情绪安定宁静,预防自然界的肃杀之气对人的影响。收敛神气,使情志与"秋收"相应,符合秋季养"收"之机。机体由活跃、外向、消耗阶段,过渡到沉静、内向、积蓄的阶段。应多去户外活动,欣赏金秋美景,练习书画,动静结合,调心神,动身形,畅达神志,流通气血,对身心健康大有裨益。要避免悲忧伤感,即使遇到伤感的事,也应主动予以排解,以避肃杀之气。

(二)秋季进补

俗话说"一夏无病三分虚",依照春夏养阳、秋冬养阴的原理,秋季需要进补。秋季是恢复和调节人体各脏器功能的最佳时机。

1."平补"为先

平补的含义有二。其一,是应用不热不寒,性质平和的食物。多数的粮食、水果、蔬菜,部分禽、蛋、肉、乳类食物,如粳米、玉米、扁豆、白菜、鸡蛋、鹌鹑、猪肉、牛奶等均属此类。其二,是应用既能补气,又能补阴或既能补阳,又能补阴的食物。如山药、蜂蜜既补脾肺之气,又补脾肺之阴。枸杞子既补肾阴,又补肾阳等。这些食物适用于普通人保健。秋季进补,应选用补而不峻、防燥不腻的平补之品。具有这类作用的食物有茭白、南瓜、莲子、桂圆、黑芝麻、红枣、核桃等。患有脾胃虚弱、消化不良的患者,可以服食具有健补脾胃的莲子、山药、扁豆等。

2.秋季进补宜先调理脾肺

初秋溽热，淫雨霏霏，湿热较盛，最易侵脾。如多食生冷油腻食物可造成泄泻，导致消化功能受损，脾气不足，水谷不能化生气血，土不生金，肺脏为病，或为燥咳，或为痰嗽。肺脾是"气"生成最重要的脏腑，一通天气，一通土气，而在秋季最易受伤，如不加养护，会导致肺脾气虚，故秋季养生重脾肺。

秋后气候较为干燥，而秋燥易伤及人的肺脏，会出现口干、咽干、唇焦、干咳或气促等症状。秋季进食的原则为滋阴润燥养肺，注意营养平衡，宜多吃耐嚼、富含纤维的食物。选择具有润肺生津、养阴清燥作用的瓜果蔬菜、豆制品及食用菌类。

如燕窝，具有滋养肺阴、和胃补虚的功效，慢性支气管炎缓解期、肺结核阴虚病人都可服用，可加冰糖，或加鸡蛋、鸽蛋，文火炖服。再如牡蛎肉，对儿童智力发育有促进作用，故又有"益智美味"之美称，对贫血、盗汗之小儿尤宜。香菇，营养丰富，味美鲜嫩，被誉为"植物鸡肉"，能调节人体新陈代谢，降低血压，降低胆固醇，也有美容护肤之效。蜂蜜，含多种微量元素，不含脂肪，对老人尤为适宜，素有"老人牛奶"之美称，能营养神经，增强机体抗病能力，增强记忆，能健脾胃、助消化，润肺止咳。

3.秋季进补需养阴

秋季，由热转寒，处于阳消阴长的过渡阶段，人体的生理活动也随之相应改变。因此，秋季养生不能离开养"收"这一原则，就是说，秋季养生一定要把保养体内的阴气作为首要任务。常用的补品包括食补和药补两个方面。

食补：鸽肉、鸡肉、鸭肉、鹌鹑蛋、黄鳝、燕窝、蜂蜜、牛奶、白木耳。对于秋燥伤津，要多吃些秋梨、荸荠、甘蔗、秋葵、柚子之类，以润肺生津。

药补：选择药物应偏于柔润温养，但又应温而不热，凉而不寒，总以不伤阳不耗阴为要。中药滋补以清润为主，如选用桑叶、桑白皮、太子参、西洋参、百合、沙参、麦冬、生地黄、玉竹、白芍、天花粉、莱菔子等滋阴、润肺、濡肠。还可选用黄芪、党参、白术、山药、莲子、大枣、芝麻、栗子、核桃仁、白果等健脾补肾。

第四节　冬季养生

随着一阵阵冷风带来的寒意，气候宜人的秋季渐渐离我们远去，天寒地冻、万物收藏的冬季到来。我国民间习惯把立冬作为冬季的开始。每年农历的十、

十一、十二月为冬季。冬季包括了立冬、小雪、大雪、冬至、小寒、大寒六个节气。

一、冬季养生防三邪

冬者，天地闭藏，水冰地坼。从自然界万物生长规律来看，冬季是万物闭藏的季节，自然界阴盛阳衰，各物都潜藏阳气，以待来春。"寒"是冬季气候变化的主要特点，但同时要注意燥邪、霾邪对人体的影响。

（一）寒邪

1.冬季多寒邪致病

冬季气候特点是寒，自然界表现为寒冷、冰冻、凝结等现象，中医学把能使人致病的寒冷气候，称之为寒邪。寒为阴邪，常伤人阳气。人身之阳气盛衰，往往标志着人体生理功能活跃的程度。寒邪伤阳后，人体阳气虚弱，体内生理功能受到抑制，就会产生一派寒象，如手脚冰凉，关节冷痛等。

2.冬季易感冒，气管炎易发

冬季由于天气的寒冷，再加上冬季比较干燥，容易引起我们呼吸道抵抗力的下降，也就易发一些呼吸道的疾病。气道由于病毒感染以后，一段时间内反应性比较高，这样对外界的刺激比较敏感，易导致慢性的咳嗽。

3.寒冷诱发加重心脑血管病

冬季是心脑血管病人的"多事之时"。多数老年人血压偏高，血管弹性差，若遇寒冷刺激，表浅血管收缩痉挛，血压可以突然升高，容易发生脑血管破裂，引起脑出血中风。对于患有冠心病的老年人，寒冷可以反射性引起冠状动脉收缩，动脉内血流减缓，容易形成血栓，发生心肌缺血缺氧，从而诱发心绞痛、心肌梗死而危及生命。此时更须积极预防。

（二）燥邪

燥是秋季的时令，冬天为什么出现燥？一是天气寒冷，比较干燥，空气湿度小，表现为外燥；二是生活、工作在暖气、空调环境，温度高，对人体气阴的耗伤，导致内燥。燥症在冬季常见的表现如唇炎多发，易鼻燥、流鼻血、咽喉干燥，皮肤干燥、瘙痒，荨麻疹、湿疹易发等。

（三）霾邪

入冬以后，雾霾天气又开始渐渐肆虐，雾霾之气在中医看来，属浊气范畴。通常而言，从气候条件来看，出现雾时空气潮湿，所以雾为湿浊之气，出现霾时空气相对干燥，湿度低，所以霾为燥浊之气。

感受霾邪，会出现口鼻眼睛干涩、咽痛、咽干、咳嗽、恶心胸闷、头昏脑涨等症状，肺为娇脏，喜润而恶燥，燥邪最易伤肺。霾邪"伤肺"也"伤心"，对心血管疾病的影响也比较大。

二、冬季饮食的营养要素

针对冬季寒、燥、霾的气候特点，人们在饮食上更应重视营养，注意以下几个方面。

（一）多吃高热量，御寒食品

冬季是一个寒冷的季节。寒冷会影响人体内分泌系统，而致使人体的蛋白质、脂肪与碳水化合物三大热源营养素加速分解，增加机体的御寒能力，人体热量因此散失过多。在饮食方面，应以补充热量为主，适量摄入富含蛋白质、碳水化合物和脂肪的食物。蛋白质则应以优质蛋白质为主，如鸡蛋、鱼类、豆类、瘦肉等，因为这些食物所含的蛋白质容易消化吸收，而且富含氨基酸，营养价值较高。

适当吃点生姜，人们常说"冬有生姜，不怕风霜"。常食生姜能促进血液的循环，可发汗，并有促进胃液分泌以及肠管蠕动，帮助消化，增进食欲的作用。生姜还有抗氧化作用，临床上常将生姜用于外感风寒、头痛、咳嗽、胃寒、呕吐等的辅助治疗。

（二）多吃含维生素的食物

应保证维生素的供给，多吃些富含维生素A、维生素B_2、维生素C的食物，寒冷气候使人体氧化功能加强，机体维生素代谢也会发生明显变化。维生素A能增强人体的耐寒力，可多吃些动物肝脏、胡萝卜、南瓜；饮食中要及时补充维生素B_2，以防口角炎、唇炎、舌炎等疾病的发生，维生素B_2主要存在于动物肝脏、鸡蛋、牛奶、豆类等食物中；维生素C可提高人体对寒冷的适应能力，对防治感冒、高血压、动脉硬化及心脑血管疾病有良好的辅助治疗作用，应多摄取新鲜蔬菜和水果，可多食萝卜、胡萝卜、土豆、甘薯、大白菜、豆芽、菠菜、油菜等蔬菜及柑橘、苹果、香蕉、猕猴桃等水果。

（三）多吃含矿物质的根茎类蔬菜

人怕冷与体内缺乏矿物质有关。因此，在供给热能的同时，还要注意补充含矿物质的食品，冬季应多摄取有根茎的蔬菜，如胡萝卜、百合、山芋、藕、大白菜等。因为蔬菜的根茎里所含无机盐较多，对人体御寒很重要，可使人体产热功能增强。

人体甲状腺能分泌一种叫作甲状腺素的激素，具有产热效应，它能加快组织细胞的氧化过程，提高人体基础代谢，增加热量，并使皮肤血液循环加快，产生暖和的感觉。足量的甲状腺素对人体抗寒起着重要作用，适当补充含碘食物，如海带、带鱼、虾、牡蛎等。

（四）多吃滋润食品

有不少人认为冬季寒冷，人体出汗少，可以少饮水或不饮水，这种认识是错误的，冬天虽然清爽，但是太过干燥了，当天气的湿度只有22%的时候，难免会唇干舌燥。冬季人体只要损耗5%的水分而未及时补充的话，皮肤就会皱缩，肌肉也会变得软弱无力，体内代谢产物滞留，人便会感到疲劳、烦躁、头痛、头晕和无力，甚至还会诱发更为严重的疾病。干燥的冬天特别容易引起咳嗽，而这类咳嗽差不多都是燥咳，治疗方法也是以润为主。总之，冬天干燥之际，任何人都宜"润一润"，不能忽视饮水，吃些胡萝卜、荸荠、川贝炖苹果等。

三、养生重在养藏和养肾

冬季的3个月是自然界阴气最盛，阳气最弱的时期，阴长阳消达到顶点，草木凋零、虫蛰冬伏、万物闭藏。正如古籍《月令七十二候集解》所说："冬，终也，万物收藏也。"天人相应，冬令养生重在养藏和养肾。

（一）养藏

《素问·四气调神大论》指出："冬三月，此谓闭藏，水冰地坼，无扰乎阳，早卧晚起，必待日光，使志若伏若匿，若有私意，若已有得，去寒就温，无泄皮肤，使气亟夺，此冬气之应，养藏之道也。"

冬三月为闭藏之期，冬令养生就必须注意遵循养藏的原则，从多方面进行调摄，滋养人体阴精，蓄养机体生机，保养阳气，为来年春天的生发奠定物质和能量基础。

1.早睡晚起，必待日光

冬月阳气在内，阴气在外，人们不要扰动阳气，宜早睡晚起，起床最好在太阳出来之后，避开夜里的寒气，以自然界的阳气助长机体的阳气。

2.内心宁静

冬季人们要尽量隐藏心绪思维，静神少虑，喜怒不形于色，保持精神畅达乐观，不为情绪所伤。

3.适度运动

冬季锻炼应循序渐进，运动有度，不能骤然运动，避免大汗淋漓。在冬日里适当的散步、慢跑都是不错的运动选择，使身体微微有汗，气血调和而益于身体。

4.去寒就温

俗话说"风从颈后生，寒从脚底入"。御寒保暖主要从后背和足部做起。脚部是足少阴肾经、足太阴脾经、足厥阴肝经三条经脉汇聚之处，一到冬天，阳虚体质的人最容易感到足部发凉，此时可在入睡前，用热水泡脚，也可加入温性的药物，促进血液循环，助阳散寒。

涌泉穴，是足少阴肾经的起始穴。人的脚掌上有许多血管，而脚掌上无数神经末梢又与大脑及内脏紧密相连。无论用两手搓揉足心，或是用热水浸泡洗脚，使足部发热甚至发烫，都能使脚部毛细血管扩张，血液循环加快，使足部、腿部的新陈代谢更加旺盛，同时又加速全身血脉运行，良性刺激通过大脑中枢神经作用，调节着内脏器官、自主神经和内分泌系统，这对预防中老年人的心脑血管疾病、内分泌疾病、神经衰弱和失眠等常见病，都有着明显效果。

（二）养肾

"立冬进补"是一个时节的标志。俗语有"冬季进补，来年打虎"。冬季进补与平衡阴阳、疏通经络、调和气血有密切关系。

1.冬季进补以温补为先

根据"虚则补之，寒则温之"的原则，在膳食中应多吃温性、热性食物，以提高机体的耐寒能力，按照现代营养学的观点，冬季温补类的食品含热量较高，营养丰富，滋养作用强。如牛肉、羊肉、蛋类、桂圆肉、大枣、山药、糯米、韭菜等，既补充足够营养，又保护人体阳气，吃了使身体觉得暖和。

寒冬腊月，人们喜欢涮火锅，特别是羊肉火锅，因为羊肉性温，冬季常吃羊肉，不仅可以增加人体热量，抵御寒冷，而且具有补阳、益精气、保护胃黏膜、疗虚损的作用。《旧都百话》："羊肉锅子，为岁寒时最普通之美味。"东汉张仲景的《金匮要略》记载用"当归生姜羊肉汤"来治疗疾病，后世称其为"千古第一药膳"。

国医大师张志远认为，调理身体怕冷、腰痛腿软、手足发凉，按肾虚血运不良施治，投予当归生姜羊肉汤加味。当归15g，生姜10片，桂枝15g，细辛6g，羊肉100g，每日1剂，水煎分3次服，并把羊肉吃掉，连用20天，效果良好。以本方治疗女性子宫、卵巢发育迟缓，早衰，排卵不规则，月经延后量少，颇有作用，3～6个月即可改观。

2.冬季养肾为要

冬季在天为寒，在人为肾。冬季和黑色相配，因此在这个时节，食用黑色的食物，以补养肾脏。黑色的食物主要有黑芝麻、桑椹、黑米、黑豆、乌鸡、海参等。益肾食品有腰果、芡实、山药、核桃、栗子等。

3.冬宜食粥

提倡深冬晨起喝些热粥。若在粳米粥中加点红枣、赤豆可使人感觉周身温暖，精力倍增。民间素有冬至吃赤豆粥，腊月初八吃腊八粥，腊月二十五吃八宝粥（饭）的习惯。还可以结合自己身体，选择不同的粥加以调养，如养心除烦的麦片粥、消食化痰的萝卜粥、补肺益胃的山药粥、养阴固精的核桃粥、健脾养胃的茯苓粥、益气养阴的大枣粥、调中开胃的玉米粥、滋补肝肾的红薯粥等。

第二章 膏方调补

膏方作为中医药养生治病的重要组成部分，在我国具有悠久的历史。膏方依据中医整体观念、辨证论治、治未病等防病治病思想，发挥着滋补强身、抗衰延年、祛病疗疾的综合功效。

我国第一部药学专著《神农本草经》中记载："药性有宜丸者，宜散者，宜酒渍者，宜膏煎者。"其中就有对"膏煎"的论述，还首次记载了熬煮制阿胶、鹿角胶两种胶的方法。

唐代，膏滋方已较多应用。如孙思邈所著的《备急千金要方》中载有金水膏：生地黄、麦门冬、山药、天门冬、紫菀、玉竹、款冬花、白芍药、百合、茜草、知母、广陈皮、川贝母等，水煎去渣后浓缩，加炼蜜收膏。具有润肺化痰的功效，适用于慢性咳嗽。

宋金元时期的医籍，收载了大量的膏滋方。如填精补虚的琼玉膏，治疗消渴的藕汁膏，治疗偏头痛的清空膏，治疗胃病的助胃膏等。

到了明代，膏方数量大大增加，广为各类医书记载，名方迭现，如两仪膏、补真膏。医家们注重用膏方调理患者身体，如理脾调中化湿膏、清热养肝和络膏等等。同时，阿胶、鹿角胶、龟甲胶、鹿茸等名贵药的应用，也进一步提高了临床疗效，日益受到民众青睐。明代医家龚廷贤《寿世保元》记载："膏者，胶也。"该书收集了多则抗衰老的膏方，如茯苓膏、银杏膏等。《摄生总要》收载的龟鹿二仙膏是一首著名的抗衰老的膏方制剂，迄今仍为临床所常用。

清代时期，上至宫廷御用，下至民间滋补养生，膏方颇为盛行，比较著名的有益寿膏、菊花延龄膏等。《慈禧光绪医方选议》一书中记载内服膏滋方就有30首左右，制作考究，如理脾养胃除湿膏："光绪十年二十三日，党参二钱，莪术三钱，炒茯苓三钱，薏米三钱，炒扁豆三钱，藿梗一钱五分，神曲二钱，炒麦芽三钱，炒陈皮一钱五分，广砂一钱，甘草八分，共以水熬透，去渣，再熬浓汁，少加炼蜜，成膏。每服二钱，白开水冲服。"

近些年来，随着人民生活水平的提高和对健康的追求，膏方由于具有滋补力强，因人而异，服用方便等特点，逐渐被大家所青睐和认可。

第一节 膏剂的名称含义及种类

中药制剂不仅有通常用的汤剂，还有散、丸、膏、丹、胶囊等剂型。就膏剂而言，有外用膏和内服膏之分。

外用膏：俗称"膏药"，外用于皮肤。如治疗皮肤病的湿疹膏、用于伤病的伤骨止痛膏等。

内服膏：为了服用方便，把中药煎煮加上蜂蜜、白糖以及胶类物质制作成膏剂，如治疗咳嗽的止咳枇杷膏；治疗妇科月经不调的益母草膏；具有补肾滋养功效的鹿胎膏、十全大补膏、首乌延寿膏等。这些膏剂固定成方，或作为保健用药，或作为治疗用药，适合于特定的人群。

我们所说的通常意义上的膏方，是定制膏方。医生针对患者身体状况进行辨证处方，做到一人一方，由医院药房或药店加工熬制而成。每一剂膏滋方只适合患者本人服用。

根据膏方加工中所用辅料的不同，膏方又有素膏或荤膏的区别。所谓素膏是指用蔗糖或蜂蜜所收的膏剂，所谓荤膏则是在素膏中再加入阿胶或鹿角胶等动物胶而熬成的膏剂。

第二节　内服膏方的组成

膏方是根据人体体质不同与病情的需要，选择多种药物组成方剂，并将中药饮片经多次煎熬、去渣，将药汁经微火浓缩，再加入辅料，如蜂蜜、阿胶、鹿角胶等收膏，形成稠厚的糊状，以达到补养身体，调理疾病的疗效。

正宗膏方应具备三大特色：一是名方，理法方药准确，君臣佐使合理。达到虚实兼顾、寒温得宜、升降并调、气血同治、动静结合。二是名药，原料正宗，道地药材。三是名法，制膏工艺严格，按配方、浸药、提取、浓缩、收膏、分装、凉膏七个程序制膏。

通常膏方主要有三部分组成：中药饮片、胶类中药、糖类及辅料。

（一）中药饮片

医生通过望、闻、问、切四诊，结合患者体质的不同与病情的需要，根据中药的不同功效作用，开具处方。这一部分是膏方发挥作用的主体部分。

膏方并不单单是滋补，还具有祛病疗疾的重要作用。膏方配伍重在辨证，或补益，或祛邪，或扶正祛邪并举。一般而言，开具膏方在药物组成上应遵循以下三个原则。

1.滋补

膏方通常称为膏滋方，重在滋补，或补益气血，或温补阳气，或滋阴生津，或强壮身体，或增强机体免疫力，或延缓衰老，或养颜美容等，根据每一个个体的不同体质及疾病的情况而制定。有临床经验的医生往往都有一些"打底方"，如补益气血选八珍汤，滋补肝肾用地黄丸系列，延缓衰老取益寿延年方等。补气药如党参、黄芪，补血药如当归、芍药、熟地黄，滋阴药如石斛、麦冬、桑椹，助阳药如淫羊藿、巴戟天等。

除了常用的滋补药外，每一剂膏方中常选取几味贵重药物，如人参、鹿茸、冬虫夏草、紫河车、参三七等，以增强其滋补效用。

2.对病对证

主要是根据疾病的不同，病证的虚实寒热、在气在血等，对证选药。如肺系疾病，咳嗽气喘生痰，则用宣肺化痰的药物，如桑白皮、浙贝母、桔梗等，妇科疾病痛经、经闭，则用养血通经的药物，如香附、芍药、川芎、红花等。

3.健脾调胃

膏方中由于滋补药物偏多，又多用阿胶、鹿角胶等胶类物质，有时会影响食欲，或出现脘腹胀满等症状，因此，处方中需配伍一些健脾开胃的药物，如砂仁、白蔻仁、陈皮、枳壳、麦芽等。

（二）胶类中药

膏方中多用糖和胶类令膏体成形，通常选用的是阿胶、鹿角胶、龟甲胶、鳖甲胶等。这些胶类中药一则具有很好的补益作用，如阿胶滋阴补血，鹿角胶温阳益精血，龟甲胶、鳖甲胶滋阴清虚热等，二则有助于膏体的固定成形。胶类用量的多少也有学问，量多就会冻结得太硬，难于服用，量少膏方太稀薄。

（三）糖类及辅料

膏方中常用的糖类包括冰糖、白糖、红糖、饴糖、蜂蜜。一是用糖类来矫正口味，二是糖本身有补益的功效，三是有些素膏可以用糖类收膏。

冰糖：健脾润肺，补中益气，止咳化痰。

白糖：润肺生津，补中缓急。

红糖：益气补血，活血化瘀，健脾暖胃。

饴糖（麦芽糖）：缓中补虚，生津润燥。

蜂蜜：调补脾胃，润肺止咳，润肠通便，润肤生肌。

糖尿病患者忌糖，可以使用甜味剂，如木糖醇、元贞糖等，制成无糖型膏滋方。

辅料：黄酒是膏滋方加工中必备的辅料。

第三节 胶类药在膏方中的应用

胶类药在滋补膏方中最为常用。一是因为胶类药物本身具有滋补作用，二是由于这类药物有助于膏的固定成形。阿胶是大家最为熟悉和公认的常用药物，根据不同的体质和疾病情况，临床还可辨证选用相应的胶类，如鹿角胶、龟甲胶、鳖甲胶、鱼鳔胶、黄明胶等。

（一）阿胶

阿胶，又称驴皮胶。为马科动物驴的皮去毛后经煎煮、浓缩制成的固体胶。阿胶是一种道地药材，因产于山东省东阿县而得名。据《神农本草经》记载以山东东阿县阿井之水煎熬而成，故名阿胶。

据记载，曹植曾为"东阿王"，初来山东东阿，骨瘦如柴，后因常食阿胶，身体受益匪浅，于是感念而作《飞龙篇》："授我仙药，神皇所造。教我服食，还精补脑。寿同金石，永世难老。"曹植诗中所指的仙药，就是东阿阿胶。

阿胶味甘，性平，归肺、肝、心、肾经。主要功效应用如下。

1.补血止血

用于血虚诸证，而尤以治疗出血而致的血虚证为佳，既可单用本品，亦可配伍当归、熟地黄等药物。用于止血，可治疗吐血、咯血、便血、崩漏下血等。用于妇科崩漏出血，与艾叶、白芍等配伍，如胶艾四物汤。用于咯血，与紫菀、仙鹤草、生地黄等配伍应用。

2.滋阴清热

《本草纲目》谓："阴不足者，补之以味，阿胶之甘，以补阴血。"用于阴虚或肺燥咳嗽，可与麦冬、桑叶等配伍，如清燥救肺汤。用于心阴虚有热所致的心烦不得眠，与黄连、鸡子黄配伍，如黄连阿胶汤。用于心阴阳亏虚的脉结代、心动悸，与桂枝、人参等配伍，如炙甘草汤。用于温病后期，肝肾阴虚风动，手足瘛疭者，与龟甲、生地黄配伍，如大定风珠。对于老人大便秘结，《仁斋直指方》亦用之。

本品作为膏滋药的主要胶类药物，广泛用于治疗各种疾病。

（二）鹿角胶

为鹿科动物梅花鹿或马鹿的角熬成的胶块。本品温和而滋养力强，兼有止血作用，用于精血不足之体弱消瘦、吐血、衄血，崩漏，阴疽内陷等。男子虚劳精衰，腰膝酸软，眩晕耳鸣，阳痿，女子闭经，大病后身体虚弱，老年体弱畏冷多病等，均可选用本品，既可单用，也常与阿胶、龟甲胶同用。是中药膏滋药的常用之品。

（三）鳖甲胶

为鳖甲煎熬而成的胶块。味咸，性平。功效为滋阴潜阳，软坚散结。临床主要用于肝肾阴虚，潮热盗汗，头晕目眩等。对于肝脾肿大、子宫肌瘤等，具有消癥散结的作用。

（四）龟甲胶

为乌龟甲壳熬制而成的胶块。味咸、甘，性平。功效为滋阴潜阳，补肾填精，壮筋补骨。主治肾阴亏损，骨蒸潮热，盗汗，腰腿酸软，筋骨痿弱。临床常用于治疗老人肾虚腰脚痿弱，筋骨不健，小儿囟门不合，齿迟、行迟诸症。常配熟地黄、锁阳、山茱萸等。

此外，黄明胶，为牛科动物黄牛皮煎熬成胶，又称牛皮胶。在我国上海、浙江等地也习用。

鱼鳔胶，以鲟鱼、鳇鱼的鱼鳔制成，有补精益血，强身固本之功效。常用于治疗肾虚滑精症。对男子精弱不育效果也佳。

第四节 膏滋方中细料药的应用

在配制膏方中，常常配伍一些参茸类或其他贵重的药物，这些药物统称为"细料药"，是膏方中不可缺少的最能体现补益强身功效的重要组成部分。

（一）常用的细料药

1.人参类

人参的种类和名称繁多，主要分三种。野山参：补气的力量较大而无燥气；移山参：生于山中后移植园中，叫移山参，作用略同于野山参，但有燥气；园参：养参，人工栽培的，性燥偏温。

人参因产地不同，名称也有不同。有吉林人参、辽参（辽东）、朝鲜参等。一般吉林人参与辽参性味甘寒，而朝鲜参则性甘温。辽参禀性醇正，是以滋养阴津，尤其为好，而高丽参有温升之性，兼能振奋阳气。补阴并扶阳，以朝鲜参为胜。

按炮制加工方法分为：生晒参、红参、白参等。红参（蒸制）性偏温，适用于气弱阳虚者。白参（经白糖液浸泡）力量较弱，适宜于气阴不足者。

西洋参因产于大西洋各国而得名，又因原产地在美国和加拿大，故又有美国参、花旗参等名称。西洋参传入我国，约在17世纪末期。我国最早记载西洋参的是清代吴仪洛的《本草从新》(成书于1757年)。西洋参形似人参而小，以色白质轻者为贵。初嚼味苦，渐含味甘，口觉甚清爽，而津液增多。西洋参为甘寒生津之品，人参为甘温补气之药。

2.贵重动物药

如鹿茸片、羚羊角粉、海马、海龙、紫河车、蛤蚧、雪蛤等。

鹿茸：味甘、咸，性温，归肾、肝经。功效为温肾阳，益精血。

羚羊角粉：味咸，性寒，归肝经。功效为平肝息风，清肝明目。

海马、海龙：味甘、咸，性温，归肾、肝经。功效为补肾壮阳，活血散瘀。

紫河车：为健康产妇胎盘。味甘、咸，性温，归肝、肺、肾经。功效为补肾益精，养血益气。

蛤蚧：味咸，性平，归肺、肾经。功效为补肺肾，益精血，定喘嗽。在虚喘劳嗽病中多用。

雪蛤：又名蛤蟆油、林蛙油。味甘、咸，性平，归肺、肾经。功效为补肾益精，养阴润肺。不孕不育症常用。

3.贵重植物药

如西红花、川贝粉、三七粉、铁皮枫斗等。

西红花：又名藏红花。味辛，性温，归心、肝经。功效为活血通经。为瘀血证的常用药。

川贝母：味苦、甘，性微寒，归肺、心经。功效为清热化痰，润肺止咳，散结消肿。本品止咳化痰作用好。

三七粉：味甘，微苦，性温。功效为活血止血，散瘀定痛，是伤科之要药。目前在防治心脑血管疾病中发挥重要作用。

铁皮枫斗：也称铁皮石斛，是道地药材霍山石斛的美称，是石斛类植物中最为名贵、利用价值最高的一个品种。味甘，性微寒。功效为益胃生津，滋阴清热。

4.贵重菌藻类药

如冬虫夏草、灵芝等。

冬虫夏草：味甘，性温，入肾、肺经。功效为益肾阳，补肺气，补虚损。

灵芝：通称灵芝草，古称瑞草、仙草、长寿草，素有"太上之品，方中妙药"的美誉。功效为益精保神，养气养血，健脾和胃。

5.贵重矿物药

琥珀等。

琥珀：味甘，性平，归心、肝经。功效为镇惊安神，活血化瘀。

6.药食两用的补益药

如黑芝麻、胡桃仁、龙眼肉、大枣等。

（二）制作膏方时细料药的用法

大部分细料药可以在收膏时直接加入。一些需要煎煮的细料药不能与一般饮片入汤共煎，否则，贵重而药量较小的细料药所煮出的有效成分极易被数量众多的饮片药渣吸去，造成细料的浪费，且影响补益效果。可采用另炖、另煎、烊冲、兑入等方式单独处理。

第五节　膏方中的"素膏"

根据膏方加工中所用辅料的不同，膏方又有荤膏和素膏的区别。所谓荤膏则是在素膏中再加入阿胶或鹿角胶等动物胶而熬成的膏剂。而素膏则不采用动物来源的胶，而是使用梨膏、砂糖或蜂蜜来收膏，所以也被称为"糖膏"或"蜜膏"。

素膏应用的历史比较久远。在宋朝以前，所用的膏滋方大都是素膏，如《备急千金要方》中载有金水膏：生地黄、麦门冬、山药、天门冬、紫菀、玉竹、款冬花、白芍药、百合、茜草、知母、广陈皮、川贝母等，水煎去渣后浓缩，加炼蜜收膏。功于润肺化痰，用于慢性咳嗽。再如宋金元时期的填精补虚的琼玉膏，治疗消渴的藕汁膏，治疗偏头痛的清空膏，治疗胃病的助胃膏等。

国医大师张志远所著书中收录一民间流传验方——三点状元膏，专医头昏脑弱，昨事今忘，记忆力下降，智力锐减，神志不太清晰，类似发呆，有枸杞子100g，熟地黄100g，当归100g，菟丝子100g，远志100g等，水煎两遍，去滓，浓缩，加蜂蜜500g，收膏，每次3羹匙，日4服，连用1料，症状可明显改善。

荤膏滋补作用强，对慢性病虚弱体质者尤为适合。但有些人群并不适合服用"荤膏"。如儿童正在生长发育阶段，无论在解剖、生理、病理、免疫等方面，都和成年人有显著的区别。儿童的机体既有发育未成熟而较柔弱的一面，又有生机蓬勃、发育迅速的一面。在这方面，中医称小儿的生理特点是"稚阴稚阳之体"，宋代儿科大家钱乙概括为"脏腑柔弱，易虚易实，易寒易热"，而小儿又有先天的肺常不足、脾常不足、肾常虚的特点，因此，儿童对疾病的抵抗力较差。气候变化时，衣服穿着稍有不慎，就容易患感冒咳嗽，且常常反复发作，缠绵不愈。饮食稍有不当，就会伤及脾胃，加之当今不少孩子偏食、零食偏多等等，消化不良的儿童越来越令家长感到不安。

小儿既然有虚有实，就应该进行调治，膏方作为中药剂型之一，口感好，容易被儿童接受，所以儿童可以用膏方调治。但是儿童脏器轻灵，绝对不能盲目滥补，除非病情需要，如阿胶、龟甲胶等动物胶类一般要慎用，药性猛烈或滋腻之品，反而会伤及胃气，克伐生机。所以儿童膏方多用素膏，这较符合儿童的生理特性。

儿童膏方一般以中药食材为主，或选用药食两用之品，如益气健脾和胃多选用麦芽、白术、陈皮、太子参、鸡内金等；养阴润肺止咳常用麦冬、百合、萝卜、柠檬等；补肾益智选用核桃仁、山药、益智仁、黑芝麻等。素膏熬制一般用糖和蜂蜜，儿童膏方所用的蜂蜜，一定要选择质量有保证的儿童蜂蜜来熬制膏滋。除了用糖类和蜂蜜外，养阴利咽、止咳化痰膏配用梨膏熬制更加天然，安全有效。

第六节　膏方的服用

膏方服用带有明显的季节性，以冬季为主。

（一）为何要在冬季服用膏方

中医认为，人与大自然息息相关。四时之气，春夏秋冬，春生夏长，秋收冬藏，这是自然规律。天人相应，人之养生在冬季重在三养：即养藏、养肾、养精。在《内经》中有"冬不藏精，春必病温"之说。《素问·四气调神大论》指出："冬三月，此为闭藏。……冬气之应，养藏之道也。逆之则伤肾，春为痿厥，奉生者少。"如果冬季不注意养藏，到了来年，一则容易发生一些疾病，如春温，即一些感染病毒性疾病；痿厥，如中风脑血管疾病等，甚则折寿。若冬季给予身体以足够的营养补充，补肾填精，益气养血，使肾精充足则元气充沛，为来年打好扎实的体质、体力基础，更好地生活、工作和学习。膏方施治，多在补益，冬季服用膏方，一是为了补益身体，养藏、养精、养肾；二是通过膏滋方，祛病疗疾，扶正祛邪。俗语说"冬季进补，来年打虎"，其道理即在于此吧。

中医冬令膏方服用的时间，大约有四五个月的时间，即从霜降到次年春分。由于冰箱等储存条件的改善，以治疗为主的膏方调治也可以不局限在冬季，作为一种服用方便的剂型，部分患者一年四季都可以服用。

（二）服用膏方前是否需要服用"开路药"

在服用膏方前，医生通常会根据每一位个体的情况，开几帖药服用，这叫

"开路药"。这对于首次就诊想吃膏方的人来说，有时显得非常必要。因为膏方不同于一般的汤药，一是用药比较多，二是服用时间较长。一般一剂膏方服用一个半月左右。用药如用兵，膏方必须量身定制，为了确保辨证施治准确，用药安全有效，尽可能使膏方的效果达到尽善尽美，所以，医生出具"开路药"，一是可以观察服用汤药后的效果，为定制膏方打好基础。有一些患者，近期因为外感；或久病不耐大补，虚不受补；或脾胃功能较差，服膏方暂时不能耐受等，医生先用"开路药"，或以消除余邪，或以醒脾开胃，或是循序渐进，这就为服用膏方打好了基础。

当然，并不是需要服用膏方的人都必须先服"开路药"，这由医生根据不同的个体的体质情况及疾病之虚实而定。比如有不少慢性病患者，平常就服用中药汤药，一到冬令改为膏剂调补，医生比较了解患者服药的情况，就可以直接开膏方。

（三）服用方法

1.方法

膏滋药的服法可分为冲服、噙化、调服3种。

冲服：取适量膏滋药，放在杯中，将白开水冲入，搅匀使之溶化后服下。

噙化：也称含化。即将药膏含在口中溶化，慢慢咽下。

调服：即把胶质稠黏难化的膏滋方加黄酒或开水用碗、杯隔水炖热，调匀后服下。

2.用量

剂量要根据病情或身体情况及药物的性质而定。一般每日2次，每次服1调羹（20～30g）。

3.服用时间

一般应该空腹服用，此时胃肠空虚，吸收力强，药物不受食物的干扰，易于发挥作用。如果空腹服用胃肠不适，可以在饭后半小时服用。养心安神的膏滋方宜睡前服。

第七节　服用膏方的注意事项

既要使膏方的药效得到充分发挥，又要避免在服用膏方期间出现不良反应，人们在饮食起居上就要尽量配合。

（一）膏方的存放

由于膏方用药时间长，一般情况下，多放在阴凉低温储藏，如能放入冰箱冷藏室保存更佳。

熬好的膏滋药忌用铝锅、铁锅作为容器储存，宜用陶瓷、玻璃类及专用包装盒。可以将一料膏滋药分装成两部分，即近期服用的和暂时不吃的。暂时不吃的密封后保存。

目前新的膏滋药包装机，采用液态填装密封袋生产工艺的小袋包装，储存、携带方便，而且服用剂量准确，颇为大家青睐。

膏滋药的取膏用匙，要洗净、干燥后用，而且需要固定专用，不然膏方易霉变。如果发现膏方表面有白色的小点，可能就是霉点，可以将有小霉点的膏滋除去，其余膏滋重新入锅煮沸一次，冷却后保存，可以继续服用。

（二）用膏时注意忌口

一般认为服膏方期间，忌食萝卜籽、绿豆及其制品、酱菜之类，少食油脂含量过高的食物、生冷食物（如蟹、生鱼片）以及过于辛辣的食物。服膏方与喝茶或咖啡的时间最好超过3~4个小时，否则茶和咖啡会影响药物的疗效。

（三）特殊情况处理

服膏方时，感冒或突发急性疾病，需暂停膏方数天，待身体康复后可继续服用。对痰热壅肺或湿邪阻滞中焦，纳呆胸闷，胃脘痞满者，最好让医生用清肺化痰或醒脾化湿的汤药加以调理，待病情改善后再服膏方。

若服用膏方后出现"上火"现象，如牙龈疼痛，鼻衄，痔疮发生等，应首先减量服用，并可用清热泻火中药如石斛、芦根、白茅根等，煎汤代饮，冲服膏方。必要时暂停膏方服用。

若个别人服药后有过敏症状，如荨麻疹、皮肤瘙痒等，说明患者可能对药物中的某些成分敏感，应立即停药，并做相应处理。